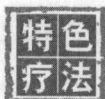

特色
疗法 中国传统特色疗法丛书

刺血疗法

CI　XUE　LIAO　FA

总主编　常小荣　伦　新

主　编　伦　新　陈肖云

编　委　（按姓氏笔画排序）

孙　赛　李顺燕　余少辉

荣　莉　黄凯文　徐华光

廖冰洁

中国医药科技出版社

内 容 提 要

　　本书介绍了刺血疗法的基础知识和临床应用。基础知识部分介绍了刺血疗法的作用机制；刺血疗法的适应证、禁忌证及注意事项；刺血疗法常用工具、施术方法、异常情况的处理及预防等。临床应用部分介绍了刺血疗法在内科、骨伤科、皮外科、妇科、儿科及耳鼻喉科的具体运用。

　　本书内容简洁，操作部位、辨证分型、随证取穴，一目了然。不仅适合从事针灸临床的医务工作者，而且适合中医针灸爱好者阅读参考。

图书在版编目（CIP）数据

刺血疗法/伦新，陈肖云主编．—北京：中国医药科技出版社，2012.9
（中国传统特色疗法丛书/常小荣，伦新主编）
ISBN 978 - 7 - 5067 - 5463 - 7

Ⅰ.①刺…　Ⅱ.①伦…②陈…　Ⅲ.①放血疗法（中医）
Ⅳ.①R245.31

中国版本图书馆 CIP 数据核字（2012）第 062097 号

美术编辑　陈君杞
版式设计　郭小平

出版　　中国医药科技出版社
地址　　北京市海淀区文慧园北路甲 22 号
邮编　　100082
电话　　发行：010 - 62227427　邮购：010 - 62236938
网址　　www. cmstp. com
规格　　958×650mm¹⁄₁₆
印张　　21¼
字数　　281 千字
版次　　2012 年 9 月第 1 版
印次　　2024 年 7 月第 6 次印刷
印刷　　三河市万龙印装有限公司
经销　　全国各地新华书店
书号　　ISBN 978 - 7 - 5067 - 5463 - 7
定价　39.00 元

弘扬传统
融汇新知

中国传统疗法丛书出版

陈可冀

二〇一二年初夏

总　序

　　中国传统特色疗法两千多年前已形成了较完整的理论体系，以后历经各代医家的不断补充和完善，在中华民族的繁衍过程中具有重要的医疗和保健价值。随着现代科技的日新月异，这门传统学科也在不断地吸收着新知识，丰富自身的理论，以求得更大的发展。尤其是近几年来，针灸学已经作为中医学的代表学科，首先走出国门，为世界上大部分国家和地区所接受，成为世界医学的组成部分。

　　本丛书共分 19 册，包括《体针疗法》、《头针疗法》、《耳针疗法》、《埋线疗法》、《水针疗法》、《电针疗法》、《皮肤针疗法》、《腕踝针疗法》、《刮痧疗法》、《艾灸疗法》、《子午流注针法》、《壮医点灸疗法》、《挑针疗法》、《火针疗法》、《微针疗法》、《蜂针疗法》、《穴位贴敷疗法》、《拔罐疗法》、《刺血疗法》。每册书均分两部分，第一部分为基础知识，系统介绍各种疗法的历史源流、作用机制、疗法特点、应用范围、治疗部位、操作方法、注意事项及异常情况防治等；第二部分为临床应用，均以临床的内、外、妇、儿、五官、皮肤、骨伤等科分类，每论一方一法即治一病，按病因病机、辨证、方法、按语等逐项叙述，均采用图表与文字相结合的体裁，条目井然，明晰易懂，易学易做，融科学性、知识性、实用性为一体，适合于中医临床各科医生、基层医务工作者、医学院校师生、中医药爱好者及城乡广大群众阅读。本套丛书所述疗法，有承袭先贤之经验，也有作者长期临证之自得，融古今疗法与现代保健知识于一体，用之得当，效如桴鼓。

　　本丛书以"普及医疗，方便患者"为宗旨，力图从简、便、廉、验四个方面，以简明通俗的语言、丰富翔实的内容，向读者展现中医药简便疗法的特色。所谓"简"，即方法简而易，易操作，易掌握；所谓"便"，即取法方便，患者乐于接受；所谓"廉"，即治疗价格较低，患者可以接受；所谓"验"，即用药取法均符合中医中药基本理论和医疗保健的基本原理，组方合理，药量准确，方法可靠，疗效明显。

几千年来，中医学对中华民族的健康繁荣起到了重要作用，殷切希望中国传统特色疗法能为世界人民的健康、幸福做出更大的贡献。

2012 年 2 月

前 言

　　刺血疗法古称"刺络"，是以三棱针等针具刺破人体某些腧穴、病灶处、病理反应点或浅表小静脉，放出少量血液，达到治愈疾病目的的一种特殊外治方法。由于此疗法操作简便，疗效迅速，在临床上常常是立起沉疴，顿消痼疾，具有药物和其他针法所不能达到的显著疗效，数千年来深受广大人民的欢迎，并为中华民族的卫生保健事业作出了不可磨灭的贡献。

　　从历史角度来看，德国、法国、朝鲜、荷兰以及日本等国，亦有过放血治病的经历。但是，中国运用刺血疗法最早，理论体系也较为完善，在国际上影响最大。随着对中医学的深入研究，刺血疗法理论日臻完善，临床应用范围亦不断扩大，尤其是近30年来，用本法治疗的疾病已达百余种，遍及临床各科。同时，用现代科学技术研究刺血疗法机制的工作业已起步，并获得了可喜成果。

　　针灸的基本作用，是疏通经络，调和气血，扶正祛邪。而毫针疗法的长处在于调气，刺血疗法的长处在于调血，二者兼备，则相得益彰。我国最早的医学专著《黄帝内经》中，就明确地将锋针（现称三棱针）定为刺血的工具，最适于治疗"痼疾"，并多次提及刺血治病的操作、取穴、治病范围等。《灵枢·官针》篇更明确地指出："病在五脏固居者，取以锋针。"这些记载表明，对于那些久治不愈的疾病，采取刺血疗法是最好的选择。为了进一步普及、推广和发展这一古老的治疗方法，我们在查阅历代有关文献及建国以来国内公开发行的近百种中、西医刊物的基础上，结合笔者二十多年的临床体会，以理论与实践相结合为原则，将古人和今人见于著述之经验汇集成册，力求较完整、较系统地介绍中国刺血疗法的真谛和最新成就，使"刺血"这一古老的针刺技术又有所突破、发展，这是本书编撰的宗旨。

本书共分上下两篇。上篇为基础知识，第一章概述，系统介绍刺血疗法的历史源流、作用机制，刺血的辨证原则、特点和选穴规律，以及刺血疗法的注意事项、适应证和禁忌证；第二章操作方法，主要包括刺血疗法的常用工具、施术方法和异常情况的处理预防，第三章介绍了刺血疗法常用的腧穴及其定位。下篇为临床应用，按照内科、骨伤科、皮外科、妇儿科、耳鼻喉科等体系，分别介绍临床适宜刺血治疗的疾病近百种，每一疾病包括病因病机、辨证和诊断、治疗方法和按语，并附有典型验案等资料摘录，以供参考。

相信这部著作的问世，不论对于临床中医生还是刺血疗法爱好者，都会有所帮助。但由于我们知识有限，书中错误和缺点在所难免，敬盼读者批评指正。

编者
2012 年 3 月

目 录

上篇　基础知识

下篇　临床应用

上 篇 基 础 知 识

>>>

第一章 >>>
概述

刺血疗法，又称刺络疗法、放血疗法，古代称之为"启脉"、"刺络"、"络刺"、"豹文刺"、"赞刺"等。它是在中医基本理论指导下，根据不同的病情，用锋利的钢针刺入人体特定部位的浅表血管，使之溢出一定量的血液，通过放血祛除邪气，从而达到调和气血、平衡阴阳、治疗疾病目的的一种疗法。本疗法具有泻热、止痛、急救、消肿、镇静等治疗作用，用之临床，疗效颇著，在民间得到广泛的认识、应用和接受，现代作为一个独立疗法而得到进一步的弘扬，刺血疗法的理论与实践的发展也进入了一个新的时期。

第一节　历史源流

在人类医学史上，刺血疗法是一种最古老的治疗方法，它的历史悠久，渊源流长，而且广泛流传于民间。

早在"以砭为针"的年代里，就有利用砭石刺破皮肤放血治病的说法，当时脏象学说、经络学说作为完整的医疗体系尚未建立，故放血部位大多限于局部病灶。以砭石治疗疾病，在春秋时代就有了文字记载，在长沙马王堆 3 号墓出土的中医书籍《五十二病方》和《脉法》中称之为"启脉"，并叙述了用砭石治疗痈肿的方法。当时的砭法有两种：一是以砭石直接在皮肤上造成创伤，治癫；一是用砭石作为热熨，治痔。这是目前考古学发现的有关砭石治疗的最早的文字记载。

随着社会生产力的发展，铜、铁器的出现，医学也随之发展起来，秦汉时期出现了金属制造的针具。在《内经》中有"九针"之说，它包括九种不同形状和用途的针具。其中用于刺络放血，以治疗疖肿、热病、疼痛等疾病的"锋针"，就是现代用于针刺放血治病的三棱针。

　　两千年多年前成书的中医经典著作《内经》，对本疗法从针具、方法到治病机制、适应证等方面都进行了论述，是放血疗法最早的文字记载。如对针具的描述，《灵枢·九针十二原》曰："四曰锋针，长一寸六分。""锋针者，刃三隅以发痼疾"。对具体操作方法，《灵枢·官针》谈到："络刺者，刺小络之血脉也"，"赞刺者，直入直出，数发针而浅之出血"，"豹文刺者，左右前后针之，中脉为故，以取经络之血者，此心之应也。"此段经文中的"络刺"、赞刺"、"豹文刺"都是指放血的具体方法。对于放血的机制，《灵枢·小针解》则指出："菀陈则除之者，去血脉也"，又说"泻热出血"。关于放血的适应证，《内经》也作了大量的论述，《素问·三部九候论》曰："经病者治其经，孙络病者治其孙络血……。上实下虚，切而从之，索其结络脉，刺出其血，以见通之。"《素问·刺疟》曰："刺疟者，必先问其病之所先发者，先刺之。先头痛及重者，先刺头上及两额、两眉间出血。先项背痛者，先刺之。先腰脊痛者，先刺郄中出血。先手臂痛者，先刺手少阴、阳明十指间，先足胫酸痛者，先刺足阳明十指间出血。"《灵枢·癫狂》有放血疗法治狂的记载："狂而新发，未应如此者，先取曲泉左右动脉，及甚者见血，有顷已。"《灵枢·热病》载有："心疝暴痛，取足太阳、厥阴，尽刺去其血络。"《灵枢·厥病》记载："头痛甚，耳前后动脉涌有热，泻出其血。"《灵枢·官针》还指出放血疗法可以治痈肿等，并还有"刺络论"专门谈及放血方面的问题。总之，《黄帝内经》为放血疗法奠定了理论基础。

　　从战国时代开始，不少医家都掌握了针刺放血的专门技术，常用此术收到了惊人的效果。据《史记》所载，春秋时代的名医扁鹊已经施用针砭法，如他在治疗虢太子尸厥症中有"历针、砭石，以取外三阳五会"；在为齐恒公治病时提到，病"在血脉，针、石之所及也"。古代名医华佗也有很高明的针刺放血技术，他曾刺络出血治愈过"红丝疔"。相传曹操患"头风症"，经华佗在其头部针刺放血后，当即止痛，收效神速。

　　到了晋唐时代之后，各医家除沿用《黄帝内经》的放血疗法之外，并有所发展。晋代皇甫谧编写的《针灸甲乙经》，在"奇邪血络"篇中专门论述了奇邪留滞络脉的病变，刺血络为主的治法，刺血络的诊断标准及刺血络时引起的不同反应等内容。葛洪在他的

《肘后方》中提到："疗急喉咽舌痛者，随病所左右，以刀锋截手大指后爪中，令出血即愈。"唐代孙思邈的《千金方》中记载："胃疟令人病善饥不能食，支满腹大，刺足阳明、太阳横络出血。喉痹，针两手小指爪之中出血，三豆许愈，左刺右，右刺左。"唐代御医张文中、秦鹤鸣，针刺百会及脑户穴，治愈了唐高宗李治的"头风目眩"急症。宋代对放血疗法应用的范围更加广泛，如宋代楼全善在他撰著的《医学纲目》中记有，治一男子喉痹，于太溪穴刺出黑血半盏而愈。陈自明所著《外科精要》记载："一男子年逾五十，患疽五日，红肿大痛，赤晕尺余，重为负石，当峻攻，察其脉又不宜，遂先砭赤处，出血碗许，背肿顿退。"

金元时期，医学争鸣之风兴起，对针刺放血疗法的发展起到积极推动作用。其中，在临床上应用针刺放血疗法最有创新成就的医家，首推张子和。他认为针刺放血攻邪最捷，运用"刺络泻血"独树一帜，对此论验尤丰，颇有独创。在其代表著作《儒门事亲》一书中指出："以其血在表，故宜汗；其火在上，故宜吐；以其热在中，故宜下。出血之于发汗，名虽异而实同。"认为泻血疗法，属于汗法的一种，在针灸学术上独成一派。张氏根据《内经》的理论，结合自己的医疗经验，明确地提出了自己的学术风格，他的医术特点是"三多"：一是用排针多，因为排针锋利，能造成较大的创伤面，刺激性强，祛邪更捷；二是针刺穴位多，如治湿癣"于癣上各刺百余针，其血出尽"；三是出血量多，不少患者针刺出血盈斗盈升，十分惊人。针刺放血攻邪治病的成就，是自《内经》以来的一大发展，在《儒门事亲》一书中记载的针灸医案约 30 则，几乎全是针刺放血取效的。如治"小儿赤瘤丹肿，走引遍身，邪热之毒，在于皮肤，用磁盘针砭出紫血则愈"。李东桓对针灸放血亦很重视，常用此术调整营卫气血的平衡，在《脾胃论》中，记载有在"三里、气街，以三棱针出血"，"于三里穴下 3 寸上廉穴出血"以治疗痿证，刺足少阴血络以治疗瘀血腰痛等经验。李氏的学术观点对其弟子罗天益影响很大，罗亦善用针刺放血术治病，在其所著《卫生宝鉴》中，收录了不少针刺放血治疗的经验。元代医家王国瑞在所著《扁鹊神应针灸玉龙经》中，提出针刺委中出血，可以治疗"浑身发黄"、"风毒瘾疹、遍身瘙痒、抓破成疮"、"青盲雀目、视物不明"等疾病。

明清时代的医家，对放血疗法也有所论述。如明代著名针灸大师杨继洲在《针灸大成》一书中，集针灸经验之大成，向为后世针灸者所重视，其中针刺放血法内容亦十分丰富。并认为"病有三因，皆从气血"，"盖针砭所以通经脉，均气血，蠲邪扶正，故曰捷法最奇者哉"。薛立斋的医案中记载："喉痹以防风通圣散投之，肿不能咽，此症须针乃可，奈牙关已闭，遂刺少商出血，口即开。"晚清时期吴尚先的《理瀹骈文》也有放血疗法治疗小儿锁喉风的记载："治一小儿咽喉肿胀痛甚，半饮喝水不下，晨甚。……以银针少商、然谷二穴出血，其喉即宽，与之茶即下咽无苦，饮食遂进。"

刺血疗法不仅在我国历史悠久，而且在国外也享有盛名，并得到广泛应用，有些国家甚至风行一时。在埃及，从许多"纸草文"中就可发现，古代埃及的医生们为了泻血，经常采用"放血术"。又如中世纪，阿拉伯国家医家阿维森纳在《医典》中，对放血疗法作了详细的论述，其中包括静脉的选择，切口的大小与形式和适应证、禁忌证，以及患者的年龄、体质等。17世纪本法传入法国，路易·白利渥慈首先试用于临床，并取得极大的成功。19世纪，法国医家布鲁塞教授十分推崇"放血疗法"，他曾给一位患者作过32次放血治疗。并认为"放血是一种刺激疗法，是对抗炎症的有效方法"。在日本，公元412年就有类似刺络放血治病的文字记载，平安朝时期出云广贞的《大同类聚方》和丹波康赖的《医心方》来看，针刺放血疗法在当时已颇盛行。日本著名医家多纪元简也很重视针砭治病，在所著《医賸》一书中，就记载有我国明代医家应用针刺放血疗法治疗烈性传染病的内容。日本近代针灸权威玉森贞助，针术独特，造诣颇深，自创一派"玉森天心派"，他也重视刺血疗法，尤其是在治疗畸形关节炎方面有独到之处，常施以散针术，使微出血，以达迅速痊愈。被誉为日本现代刺络治疗界第一人的东洋医学会评议员工藤训正先生，从事刺络临床研究多年，积累丰富的经验，著有《图说刺络治疗》一书，颇有影响。在朝鲜，许浚编著的《东医宝鉴》一书中，也介绍了针刺放血疗法。

但是近百年来，针砭术因受到严重的阻力而未能得到应有的发展，甚至处于一种岌岌可危的境地。新中国成立后，刺血疗法才得以再现生机。如况干五《犬麻疯针灸特效疗法》、徐春为《针灸医案集要》、富文华《麻疹中医防治》等书，分别介绍了刺血治疗麻风、回归热、猩红热、乙型脑炎、麻疹等急性传染病的经验。江阴承淡安，以刺血治疗温毒、霍乱、中风、痉厥等危重证，其效甚佳；又治舌病、衄血、喉风等疾，皆施以刺血，颇有创见。仅在后人整理的《承淡安针灸选集》中，就收有刺血治疗的病证近30种，载案10余则。山西已故针灸家祁季槐，常用刺血穴位达70余个，所治哮喘、鼻衄、喉痹、胃痛诸疾，多获良效。安徽合肥王秀珍大夫，以刺血治疗血栓闭塞性脉管炎、精神分裂症、慢性支气管炎、骨关节结核、肩关节周围炎以及食道癌、乳腺癌等60余种疾病，方法独特，疗效切实，影响较大。重庆老中医刘少林，尤其擅以刺血之颜色、动态及性状等，推断病因，分辨疾病的寒热虚实属性，最有特色。根据近50多年来国内有关书刊的不完全统计，现代适宜刺血治疗的疾病已经超过150种，遍及内、外、伤、妇、儿、五官、皮肤等各科，并收到了较好效果。此外，用现代科学技术研究刺血作用原理的工作，已经得到越来越多的基础和临床工作者的重视，并在刺血疗法对血液成分、血管功能、免疫防御功能、体温调节功能、消化功能以及神经–肌肉的影响等方面，取得了初步成果。

我们深信，随着医学科学的发展，刺血疗法在挖掘、整理和总结提高过程中，通过民间和医界同仁的共同努力，结合和借鉴现代科学技术，必将会得到更大的发展和提高，使之在医疗保健事业中发挥它应有的作用。

第二节　刺血疗法的作用机制

一、中医机制

刺血疗法的作用机制，与针灸疗法一样，仍不能离开中医"经络学"和"气血学"两个总纲。

经络学说认为，经络内属脏腑，外络肢节，是运行全身气血、沟通上下内外、调节体内各部分的道路，机体的内外平衡和协调，通过经络在全身有规律的循行和错综复杂的联络交会，把人体的五脏六腑、四肢百骸、五官九窍、皮肉筋脉等组织器官联结成一个有机的统一整体。经络行气血，营阴阳，调节人体生理功能的平衡，"内灌脏腑，外濡腠理"（《灵枢·脉度》），保持人体的正常生理功能活动。同时，经络也能够抗御外邪、保卫机体、预防疾病，通过经络系统协调阴阳气血的运行和平衡，使人体不断适应各种内外环境的变化，内充外固，"阴平阳秘"，"邪不可干"，始终保持机体的旺盛活力，自然就无病或少病。然而，经络运行气血的功能，一旦发生障碍，则引起脏腑不和、阴阳失衡，出现各种疾病。《灵枢·经脉》中说："经脉者，所以能决死生，处百病，调虚实，不可不通。"如外邪由表入里，通过经络内传脏腑，导致一系列的病理变化，可引起各种病证。如人体某些部位发生疼痛或肿胀；或是气血郁积化热而出现红、肿、热、痛等实证；或是人体四肢肢端麻木不仁、肌肤萎缩、功能减退等虚证。《素问·缪刺论》中说："夫邪之客于形也，必先舍于皮毛，留而不去，入舍于孙脉，留而不去，入舍于络脉，留而不去，入舍于经脉，内连五脏，散于肠胃。"所以，经络与人体生理、病理方面关系很密切。

《灵枢·经脉》指出："诸脉之浮而常见者，皆络脉也。"络脉是经脉分出的斜行支脉，大多分布于体表，从络脉分出的细小络脉则称"孙络"，分布于皮肤表面的络脉则称"浮络"。别络、孙络、浮络，从大到小网罗全身，具有加强十二经表里两经之间的联系，和由体内向体表灌渗气血以濡养全身的作用。络脉既是外邪由皮毛腠理内传脏腑的途径，也是脏腑之间及脏腑与体表组织之间病变相互影响的途径。《素问·皮部论》曰："百病之始生也，必生于毫毛。……邪客于皮则腠理开，开则邪入客于络脉，络脉满者注入经脉，经脉满者入舍于脏腑也。"由于络脉在发病与病机传变过程中，都处于中间环节的地位，当病邪侵袭人体或脏腑功能失调导致气血郁滞时，络脉本身也会出现相应的郁血现象。故针对"病在血络"这一重要环节，直接于络脉施用刺血，则能迅速达到祛除邪气、调整和恢复脏腑气血功能的目的，正如《素问·三部九候论》记载："孙络病者，治其孙络出血。"

中医学认为，气血是人体生理功能活动的根本。气血并行于脉中，充润全身，人体的各种功能活动，均依赖于气血正常运行，通过经络"行气血，营阴阳"，才能充润营养全身，保持人体的正常生理功能的活动。脏腑功能紊乱、经络功能失调所产生的症状，根本原因不是气发生改变，就是血发生变化，且认为气血相互为用，气病影响到血，血有病也可影响到气。所以说，气血充养是根本，经络运行是关键，二者不可偏废，经络、气血与人体生理、病理息息相关，诸病之所生都离不开经络失运与气血失和这个纲。

刺血疗法所建立的自己独特的治疗体系，正是以上述理论为指导，按照《内经》所讲的"通其经脉，调其气血，调虚实"，臻使"经脉畅通，营复阴阳"。一方面能迅速达到祛除邪气的作用，另一方面通过经络之全身调节作用，以及脏腑间的生克制化、表里关系的作用，使相应的脏腑功能改善。此法为直接刺血以调血，又以血调气，从而达到调整气血和恢复经络功能的目的。故《素问·调经论》中指出："刺留血奈何？……视其血络，刺出其血，无令恶血得入于经，以成其疾。"《素问·血气形志篇》有"凡治病，必先去其血"之说。

二、现代研究

刺血疗法虽然操作简单，但从现代机制来阐释相当复杂，至今仍不十分明确，各家在不同的实验基础上提出了许多不同观点，大多数学者均认为其功效是多种因素影响下的综合结果，是一种良性的双向调节。刺血疗法的作用机制研究，始于 20 世纪 60 年代，而取得重要进展则是在近十年，主要在以下几个方面作了颇有意义的探索。

1. 影响血液流变学

大量的研究显示，刺血疗法对血脂增高、血液黏稠度增高、血小板聚集性增高或释放功能亢进、红细胞堆积及变形能力下降、血液凝固性增高、纤溶能力降低、血栓易于形成等，皆具有确切的调节作用。此外临床还发现，刺血治疗对患者血液中的 K^+、Na^+、Ca^{2+}、Mg^{2+} 和血糖等含量，亦有一定的影响。

2. 改善血管功能

刺血疗法是直接刺破血管出血的一种治疗方法，具有行气活血之功。现代研究显示，以皮肤针叩刺大椎治疗基底动脉供血不足者，脑血流图证实确有扩张脑血管、增加脑血流量和改善血管弹性的作用。多项以手十二井穴刺络放血对实验性大鼠脑缺血动物模型的实验研究结果表明，刺络放血具有以下作用：①提高血液中氧分压和降低二氧化碳分压；②减轻 NO 神经毒性，起到保护脑神经细胞的作用；③提高缺血后神经细胞对缺血、缺氧的耐受和适应能力；

④提高缺血脑组织 SOD 活性等作用，这可能是由于针刺对血管内皮系统有一定影响的原因。而对血瘀患者的甲皱微循环观察也发现，刺血改善了微循环障碍，缓解了血管痉挛，促进了血液循环，从而改进了组织缺氧状态，这与中医活血化瘀说颇为吻合。

3. 调整神经－肌肉功能

刺血治疗各种神经性疼痛、面神经麻痹、中风、小儿麻痹后遗症等疾病，有良好效果，其作用原理可能是：通过对某些部位的感受器官或神经的刺激，经它们传导至中枢神经部位，随后传导并影响到效应器官。其局部组织也会因刺激，而引起一些特有的生化改变，并通过神经－体液的综合调节，达到防治疾病的目的。如有人以刺金津、玉液出血为主，观察中风后遗症患者针刺前后握力的变化，结果证明刺血对神经、肌肉的生理功能有良好的调整作用。肌电图也显示，刺血疗法可使运动系统疾病患者的异常自发肌电减少或消失。

4. 提高免疫防御功能

不少实验证明，刺血可以提高人体免疫功能，激发体内的防御功能。如有人以刺血疗法治疗病毒性疣病，并在刺血前后做 TOT 和 PHA 皮试、末梢血淋巴细胞计数、淋巴细胞转化试验、免疫球蛋白及补体 G 测定。结果发现，上述各项免疫指标，在治愈后均较治疗前明显提高，而且在治疗后 1 个月随访，免疫指标仍然继续增高。不少研究表明，刺血疗法对急性感染性疾病的血象有明显的影响，治疗前后的血象变化常呈双向调节作用，既可使升高的白细胞降低，又可使减少的白细胞回升。它证实了刺血的退热、消炎及止痛等功能是有某种客观基础的，故刺血疗法可广泛用于各类急性感染性疾病的治疗。

5. 影响体温调节功能

人类体温的恒定，是依靠产热与散热功能的平衡，其调节中枢在下丘脑。病理情况下，许多因素都可引起发热，而刺血疗法有良好的退热作用，说明刺血对体温调节中枢有明显影响。如临床观察提示，刺血疗法对小儿高热及急性扁桃体炎引起的高热等，均具有良好的退热作用，一般放血后 6～10 小时体温可降至正常。

第三节 刺血疗法的辨证原则

应用刺血疗法时，要通过中医的辨证，充分考虑患者体质的强弱、气质的特点、气血的盛衰，以及疾病的虚实属性、轻重缓急、准确取穴、平稳操作，这样才能在临床上针到病除，为患者早日解除痛苦。一般要注意以下二个方面。

一、整体辨证

1. 辨体质

体质是指人类个体在生命过程中，由先天性遗传因素和后天获得性因素所决定的，表现在形态结构、生理功能和心理活动方面综合的相对稳定的特性，禀受于先天，受后天影响，在人类生长、发育和衰老过程中所形成的与自然、社会环境相适应的个体个性特征。它通过人体形态、功能和心理活动的差异性表现出来，在生理上表现为功能、代谢以及对外界刺激反应等方面的个体差异，在病理上表现为对某些病因和疾病的易感性或耐受性，以及产生病变的类型与疾病传变转归中的某种倾向性。

每个人都有自己的体质特点，人的体质特点或隐或显地体现于健康或疾病过程中，因此临床上相同的疾病或相同的致病因素，可能会因为不同患者的体质差异，而表现为不同的症状和体征。如肥人多痰湿，善病中风、眩晕；瘦人多火，易得肺痨、咳嗽之证；素体脾胃虚弱者，饮食不节即腹泻便溏，或易感冒伤风……所以病邪侵袭人体，随其体质阴阳强弱变化而为病，或致虚或成实，或出现化风、化寒、化热、化湿、化燥等不同的转化。在刺血疗法的应用上，同样要注重区分体质特征而施治。体质辨证主要分为以下八类。

（1）瘀血质：是指机体具有容易出现瘀血内阻，气血运行不畅等特点的一类人群体质状态，该类人群大多体形偏瘦。瘀血内阻，气血运行不畅，则易出现肌肤失养，面色晦黯，皮肤粗糙，甚至口唇爪甲紫黯。此种体质的人群易患痛证，多表现为疼痛剧烈，如针刺状，痛有定处。在女性多见痛经、闭经、或经血中多凝血块、或经色紫黑有块、崩漏、或有出血倾向。舌质紫黯，或见瘀斑瘀点，舌下静脉曲张，脉细涩或结代。瘀血质的患者，容易出现疼痛部位的皮下瘀斑，皮肤浅表瘀络，或腹部青筋怒张，或下肢青筋胀痛。

（2）血虚质：是以机体平素血液不足，脏腑百脉失养，全身虚弱等为主要特征的体质状态，该类人群以瘦人居多。血液亏虚，不能濡养机体，多有面色唇色苍白无华，爪甲淡白无光泽等表现。此种体质的人群容易出现头晕眼花，手足麻木、冰冷、心悸、失眠等症状。在女性多见月经后期、月经过少、闭经，或者经质稀薄、经色变淡，舌淡苔白，脉细而无力。血虚质患者的皮下络脉，由于失去血液的充盈而塌陷、挛缩，颜色苍白而不易分辨。

（3）痰湿质：是指痰湿内阻，水液代谢障碍，以黏腻重浊为主要特征的体质状态，该类人群多体形肥胖，腹部肥满松软，面部皮肤油脂较多。此种体质的人群汗多且黏，胸闷，痰多，口黏腻或甜，身重不爽，面色淡黄而黯，眼胞微浮，容易困倦，大便正常或不实，小便减少或微混。舌体胖大，或边有齿印，舌苔白腻，脉滑。由于湿邪重浊黏腻，痰湿质的患者瘀络多出现在下肢，血液黏度增高，络脉变粗，颜色为红黄色。

（4）湿热质：是指湿热内蕴，郁蒸表里内外为主要特征的体质状态，该类人群形体偏肥胖或消瘦。此种体质的人群大多满面油光，易生痤疮粉刺，容易口苦口干，身重困倦，心烦懈怠，眼睛红赤，大便燥结或黏滞，小便短赤，男性易致阴囊湿痒，女性易患阴痒、带下增多。舌质偏红苔黄腻，脉多滑数。湿热质的患者，络脉易充盈、扩张、伸展，或沿络脉循行扩散，颜色为鲜红或深红色。

（5）气虚质：是以元气不足，全身功能活动低下为主要特征的体质状态，该类人群多肌肉不健壮，形体消瘦。此种体质的人群平日少气懒言，神疲倦怠，自汗，头晕目眩，口淡，唇色少华，毛发不华，健忘，舌淡红，苔白，脉虚缓无力。气虚质的患者，络脉较短小、塌陷，颜色淡红。

（6）气郁质：是指气机郁滞，气行不畅为主要特征的体质状态，该类人群形体瘦者为多。此种体质的人群对精神刺激适应能力较差，平素忧郁寡欢，胸胁胀满，或走窜疼痛，多伴善太息，或嗳气呃逆，或咽中有异物感，或乳房胀痛，或四肢关节痛，睡眠较差，大便多干，小便正常，舌淡红，苔薄白，脉弦细。气郁质患者的络脉，多扭曲如蚯蚓状，或呈团块壅滞于局部，颜色青紫或紫黑。

（7）阴虚质：是指由于阴液不足，阴不制阳，易出现功能虚性亢奋为主要特征的体质状态，该类人群体形瘦长。此种体质的人群平素易口燥咽干，喜冷饮，面色潮红，骨蒸潮热，盗汗，五心烦热，目干涩，视物花，唇红微干，皮肤偏干，易生皱纹，眩晕，耳鸣，睡眠差，小便短涩，大便干燥，舌红少津少苔，脉象细弦或数。阴虚质的患者，络脉空虚不充盈，络脉延长，颜色淡红色或鲜红色。

（8）阳虚质：是指由于阳气不足，以虚寒现象为主要特征的体质状态，该类人群多形体白胖，肌肉不健壮。此种体质的人群多易精神不振，面色数或细数。

⑤暑邪伤络：暑邪炎热升散，扰神伤津耗气。常见高热汗出、烦渴、面赤、头晕目眩、尿赤短少；甚则暑热炽盛熏蒸，热入脑络，则见周身灼热、神昏谵语、四肢抽搐、角弓反张；或邪入心包络，伤及血分，则见灼热烦扰、神昏谵妄、斑疹密布、色呈紫黑；或暑热壅肺，灼伤肺之脉络，骤然咳血、衄血、咳喘气粗、气随血脱。舌红，苔白或黄，脉洪大或虚数。暑多挟湿，常兼见身热不扬、四肢困倦、胸闷呕恶、大便溏泄不爽等湿滞症状。

⑥燥邪伤肺：燥为秋季主气，其性干涩收敛，经鼻窍而伤肺络，故燥邪伤人常见咽干喉燥，干咳少痰，甚则痰中带血，可兼见恶寒无汗、皮肤干涩、毛发不荣、小便短少、大便干结。舌质干，苔白或黄，脉浮数。

⑦疫毒伤络：所谓疫毒，是指具有强烈致病性和传染性的外感病邪，它侵犯人体多从口鼻、肌表皮毛而入。从鼻窍而入者，首先犯肺，毒邪伤及肺之脉络则有痰中带血或咳血，循肺经伤及肌表络脉，而见恶寒、周身酸痛、斑疹瘀络透露；从口而入者，主要伤及胃肠，胃肠之络功能失常，腹内绞痛，甚则见便血。若疫毒炽盛，高热不退，毒邪从肺胃之络弥漫周身，甚至从气入血，则可见营血症状，神昏谵语，动风痉厥。舌苔厚如积粉，脉浮大而数。

（2）内伤因素

①内伤七情：七情是指人体喜、怒、忧、思、悲、恐、惊七种情志变化，其致病主要表现在阴阳气血的失调。脉络是气血津液运行、输布全身的通道，感受不良刺激，七情过极导致情感过度，使脉络中的气血运行紊乱，经络信息传达、调节控制功能失常，继而引起脏腑功能失调。气血运行失常，导致血脉瘀滞，引起多种器质性损害病变。

②饮食不节：饮食失宜，会影响到人体正常的生理功能，导致脏腑功能失调或正气损伤而发生疾病。饮食致病，主要是伤及胃肠，引起胃肠之络功能失常。

③劳逸失度：它可导致脏腑经络及精气血津液的失常，引起各种疾病的发生。《素问·宣明五气》提到："久视伤血，久卧伤气，久坐伤肉，久立伤骨，久行伤筋，是谓五劳所伤"，可见过劳过逸都不利于人体健康。过劳，则耗气伤血，血运无力，络脉空虚；过逸，

则气机郁滞，血行不畅，络脉壅塞。

④痰瘀阻络：痰浊和瘀血，既是疾病过程中的病理产物，又是其他病理过程的致病因素。痰饮由水液代谢障碍所致，瘀血由血液停积而成，津血同源，痰瘀相关。痰浊流滞血脉中，则致血行滞涩，血液黏稠，凝聚成瘀，痰瘀互结，瘀阻脉络，易引起中风、胸痹。当瘀阻于某一脏腑之络，则结聚成形而为癥瘕；若瘀阻于体表脉络，则面色晦黯，皮肤见红丝赤缕。

⑤外伤（络脉受损）：跌仆堕坠、金刃虫兽等，均可导致络脉损伤。若血脉破裂，则见局部青紫，红肿或出血。若络脉受阻，气血运行不通，则导致肢体麻木不仁，头晕，唇舌指甲青紫，络脉扭曲呈蚯蚓状，严重者甚至引起瘫痪、痿废不用等。

3. 辨虚实

分辨虚实，在临床治疗时非常重要。虚与实，概括了邪正关系，《素问·通评虚实论》说："邪气盛者实，精气夺者虚"。由于刺血的作用，主要是通过决"血实"、除"菀陈"而达到治愈疾病目的的，因此，本法尤其适用于实证、热证，虚证当属禁忌之列。如委中穴为常用治腰痛穴位，如《类经图翼》指出："凡肾与膀胱实而腰痛者，刺出血妙；虚则不宜刺，慎之。"但也不是绝对的，对虚证也可适用，但手法宜轻，出血量宜少。如《灵枢·癫狂》记载："短气、息短不属，……去血络也"。其中"息短不属"，此当属虚证之列。至于某些虚中夹实证，亦可用刺血法，如张子和以刺血治疗大热病汗后、劳累之后等阴虚火旺证，其效甚佳。故放血要根据临床禁忌有所取舍，不可妄为。

在辨证中，还应注意察明其标本缓急。治病之法，应先缓解其痛苦，再根据疾病的虚实属性，采取必要的补泻治疗措施，《素问·血气形志》说："凡治病必先去其血，乃去其所苦，伺之所欲，然后泻有余，补不足。"如对各种原因所致的高热、昏迷、惊厥等危证，可先放血清热开窍以治其标，再针对不同病因而治本。另外，当邪气初袭，尚未注入脏腑时，宜及时放血治疗，防止病邪入里，从而有利于截断病理过程的发展。

4. 辨络脉

经络是经脉和络脉的总称，是运行全身气血，联络脏腑形体官窍，沟通上下内外，感应传导信息的通路系统，是人体结构的重要组成部分。经络分为经脉和络脉两大类，络脉是经脉支横别出的分支。

络脉的"络"，有联络、网络之意。正如《说文》所解释的"络，絮也。"言其细密繁多。《灵枢·脉度》说："支而横者为络。"络脉错综联络、遍布全身。络脉从经脉别出后，逐层细分，形成别络、孙络、浮络等不同分支。浮络是指循行于人体的浅表部位的络脉，即《灵枢·经脉》中所说的"诸脉之浮而常见者"。而浮络显露于皮肤的微细脉络，称为血络，它是能够将机体的病理改变反映于体表的络脉。我们所指的瘀络，也就是发生病理变化后的血络。

络脉有广义、狭义之分，广义的络脉包括经络之"络"和脉络之"络"，即络脉和脉络。经络之络是对经脉之横旁出的分支部分的统称，脉络之络是指血脉的分支部分。脉络在《灵枢》中亦称为血络，刺血疗法中所刺的"络"，主要是指发生病理变化后的体表血络。

络脉的病变不是一个独立的疾病，而是多种疾病发展过程中的病理状态，既是内外各种因素而导致的病理变化，又是促使疾病发展、加重的致病因素。正常的血络络体细小，色泽浅红，或红黄相兼，隐隐显于浅表皮肤之中，大多不浮露。络脉分支众多，分布广泛，循行沿经布散，形成纵横交错的"网络"，是营卫气血津液输布贯通的枢纽，起沟通表里和渗灌气血的作用。络脉是沟通内外的桥梁，又是气血汇聚之处。一旦机体的阴阳平衡被打破，发生体内的病变，或者感受外来的邪气，则容易影响络脉中气血的运行及津液的输布，致使络脉失通畅或渗灌失常，导致络脉的正常形态、色泽、粗细、长短、分支、循行方向等发生病理性的改变，从而指导临床治疗。

二、局部辨证

1. 辨血色

（1）血呈淡红色：针刺瘀络出血后，血液呈淡红色者，多属血液亏虚，或者湿邪入络所致。血液色淡显著者，多见于慢性消耗性疾病、虚劳、消渴病、久泻久痢、脘腹隐痛、冲任虚损不孕、经后腹痛、崩漏等疾病。

（2）血呈鲜红色：血色鲜红者，常见于表热证或者阴虚阳浮的患者。血得热则行，热入营血，血脉充盈，血色显露，红活鲜明。多见于痈疽肿疮、湿热黄疸、水肿膨胀、脘腹胀痛、目赤头痛、湿热痹证、痛经、月经不调、带下阴痒等病证。

（3）血呈深（黯）红色：刺出血液为深红色者，多提示里热盛，或者为瘀血内阻。里热盛，血液长期受火热之邪燔灼而焦黑干涸，故呈黯红色。瘀血内阻，血液浓缩凝结成块，故亦色深。多见于各种出血，如咯血、吐血、衄血、尿血、便血等，或者神昏谵语、躁狂、腹胀满痛、头痛眩晕、癥瘕、热痹等。

（4）血呈紫黑色：血液呈紫黑色者，多因瘀血壅滞，或者寒凝气滞。黑色为阴寒水盛之色，寒凝不解，血失温养，络脉挛缩，故见血呈紫黑。多见于癥积、膨胀、真心痛、喘咳咯血、吐衄便血、脘腹刺痛或冷痛、痛经、痰核流注等。

2. 辨血质

（1）血质浓稠黏腻：刺络出血后，若血质浓稠黏腻，多属气虚或血瘀。气虚者，因元气不足，无力推动血行，使血液运行缓慢，瘀滞于脉络，血液浓缩，黏稠度增加，故刺络后血质浓稠难出。血瘀者，因血行不畅，血液在局部停积瘀滞，最终亦导致血液浓稠黏腻。另外，饮食不节，嗜食肥甘厚味者，易酿湿生痰，痰浊流注血脉中，导致血行滞涩，凝聚成瘀，痰瘀互结，也可致血液黏稠。

（2）血质清稀透明：出血清稀透明者，多为血虚的表现。血液生成不足或耗损过多，均能导致阴血亏虚，络脉不荣，多有面色、唇色苍白无华，爪甲淡白无光泽等表现。此时，津液代偿性地进入血脉，以维持血络的充盈，使脉中血液被稀释而表现为清稀透明。

（3）血夹气泡：刺络放血后，加上火罐以助拔血时，若见血中或罐边有气泡冒出者，多兼有风邪袭络。风为阳邪，易袭体表阳络，风邪善行而数变，随着血液的运行游移不定。刺破血络后，使邪有出路，风邪随血液流出而外泄，故见血中夹杂气泡。

3. 辨出血

（1）出血缓慢：多因气血亏虚，络脉不荣。气虚，无力推动血行，则出血缓慢；血虚，血出乏源，则点滴而下。

（2）出血急促：多属热证。外感热邪或者体内郁热炽盛，热入血络，燔灼络中气血，轻则影响血液运行，血运不畅亦会急促，重则灼伤脉络，迫血妄行。

第四节　刺血疗法的特点和作用

一、疗法特点

刺血疗法在民间广为流传和应用，深受群众的欢迎，其主要特点如下。

1. 适应证广

本法是最古老的医疗方法之一，在古代由于受到种种限制，其主要用于一些急性病的救治，如中风昏迷、卒急疼痛等。随着医疗实践不断深入，刺血疗法治疗病种有了一些扩大。根据古今医学文献记载，凡内科、儿科、妇科、骨伤科、外科、皮肤科、眼科和耳鼻喉科等临床各科近二百种常见病和部分疑难病证，都可用刺血疗法治疗，且每收良效。

2. 疗效显著

刺血疗法对许多疾病都有较快的疗效，可以说常常是立起沉疴，顿消痼疾，具有药物和其他方法所不能够达到的显著疗效，尤其是对各种原因引起的高热、惊厥、昏迷，以及各种急性炎症、软组织损伤等属于实证、热证者，多能够很快得到控制，可收到意想不到的效果。

3. 操作简便

刺血疗法一般不需特殊的设备及器械，简便易行，容易掌握。在紧急情况下，还可以就地取材，利用一些比较锋利的注射针头、缝衣针、陶瓷、刮脸刀片等，经过严格消毒后使用。刺血疗法对患者来说，还可以节约时间，每次放血时间仅用几分钟即可，若加上拔火罐也只需要 15 分钟左右，而且不必天天就诊，十分方便。

4. 方法多样

刺血疗法的治疗方法多样，这也是刺血疗法的一个重要特点。就其针具而言，可分为三棱针、梅花针、毫针、小眉刀、注射针头等；就手法而言，可分为三棱针点刺出血、梅花针叩刺出血、毫针散刺出血或刺络后配合拔罐、割治疗法等；就速度而言，可分为速刺和缓刺；就面积而言，有点刺、散刺等；就强度而言，又可以分为轻刺、中刺、重刺等。刺血手法的多样化，不仅有利于适应不同病证的需要，还可以大大提高疗效，并有推广价值。

5. 安全可靠

本疗法是施术于体表部位，能随时观察，也可随时变换操作手法或应刺部位，既稳妥，又安全，无毒副作用，即使出现异常反应，也较易处理，不留后患。

二、疗法作用

刺血疗法的作用，离不开中医针灸学的经络学说与气血学说。经络"行气血，营阴阳"，"内属于脏腑，外络于肢节"；气血是人体的根本，血行于络之中，而血为气之母，气为血之帅，气与血共同运行于络中，充润滋养全身，维持人体各种正常的功能。正常的人体，气血充足，经络畅通，而疾病状态下，气血经络则出现各种病理变化。《素问·血气形志》提到"凡治病必先去其血"，气血失常的主要病理表现，不外乎气的失常（包括气虚、气机失调）；血的失常（包括血虚、血瘀、血热）；以及气血关系失调（包括气滞血瘀、气虚血瘀、气不摄血、气随血脱、气血两虚等）。而刺血的部位在脉络，因此本疗法影响的不外乎气与血，气血关系失调即是刺血疗法的适应证。刺血疗法治疗疾病，即是通过调节气血，从而达到调整阴阳、疏经通络、调和气血、扶正祛邪而实现的。刺血疗法的作用多且较复杂，在临床应用之时，主要可以归纳为以下几种作用。

1. 调和气血

《内经》有云："血气不和，百病乃变化而生。"通过刺血疗法，可以理血调气，通达经络，从而使脏腑气血调和，以治疗各种内科疾病。如各脏腑有气血不和，在相应的背俞穴上行刺血疗法，可以调理相应脏腑气机。若局部肌肤有冷感、麻木的情况，使用梅花针叩刺微出其血，可以调和局部气血，促进局部血液循环，从而改善临床症状。

2. 活血化瘀

活血化瘀是刺血疗法最主要、也是最重要的功效。《针灸大成》云："人之气血凝滞不通，可用刺血法以祛除其凝滞，活血化瘀。"瘀血，包括离经之血积存体内，或血运不畅而阻滞于经脉、脏腑内的血液。瘀血既是疾病过程中形成的病理产物，又是某些疾病的致病因素。《素问·调经论》言："孙络外溢，则有留血……视其血络，刺出其血。"临床上因血瘀而导致的疾病，如血管神经性头痛、心绞痛、慢性胃炎、中风等病，利用刺血疗法治疗可以缓解症状。

瘀血的形成，主要有两个方面：①因气虚、气滞、血寒、血热等原因，使血行不畅而凝滞。气为血帅，气虚或气滞，则不能推动血液正常运行；或寒邪客于血脉，寒凝血瘀；或热入营血，血热搏结，耗伤津液等，均可形成瘀血。②由于内外伤、气虚失摄或血热妄行等原因，造成血离经脉，积存于体内而形成瘀血。瘀血形成之后，不仅失去正常血液的濡养作用，而且反过来又会影响全身或局部血液的运行，产生疼痛、出血，或经脉阻塞不通，或内脏发生瘀积，以及产生"瘀血不去，新血不生"等不良后果。

3. 解表泻热

刺血疗法具有良好的解表泻热、透发热邪的作用。《素问·刺热》主要论述以刺血疗法治疗热病，如"肺热病者……刺手太阴、阳明，出血如大豆，立已"，此法至今仍在沿用，即外感热邪，咽喉疼痛充血，呼吸喘促，在少商、商阳穴刺出黄豆大般的血滴，可收到立竿见影的效果。徐大椿亦认为，刺血可以使邪气随血外泄而祛除疾病。外感高热患者的耳背细络，往往由隐隐细红变为紫红怒张，刺此血络可退热。总的来说，刺血疗法临床上，可用于大部分急性感染性及传染性疾病引起的高热。

4. 消肿止痛

对于热毒壅结之疮痈、疖肿等外科病证，以及跌打损伤导致的急性肢体肿胀疼痛、活动受限等，也可用刺血疗法治疗，有加速局部炎症的消散，促进创口愈合之效。因上述各种表现，均多由于局部气滞血瘀、经络堵塞所致。中医学认为"痛则不通，通则不痛"，刺血疗法可疏通局部壅滞的气血，局部气血畅通，则肿痛自去。采用"散刺"、"豹纹刺"等方法，围绕肿痛之处刺血，无论伤痛新旧，都可以有效改善伤患的微循环，缓解血管痉挛及减少炎性渗出，达到消肿止痛的效果。

5. 祛风止痒

这种功效，是基于"治风先治血，血行风自灭"的理论原则。古人认为痒是有"风邪"存在于血络中的表现。要治疗此类疾病，需要从"血"治起。临床上应用刺血拔罐治疗游走性的瘙痒症如"风团块"，可见拔罐吸出的血中带着细腻丰富的泡沫附在罐壁，而罐口却并没有一丝松动漏气，这正是"风"的直接体现。刺血就是通过使血脉畅通，令"风气"无所依存，从而达到祛风止痒的作用。

6. 祛湿除痹

中医学认为，风、寒、湿三气杂至，合而为痹，其中风邪胜者为"行痹（关节游走性疼痛）"，湿邪胜者为"着痹（关节酸痛重着，屈伸不利）"。以刺血疗法治疗痹证，往往有意想不到的效果。刺血后在伤口加以拔罐，湿气重时玻璃罐内可见雾气，而后凝结在罐身形成小水珠，起罐时可闻到罐内气味潮湿而腥，与其他类型拔出的气味不同，这正是"湿气"随血而出的外在表现。

7. 醒脑开窍

刺血疗法有良好的醒脑开窍之功，可用于急救猝然昏倒、不省人事者，如中暑、中风、惊厥等患者，简便而有效。众多研究显示，以井穴刺血，对脑缺血损伤有保护作用。对热闭心包、痰火扰心、痰迷心窍等神昏谵语、口噤握固、二便不通之闭证，刺血疗法尚有开窍启闭之功。《针灸大成》有"凡初中风跌倒，卒暴昏沉，痰涎壅滞，不省人事，牙关紧闭，药水不下，急以三棱针，刺手十二井穴，当去恶血"之说。

8. 镇静安神

对于失眠、癫狂、癫痫、惊悸、哮喘发作等疾病，刺血疗法有镇静安神之功。《素问·调经论》："神有余则笑不休……神有余则泻其小络之血，出血勿之深斥，无中其大经，神气乃平。"《灵枢·癫狂》也详细介绍了各类癫狂之疾，如何辨证取穴刺血。

刺血疗法的这些功效，离不开泻邪解郁、通经活络、调和气血，恢复阴阳平衡，使人体恢复正常的生理功能。

第五节　刺血疗法的选穴规律

刺血疗法是通过三棱针等针具，针刺并放出腧穴、脉络的败血、瘀血，疏通气血，扶正祛邪，调整机体阴阳虚实，而达到治疗疾病的目的。在临床上刺血疗法的治疗施术，必须以中医的脏腑、经络学说为依据，辨证施治，循经取穴，确定合理的腧穴配方和血管病变部位，加以熟练的针刺方法，才得以奏效。

一、取穴特点

取穴部位是刺血临床处方的基础,与毫针治疗取穴相比较,有相同之处,也有不同之处。所谓相同之处是,两者均要根据中医的脏腑、经络、气血理论来辨证施治,也要遵循腧穴的近治作用、远治作用、特殊作用来选配穴位;所谓不同之处则是,刺血时进针的部位不一定都在十四经腧穴上,有的是离穴不离经,主要是选取穴位处或穴位附近瘀阻明显的脉络。有时候刺血所选取的穴位,从经络循行方面来看,与病变部位也许无所关联,但从实际经验方面来说,却是行之有效的,这一点与医者多年的医疗经验是分不开的。根据中医文献记载和历代刺血医家经验,刺血取穴的选择主要有以下几种特点。

1. 取特定穴多

特定穴是指十四经中具有特殊性能和治疗作用并有特定称号的腧穴,根据其不同的分布特点、含义和治疗作用,一般将特定穴分为"五输穴"、"原穴"、"络穴"、"郄穴"、"下合穴"、"背俞穴"、"募穴"、"八会穴"、"八脉交会穴"和"交会穴"等10类。这些穴位与人体的脏腑、经脉紧密相应,有着特殊功用,故为刺血所常用,但在具体主治上又各有所侧重。

以"五输穴"为例。五输穴是指十二经脉分布在肘、膝关节以下的5个特定腧穴,即"井、荥、输、经、合"穴,从四肢末端向肘、膝方向依次排列,具有由小到大、由浅入深的特点。《灵枢·顺气一日分为四时》指出:"病在脏者,取之井。"故井穴多用于治疗脏病,多用于急救,如点刺十二井穴可用于急救。《灵枢·四时气》指出:"病在腑,取之合。"故霍乱吐泻、心痛暴厥以及疟病等胃、肠、胆经病变,多取尺泽、曲泽、委中等合穴刺血。又《灵枢·邪气脏腑病形》说"荥输治外经",指出了荥穴和输穴主要治疗经脉循行所过部位的病证,故凡外邪袭经,引起经气痹阻,或跌仆损伤,血瘀经脉之症,均可针刺荥穴、输穴出血来治疗。

当然,上述分类方法仅是相对的,临床具体运用时,特定穴经常配合使用。原穴是脏腑原气输注、经过和留止于十二经脉四肢部的腧穴,为十二经脉维持正常生理功能之根本,多分布于腕踝关节附近;络穴是络脉从本经别出的部位,具有加强表里两经联系的作用，除可治疗其络脉的病证外，还可治疗表里两经的病证，扩大了经脉的主治范围。临床上常把先病经脉的原穴和后病的相表里的经脉络穴相配合，称为原络配穴法或主客原络配穴法。如肺经先病，先取其经的原穴太渊，大肠后病，再取该经络穴偏历；反之，大肠先病，先取本经原穴合谷，肺经后病，后取该经络穴列缺。

2. 取奇穴多

奇穴又称"经外奇穴"，是指既有一定的名称，又有明确的位置，但尚未归入或不便归入十四经脉的腧穴，其主治范围比较单纯，多数对某些病证有特殊治疗作用，因而未归入十四经系统。历代对奇穴记载不一，也有一些奇穴在发展过程中被归入经穴。这类腧穴数目繁多，分布比较分散，一般位于经脉循行路线之外，但有的亦在经脉循行路线之上。这些穴位，大多对某些病证（尤其是急证）有特殊治疗作用，故为刺血多用。如《千金方》"刺舌下两边大脉，血出"，治舌卒肿。舌下两边大脉，即为金津、玉液2个奇穴。《针灸大成》记载：太阳穴"治眼红肿及头痛，用三棱针出血"；十宣穴"治乳蛾，用三棱针出血"，等等。皆以奇穴刺血，多获奇效。

3. 取病变反应部位多

即取经穴和奇穴之外的病变部位放血，可包括下面三种。

（1）病理反应点：如胃脘痛、吐泻、瘰疬、眼疾等，均可在胸、腹、背部寻找到细小的暗红点，此为脏腑在体表一定部位所呈现的反应点，皆可刺血或挑出血。如《针灸聚英》记载："偷针眼，视其背上有红点如疮，用针刺破即瘥"，即属此种取穴法。

（2）血管显露处：多取头面、舌下、腘窝、肘窝或位于穴周等处显露的静脉血管点刺出血。如《灵枢·厥病》曰："厥头痛，头顶痛，……视其头动脉反盛者，刺尽去血。"即取患者头部充血的络脉施行放血。

（3）病灶局部：指身体某部位发生病变时，可以选取病变所在部位或邻近部位的血络刺血来治疗，多取瘀血或疮毒疖肿局部，现代普遍应用于临床的有丹毒、三叉神经痛、急性扭挫伤、神经性皮炎等。如《疮疡全书》治丹毒，"三棱针刺毒上二三十针"，即为直接于病灶处刺血。

4. 经验取穴多

刺血疗法在临床应用时，许多医生往往会根据自己的医疗经验和体会选穴，充分发挥某些穴位刺血治疗某些病证的特殊疗效。如太阳、攒竹、印堂等穴刺血治疗头痛，大椎、合谷、曲池刺血退热；人中、十宣刺血醒神；四缝刺血治小儿疳积；身柱、大椎刺血治疗疟疾；丝竹空、太阳等穴放血治疗外眼疾病；耳尖、耳背血管放血治疗头痛、眩晕等，皆为历代医家临床实践的总结，今人亦仍多沿用。

二、配穴原则

临床实践证明，如果各类腧穴配合得当，可以加强腧穴的协同作用，增强治疗效果。故在选取腧穴的基础上，针对疾病的病位、病因病机等，选取主治作用相同或相近，或对于治疗疾病具有协同作用的腧穴进行配伍应用。临床上穴位配伍的方法多种多样，但总体可归纳为三大类，即按经脉配穴法、按部位配穴法和按辨证配穴法。

1. 按经脉配穴法

即以经脉或经脉相互联系为基础而进行穴位配伍的方法，主要有以下几种方法。

（1）本经配穴法：指当某一脏腑、经脉发生病变时，即选该脏腑、经脉的腧穴配成处方，一般是在病变的经脉局部和邻近部位，或者远离病变局部的本经穴位，或者病变内脏在体表的相应区域内取穴。如《灵枢·热病》记载："风痉，身反折，先取足太阳及腘中及血络出血"，《素问·刺腰痛论》亦曰："足太阳之脉令人腰痛，引项脊尻背如重状，刺其郄中，太阳正经出血，春无见血。"皆指出因邪中太阳经脉而致的角弓反张和腰脊疼痛，应采用该经的委中穴刺血治疗。

（2）表里经配穴法：以脏腑、经脉的阴阳表里配合关系为依据，即当某一脏腑经脉发生疾病时，取该经和其相表里的经脉腧穴配合，有助于协调脏腑，恢复阴阳平衡。如膝关节痛，除选取局部穴位外，还可取膝关节上部胃经的梁丘穴及脾经的血海穴进行刺血。

（3）同名经配穴法：基于同名经"同气相通"的理论，将手足同名经的腧穴相互配合的方法。如治疗顽固性失眠，可取手少阴经的神门和足少阴经照海进行刺血治疗。

2. 按部位配穴法

即结合身体上腧穴分布的部位，进行穴位配伍的方法，主要有以下几种方法。

（1）上下配穴法：指将腰部以上或上肢腧穴，和腰部以下或下肢腧穴配合应用的方法，在临床上应用较为广泛。如治疗盗汗，可取上肢的合谷和下肢的复溜穴。

（2）前后配穴法：指将人体前部和后部的腧穴配合应用的方法，主要指将胸腹部和背腰部的腧穴配合应用。如治疗胃脘痛，可取腹部的中脘（胃的募穴）和背部的胃俞（胃的背俞穴）。

（3）左右交错配穴法：亦称"交经缪刺"，是针对络脉病变而采用病在左则刺其右、病在右则刺其左的交叉取穴刺血方法。临床多取井穴和呈现郁血的络脉，以毫针或三棱针点刺出血，治疗各种疼痛为主的病证。如《素问·缪刺论》指出，治"邪客于足少阴之络，令人卒心痛、暴胀、胸胁支满，无积者，刺然骨之前出血，如食顷而已。不已，左取右、右取左"。现代临床刺血，亦多遵此法。

3. 辨证配穴法

中医治病讲究辨证论治，运用刺血疗法时应充分考虑患者体质的强弱、气血的盛衰，以及疾病的虚实属性、轻重缓急等情况。由于刺血的作用主要是通过决"血实"、除"菀陈"而达到治愈疾病的目的，故尤其适用于实证、热证。因此临床中各种原因所致的高热、惊厥等证，常可配合有泻热作用的穴位以刺血，如高热配合刺十宣，咽喉部疾病常配合点刺商阳、少商、耳尖等放血。此外刺血疗法常作为重要的治标方法，而被用于临床，强调治病之法，宜先刺血以缓解其痛苦，再根据疾病的虚实属性，取舍补泻。如膝关节疼痛的患者，宜于局部选瘀络明显的部位，即刻进行刺血疗法缓解其疼痛，再根据患者的体质、病因等进行循经治疗，本法临床上亦常应用。

第六节 刺血疗法的影响因素及注意事项

一、影响因素

刺血疗法手段强硬，对实证、热证有特殊疗效，但亦有严格的禁忌，如不慎重考虑病情的需要及穴位是否妥当，妄施放血，不仅于病无益，而且会贻误病情。因此治疗中要充分了解影响效果的因素，考虑患者体质的强弱、疾病的轻重缓急，准确取穴，平稳操作，才能在临床上针到病除，为患者早日解除痛苦。

（1）取穴准确：穴位位置的正确与否，直接影响本法的治疗效果，因此刺血前应认真准确定穴，可让患者取一舒适体位后再取穴。一般可用拇指指甲按出一个"十"字，然后按此标志，准确取穴。

（2）消毒严格：刺血时因针具直接刺入血管内，很容易引起感染，故放血前必须严格消毒。又因施术的针体较粗大，针孔不易闭合，如果针刺后不严格消毒，也很容易引起感染。

（3）针具锋利：刺血前必须详细检查针具，首先检查针尖、针刃是否锋利，然后才能进行治疗，这样可减轻患者痛苦。

（4）持针要稳：操作时右手持握针具，必须全身用力，全神贯注于手臂，运力于手腕，使力量集中在指尖然后针刺方能得心应手，运用自如。

（5）操作正确：刺血的手法不宜过重，否则会因刺激过重而易发生晕针；针刺时深浅需适度，禁忌针刺过深，以免穿透血管壁，造成血液内溢，给患者造成痛苦。

（6）放血适量：临床上必须根据十二经气血的多少及其运行的情况，决定是否刺血及刺血量的多少。太阳、阳明、厥阴等多血之经宜刺血，相反少气之经病变则不宜刺血或少量出血；穴位点刺出血时，出血 3~5 滴即可，如在静脉处放血，血色由深变浅即可停止放血。

（7）意外预防：在邻近身体的重要脏腑和脏器的部位，应该浅刺甚至禁刺，否则伤及内脏，造成内部出血，给患者造成危害。因动脉和大静脉不易止血，故也应禁止刺血，而大血管附近的穴位，须谨慎操作，防止误伤。

二、注意事项

（1）刺血前，对患者做耐心细致的解释工作，消除患者不必要的顾虑及对刺血的恐惧和紧张感。因刺血疗法的刺激量较大，故治疗时应注意保持患者体位舒适，谨防晕针。

（2）对于饥饿、疲劳及高度紧张的患者，不宜施行刺血疗法；

体质虚弱者，刺激不宜过强，并尽可能采取卧位。孕妇、产后以及月经期间，最好不要施刺，必须治疗时刺激量、出血量都要掌握好。

（3）针具及应刺部位应严格消毒，注意无菌操作，防止感染，如有条件尽可能使用一次性针具。而且无论刺腧穴还是络脉，皆应先挤压应刺部位上下，遏其回流，使之瘀血后方可施术。

（4）点刺、散刺放血时，手法易轻、稳、准、浅、快，手法要娴熟，严格掌握针刺深度，不可用力过猛，防止刺入过深而伤及深部大动脉，或创口过大而损伤其他组织。出血不宜过多，如出血不易停止，要采用压迫止血，再用消毒棉球擦拭伤口。

（5）针刺时用力要适当，选取边缘较小的静脉血管进针，重要器官及部位不可深刺，注意随时观察患者反应，避免意外发生。刺血后有失血反应者属正常情况，患者可感疲倦无力、轻微头晕头痛等，1周后多可消失。

（6）刺血后要避免抓挠，避免肢体接触冷水，不宜待在温度太低的环境中，以免温度太低可使血管处于收缩状态，不利血液循环的正常运行。

（7）刺血后，嘱患者勿暴怒、劳累、饥饿、惊恐，要安静休息，进食有营养的食品，不要进食公鸡、鲤鱼、猪头肉、鹅肉、海鲜等食品，短时间内忌食辛辣、虾蟹、牛肉、浓茶、咖啡等燥热发物，临床上观察食用上述食物后易加重病情，不利疾病的康复。

（8）刺血疗法不宜作为常规、长期治疗方法，急症可每天或隔天1次，一般一周2～3次，治疗3～5次仍不见效者，应考虑换用其他方法，或考虑同时使用其他疗法，以免延误治疗时机。

（9）古人有20多个穴位禁针，刺血时也应注意其禁忌，如脑户、囟会、神庭、玉枕、络却、承灵、颅息、角孙、承泣、神道、灵台、水分、神阙、会阴、横骨、气冲、箕门、承筋、手五里、三阳络、青灵等穴。还有云门、鸠尾、客主人、肩井、血海等穴，不可深刺。孕妇的合谷、三阴交、石门等穴，以及腰骶部的穴位都应禁刺，以防万一。

第七节 刺血疗法的适应证和禁忌证

一、适应证

刺血疗法具有适应证广、奏效迅速等特点，通过刺激体表穴位以调整脏腑功能，达到防止疾病的目的。据中医临床治疗观察，刺血疗法均有一定疗效的各科病证主要如下。

（1）内科疾病：气管炎、支气管哮喘、肺炎、高血压病、脑血管意外后遗症、高血压、胃炎、消化性溃疡病、食物中毒、肝炎、胆囊炎、胆石症、慢性肾炎、偏头痛、血管神经性头痛、面神经麻痹、三叉神经痛、肋间神经痛、多发性神经炎、精神分裂症、癔病、神经衰弱症、中暑等。

（2）骨外科疾病：坐骨神经痛、肩关节周围炎、带状疱疹、急性乳腺炎、颈椎综合征、梨状肌综合征、疮疡、疖肿、急性阑尾炎、急性淋巴结（管）炎、骨髓炎、慢性小腿溃疡、血栓闭塞性脉管炎、风湿性关节炎、尿路结石、前列腺炎、毒蛇咬伤、跌打损伤扭伤、骨折后功能障碍等。

（3）妇科疾病：带下病、妊娠呕吐、乳汁不足、产后尿潴留、不孕症、痛经等。

（4）儿科疾病：惊厥、急性吐泻、脑炎后遗症、小儿麻痹后遗症、癫痫、遗尿症、小儿皮疹、小儿口疮、小儿夜啼症、小儿疳积症、小儿高热、流行性腮腺炎、新生儿硬肿症等。

（5）五官科疾病：暴发型火眼、急性结膜炎、角膜炎、麦粒肿、霰粒肿、内耳眩晕症、鼻炎、耳鸣、耳聋、扁桃体炎等。

（6）皮肤科疾病：湿疹、风疹、丹毒、粪毒等。

二、禁忌证

对于刺血疗法之禁忌证，《内经》已有详细的记载，《灵枢·五禁》曰："形容已脱，是一夺也。大脱血之后，是二夺也。大汗之后，是三夺也。大泄之后，是四夺也。新产大血之后，是五夺也。此皆不可泻。"还指出大脉（指动脉）不可刺，患者大醉、大怒、大劳、大饥、大渴、大惊等情绪不稳、生活失常，则不可针刺放血。

一般而言，临床上有以下刺血禁忌证。

（1）体质虚弱、贫血严重及低血压者慎刺或不宜放血。

（2）患者过饥、过饱、酒醉，患血液病或出血后不易止血者，应禁忌放血治疗。对于饥饿、疲劳，精神高度紧张者，应宜进食、休息、解除思想顾虑后，才施术进行治疗。

（3）孕妇及产后、习惯性流产者，不宜施治或慎刺或禁刺。女性月经期间不宜针刺放血。外伤有大出血者，应禁忌刺血治疗。

（4）在邻近身体的重要脏腑和器官的部位，应该浅刺甚至禁刺，否则伤及内脏，引起内部出血，给患者造成危害。因动脉和大静脉不易止血，故刺大血管附近的穴位须谨慎操作，针刺的手法不宜过重、深浅需适度。

（5）对于患者的动脉，禁止针刺放血。重度下肢静脉曲张者，也不宜进行刺血治疗或谨慎针刺放血；一般下肢静脉曲张者，应选取边缘较小的静脉，并应控制出血量。

（6）若皮肤有感染、溃疡、瘢痕者，不要直接针刺患处局部，可在病变周围取穴和病变周围处血管针刺放血。

（7）对于危重烈性传染病者，严重心、肝、肾功能损害者，禁止针刺放血。

（8）有自发性出血倾向者，或血友病、血小板减少性紫癜等凝血机制障碍者，应谨慎或禁止刺血。

第二章 >>>
操作方法

刺血疗法虽然技术简便易行、疗效显著，但医者必须有丰富的中医基础理论知识，掌握准确的诊断知识和操作技术，若医者盲目地施术刺血，往往会给患者带来不应有的痛苦，甚至给患者带来危害。其中，操作方法是决定治疗效果的关键，也是刺血疗法在治疗过程中的重要体现，因此掌握好操作的步骤和要求非常重要。

第一节 刺血工具

刺血疗法所用针具简单，常用的不过 3～4 种，且根据不同的条件，因人、因证、因部位而异地选择应用，现将有效而又容易掌握的几种刺血工具介绍如下。

一、三棱针

三棱针为不锈钢制成，为本疗法最常用的针具。它是由古代"九针"中的锋针演变而来的，针长约 2 寸，针柄呈圆柱形，针体末端呈三棱形，尖端三面有刃，针尖锋利，专为点刺和挑刺放血之用。适用于成人及浅表静脉泻血之用，以刺破血络或腧穴，放出适量血液或挤出少量液体，以治疗疾病的方法。

临床上常用的三棱针分为粗、细两种。粗针长 7～10cm，针柄直径 2mm，适用于四肢、躯干部位放血；细针长 5～7cm，针柄直径 1mm，适用于头面部及手足部放血。见图 2－1。

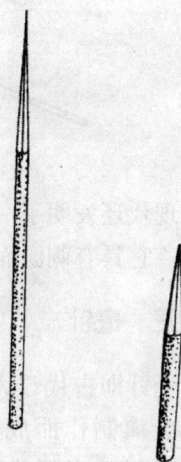

图 2－1 三棱针

二、皮肤针

皮肤针，是以多支短针组成，用来叩刺人体一定部位或穴位的一种针具。其法源于古代的"半刺"、"毛刺"、"扬刺"等刺法，《灵枢·官针》记载："半刺者，浅内而疾发针，无针伤内，如拔毛状，以取皮气。""扬刺者，正内一，旁内四而浮之，以治寒气之博大者也。""毛刺者，刺浮痹皮肤也"。运用皮肤针叩刺皮部，可激发、调节脏腑经络功能，以达到防治疾病的目的。

皮肤针的针头呈小锤形，针柄一般长 15～19cm，有软柄和硬柄两种类型，软柄一般用牛角制成而富有弹性，硬柄一般用有机玻璃或硬塑料制作。皮肤针有传统针和改良针两种，前者是将一根筷子，一端钻一小孔，将5～7枚针（一般用缝衣针）平齐穿入孔内，露出针尖，用棉线捆扎固定即可；后者的头部附有莲蓬状针盘，针盘上均匀地嵌着不锈钢短针，再用螺丝固定。见图 2－2。根据所嵌短针的数目不同，可分别称为梅花针（5 支针）、七星针（7 支针）、罗汉针（18 支针）等。

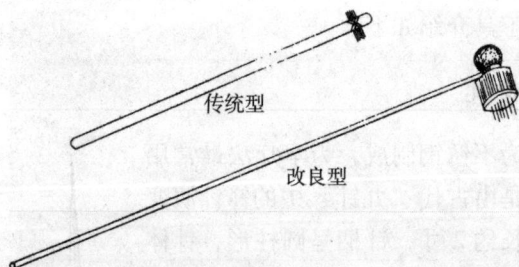

图 2－2　梅花针

现代还发明了　种滚刺筒，是用金属制成的筒状皮肤针，见图2－3。它具有刺激面广、刺激量均匀、使用简便等优点。

三、毫针

毫针即古代"九针"的毫针，是用金属制作而成的，以不锈钢为制针材料者最常用，具有较高的强度和韧性，针体挺直滑利，

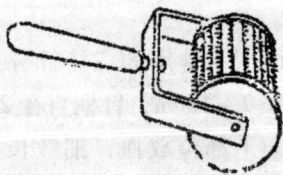

图 2－3　滚刺筒针

能耐高热、防锈，不易被化学物品腐蚀，故目前被临床广泛采用。用于刺血疗法的毫针，一般以1寸左右即可，适用于小儿及虚性患者。

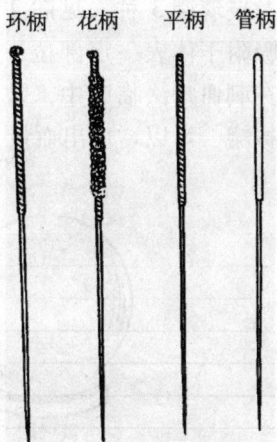

毫针的构造，分为针尖、针身、针根、针柄、针尾5个部分。根据毫针针柄与针尾的构成和形状不同可分为：环柄针（又称圈柄针），即针柄用镀银或经氧化处理的金属丝缠绕成环形者；花柄针（又称盘龙针），即针柄中间用两根金属丝交叉缠绕呈盘龙形者；平柄针（又称平头针），即针柄也用金属丝缠绕，其尾部平针柄者；管柄针，即针柄用金属薄片制成管状者。见图2-4。

图2-4 毫针

四、注射针头

临床上常见的各种型号一次性注射器针头。因其具有方便取用，使用前不用再消毒及安全卫生等特点，现在多代替三棱针用于点刺、散刺放血。常用于瘀血证、实热证和急症等。

五、小眉刀

小眉刀，是在古代"铍针"基础上演变而成的一种针具，见图2-5。《灵枢·九针十二原》："铍针者，末如锋"。后世又名铍针、剑针，除为外科所用，亦为割点放血的主要工具。现代多用小尖头手术刀片等代替。

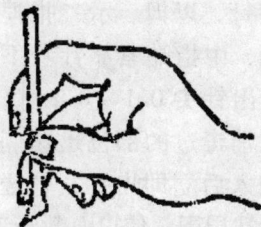

图2-5 小眉刀

六、杯罐

杯罐是用于拔罐的工具，分竹罐、陶罐、铜罐、铁罐和玻璃罐等。古代称拔罐疗法为"角法"，显然这一疗法的原始阶段，是以兽角来实施的。近代常用的有竹罐、陶罐及玻璃罐 3 种，见图 2 - 6。拔罐法乃是借热力排除罐内空气，使之吸附于体表一定部位，造成局部瘀血或微出血而达到治病的目的。在刺血疗法临床中，常常先以针点刺一定部位，然后在被刺处行急拔罐，可以增加出血量，增强治疗效果。

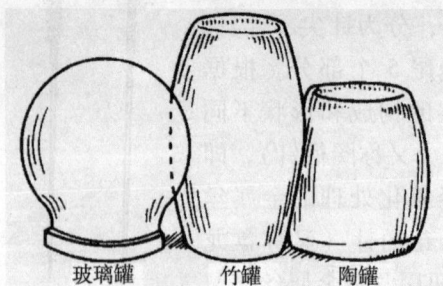

玻璃罐　　竹罐　　陶罐

图 2 - 6　杯罐

第二节　刺血方法

一、针法种类

1. 点刺法

指点刺腧穴放出少量血液或挤出少量体液的方法。主要有以下 3 种类型。

（1）直接点刺法：先在针刺部位揉捏推按，使局部充血，然后右手持针，以拇、示二指捏住针柄，中指端紧靠针身下端，留出针尖 0.1～0.2 寸，对准已消毒过的部位迅速刺入。刺入后立即出针，轻轻挤压针孔周围，使出血数滴，然后以消毒棉球按压针孔即可，见图 2 - 7。此法适用于

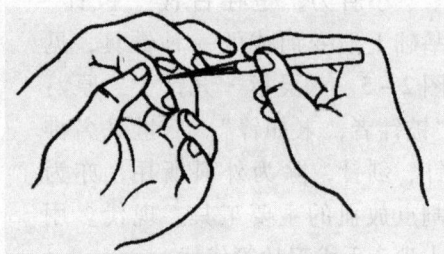

图 2 - 7　直接点刺法

末梢部位，如十二井穴、十宣穴、耳尖穴或血管怒张处等刺血。

（2）挟持点刺法：将左手拇、示指捏起被针穴处的皮肤和肌肉，右手持针刺入 0.1～0.5 寸深。退针后捏挤局部，使之出血，见图

2－8。本法常用于攒竹、上星、印堂等穴位的刺血。

（3）结扎点刺法：先以橡皮带一根结扎被针刺部位上端，局部消毒后，左手拇指压在被针刺部位下端，右手持针对准被刺部位的血管刺入，然后立即退针，使其流出少量血液。待出血停止后，再将带子松开，用棉球消毒针孔，见图2－9。本法常用于曲泽、委中等穴位附近血管的刺血。

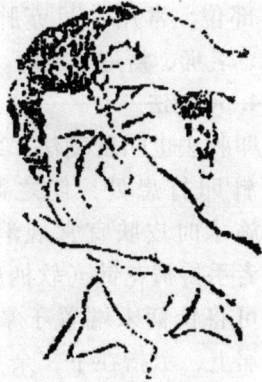

图2－8 挟持点刺法

2. 散刺法

散刺法又叫豹纹刺，是对病变局部周围进行点刺的一种方法。根据病变部位大小的不同，可刺10～20针以上，由病变外缘环形向中心点刺，并可加用拔罐，以促使瘀血或水肿得以排除，再用消毒干棉球将血液或液体及时擦去，达到祛瘀生新、通经活络的目的，见图2－10。此法刺激的面积大且针刺点多，常用于治疗皮肤病或软组织损伤类疾病，如局部瘀血、水肿、丹毒、顽癣等。

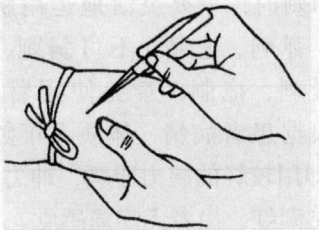

图2－9 结扎点刺法

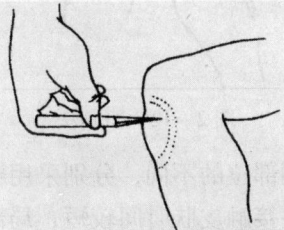

图2－10 散刺法

3. 挑刺法

操作时先严格消毒局部皮肤，以左手按压施术部位两侧并使皮肤固定，右手持三棱针或粗圆针，将腧穴或反应点皮肤刺破出血，流出适量血液后，再用酒精棉球擦拭即可。或左手捏起施术部位皮肤，右手持针先横刺进入皮肤，挑破皮肤0.1cm左右，再将针深入皮下，挑断皮下白色纤维组织，以挑尽为止，并挤出一定量的血液或挤出少量液体，然后以无菌敷料保护创口，胶布固定，见图2－11。这种刺法适用于胸部、腹部、背部、头面部穴位，以及肌肉浅

薄的部位，常用治目赤肿痛、
丹毒、乳痈、痔疮等疾病。

4. 叩刺法

叩刺法也叫密刺法，即用
梅花针叩打患处，使之微出
血。施术时皮肤宜常规消毒，
施术者手持梅花针（软柄皮肤
针，可将针柄末端置于掌心，
拇指居上，示指在下，余指呈

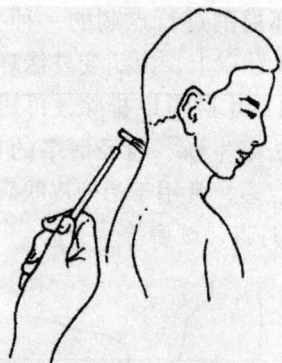

图 2 – 11　挑刺法

握拳状固定针柄末端。硬柄皮肤针，可用拇指和中指挟持针柄两侧，
示指置于针柄中段的上面，环指和小指将针柄末端固定于大小鱼际

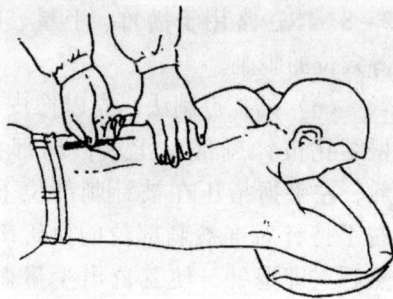

图 2 – 12　叩刺法

之间），针尖对准叩刺部位，运用灵
活的腕力垂直叩刺，即将针尖垂直
叩击在皮肤上，并立刻弹起，如此
反复进行，见图 2 – 12。本法多适应
于皮肤病如顽癣等，对神经性疼痛
效果亦佳。

叩刺时，一要灵活地运用腕力
直刺、弹刺、速刺，不可斜刺、压
刺、慢刺、拖刺，避免使用臂力。
二要根据患者病情、体质、年龄和
叩刺部位的不同，分别采用弱刺激（即用较轻的腕力叩刺，冲力小，
针尖接触皮肤时间较短，局部皮肤略见潮红，患者无疼痛感觉）、强
刺激（用较重的腕力叩刺，冲力大，针尖接触皮肤时间稍长，局部
皮肤可见出血，患者有明显疼痛感觉）和中等刺激（叩刺的腕力介
于强、弱刺激之间，冲力中等，局部皮肤潮红，但无出血，患者稍
觉疼痛）。

5. 针罐法

针罐法即针刺后加拔火罐放血的一种治疗方法。本法操作时，
先局部皮肤用酒精棉球消毒，再用三棱针或皮肤针针刺局部见血
（或不见血），然后再拔火罐，一般留罐 5～10 分钟，待罐内吸出一
定量的血液后起之。本法多用于躯干及四肢近端肌肉丰厚处，适应
于病灶范围较大的丹毒、神经性皮炎、扭挫伤等疾病的治疗。

6. 火针法

本法又名火针刺，是一种火针与放血相结合的疗法，具有两者的双重优点，临床疗效较佳，《内经》称"焠刺"或"燔针刺"。此法操作时，先将火针烧热，然后快速刺入施术部位，并迅速退出，让血液流出，待颜色由深变浅后，止血消毒，见图2-13。临床上多用于治疗寒痹、

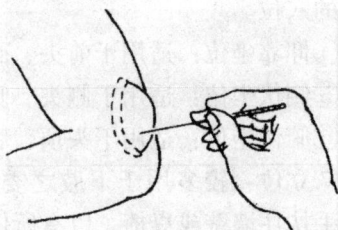

图2-13　火针法

疔毒、下肢静脉炎、下肢静脉曲张、血管瘤等疾病。《针灸资生经》中载王执中治脚肿之症，即"以针置火中令热，于三里穴刺之微出血，凡数次，其肿如失"。

7. 割点法

本法多采用小眉刀等刀具，持刀法以操作方便为宜，局部皮肤消毒后，使刀身与划割部位大致垂直，然后进刀划割，割点切口一般长0.5cm左右，小静脉则以割破1/3为度，待血自然停止流出后，盖以消毒敷料即可，见图2-5。适用于口腔内膜、耳背静脉等处的放血。

二、操作规程

刺血疗法具有它明确的操作规律，操作方法是决定治疗效果的关键，也是本疗法在治疗过程中的重要体现，非常重要。下面以点刺放血法为例进行介绍。

1. 术前准备

（1）休息放松：患者就诊后，要先让患者休息10分钟左右，以消除疲劳，精神放松，适应环境，以利操作。同时事前做好患者的思想疏导工作，树立治病信心。并要讲清饮食禁忌，嘱适当参加室外活动，有利于提高治疗效果。

（2）体位选择：以施术者能够正确取穴、操作方便、患者舒适为原则，常用体位有3种，即卧位（仰卧位、侧卧位、俯卧位）、坐位（仰靠坐位、侧伏坐位、俯伏坐位）和立位。

①仰卧位：适用于前头、面、颈、胸、腹部和四肢前面的穴位。

②侧卧位：适用于侧头、侧胸、侧腹、手臂和下肢外侧等部位

的穴位。

③俯卧位：适用于后头、项、肩、背、腰、骶和下肢后内侧等部位的穴位。

④仰靠坐位：适用于前头、面、颈、胸上部和上肢的部分穴位。

⑤侧伏坐位：适用于侧头、侧颈部的穴位。

⑥俯伏坐位：适用于头顶、后头、项、肩、背部的穴位。

⑦立位：较多用于下肢之委中穴等特殊部位的放血。站立时，应双手扶住墙壁或桌椅，以有所依托。

（3）穴位选择：根据治疗方案选择穴位，选穴正确与否是决定疗效好坏的关键之一，如果选穴不当，不但起不到治疗作用，反而增加患者的痛苦。临床上刺血疗法取穴与针刺（毫针）治疗取穴，既有相同之处，又有不同之处。相同处是根据中医的脏腑、经络、气血理论来辨证论治，也要遵循腧穴的近治作用、远治作用、特殊作用来选穴、配穴；不同处是针刺放血进针部位，不一定都在十四经腧穴上，有的是离穴不离经，或既离经也离穴，主要是选取穴位处或穴位附近瘀阻明显的血络。

总之，取穴的原则主要有三种：一是循经取穴放血，病在何经，就取何经穴位放血；二是表里经取穴放血，某经有病，取与该经相表里的经脉穴位放血；三是局部取穴放血，病在何处就在何处放血。

（4）腧穴揣定：刺血前医者必须将施术的定位定准，然后以手指在腧穴处进行揣摸、按压，以取定腧穴的方法，称为"揣穴"。

2. 消毒

消毒工作包括针具器械、医者双手、患者施术部位等3个方面。

（1）针具器械：使用针具属于一次性的，如一次性三棱针、注射器针头、皮肤针等，无需消毒，但重复使用的针具必须严格消毒。器械的消毒方法很多，以高压蒸汽灭菌法为佳。即将针具以及针具接触的针盘、针管、针盒、镊子等，用布包好后放在密闭的高压蒸汽锅内，在 $1.0 \sim 1.4 kg/m^2$ 的压力、$115℃ \sim 123℃$ 的高温下保持30分钟以上，可达到消毒灭菌的要求。

（2）医者手指：临施行针刺前，医者先用肥皂水将手洗净，待干后再用75%乙醇棉球擦拭，方可持针操作。

（3）针刺部位：在需要操作的腧穴皮肤上，先用75%乙醇棉球擦拭消毒，或先用2%碘酊涂擦，稍干后再用75%乙醇棉球擦拭脱碘。擦拭时应从腧穴部位的中心点向外绕圈消毒。

3. 持针

临床上一般用右手持针（右手称为刺手），持针方式以个人操作方便为宜，多采用二指持针法和三指持针法。

（1）二指持针法：即以术者的拇指、示指末节指腹捏住针柄进行操作，见图 2 - 14。

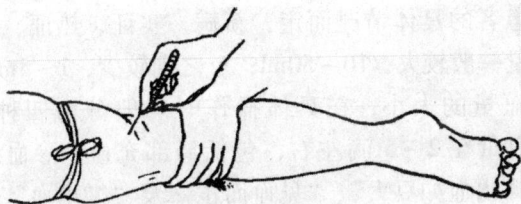

图 2 - 14 二指持针法

（2）三指持针法：即术者用拇指、示指、中指末节指腹捏拿针柄，拇指在内，示指、中指在外，三指协同，以保持较长针具的端直坚挺状态，并控制进针的深浅度。见图 2 - 15。

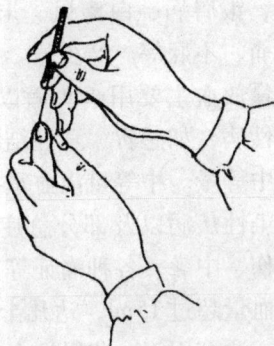

4. 行针

行针是刺血操作中的重要步骤，也是取得治疗效果的关键。"行针"包括进针角度、针刺手法、放血量、治疗反应和治疗频率等。

图 2 - 15 三指持针法

（1）进针角度：一般采用斜向进针，针体与血管呈一定角度，针尖朝上，针尾朝下，这样既不易针刺贯穿血管壁而发生血肿，又可使血液顺势自然流出。同时，进针时要控制适当的进针深度，过浅则达不到治疗效果，过深则又伤及血络。

（2）针刺手法：应根据不同的应刺部位（穴位或部位）和病情，选择合理的针法进行，其具体针法的操作如前述。注意进针手法要熟练，做到快、准、稳，针尖一定要"中营"。如果血络瘀阻不明显，术前可轻微按捺局部，使血管充血，以便施术。

（3）放血量：本疗法通过放血治病，但出血量的多少要根据患者体质强弱、病情轻重和应刺部位不同适度掌握，针刺出血量的多少在古书记载不尽相同，或"出血如大豆"，或"微出血"，或"出血盈斗"。

确定出血量的原则，可根据以下几个方面的不同情况而定：一是体质的强弱，年轻力壮、气血旺盛者出血量可稍多，年老体弱、小儿、妇女应较少；二是部位的深浅，头面、四肢指（趾）部出血量宜少，四肢部可略多；三是病情的轻重，阳证、实证、热证、新病刺血量宜偏多，阴证、虚证、久病则宜少。总之，刺血治病的出血量要根据患者的具体情况而定，新病、实证、热证、体质较强的患者，出血量一般较大，10~50ml；反之则较少，1~5ml。

确定出血量的大小，在具体操作时一般分为四种不同类型：①微量。出血量在 2~5 滴左右，包括局部充血、渗血，以及《内经》中所载"出血如豆大"、"见血而止"及"微出血"等情况。微量放血主要用于较大面积的浅表疾患，如神经性皮炎、下肢慢性溃疡、银屑病、白癜风、末梢神经炎、顽癣，以及慢性软组织劳损、头痛、不寐等。②少量。出血量一般在 10 滴左右（大约半毫升），少量放血主要用于头面以及四肢指（趾）部穴位治疗的一些急性、热性病，如感冒、急性结膜炎、急性咽炎、急性扁桃体炎、疟疾等。③中等量。中等量出血是指放血量在 10ml 左右。主要用于一些外科感染性疾病以及部分急症，如疔、疖、痈疽、乳腺炎、急性软组织扭伤、中暑、各种痛证等，常在四肢部用三棱针点刺放血。④大量。出血量超过 15ml，达几十或者上百毫升，甚至更多的大量出血。这种方法多用于一些慢性全身性疾患和部分急证实证，如中风后遗症、脑震荡后遗症、真性红细胞增多症、癫狂等，放血时可以用三棱针缓刺加拔罐或注射器抽吸。

（4）治疗反应：在进针治疗中，要随时询问和掌握治疗过程的反应情况，尤要注意正常反应、反应不及和反应太过。

正常反应，是指针刺放血治疗后，一般出现的下面两种反应：一种是刺血后患者立即感到轻松，痛苦消失；另一种反应是刺血后症状反而加重，但多在 2~4 天后逐渐缓解消失。还有些患者在刺血治疗后，出现倦怠无力、头晕、口渴、嗜睡等，这些现象往往是疗效显著的先兆。此系患者病后体虚，可给予多食高营养食品（如鱼、肉、鸡、蛋等），并让其休息睡足，调养生息，一般 3~4 天后即可恢复正常，此属正常反应，可不必顾虑。

反应不及，是指治疗后患者未出现任何反应感觉，说明刺血治疗未能收到治疗效果，应及时调整针刺操作手法，或改变治疗方案（处方），再次施术。

反应太过，即在治疗中出现异常情况，此时，一要立即按"异常情况的处理"要求防治；二要改变操作针刺手法和有关事宜的调整。

（5）治疗频率：刺血疗法的治疗时间，应根据出血量多少、患者体质强弱以及病情轻重而确定。

一般的浅刺微量出血，施术可每日1次或隔日1次。深刺多量出血，每周可放血2~3次，或每隔1~2周放血1次。

对慢性病如风湿性关节炎、慢性腰肌劳损、癫痫、脑血管意外后遗症等，可间隔1~2周刺血治疗1次；若疗效不显著且患者体质较强者，则可适当增加针刺放血1~2次。对于急性病如昏迷、精神分裂症、急腹痛等，可连续刺血治疗1~2次，待病情好转后再适当延长治疗间隔时间。

此外，多数患者经针刺放血治疗1~3次后，均有明显效果，也有患者治疗6~8次始见效果。故刺血治疗的次数多少、疗程多长、每次治疗间隔时间多长等，都应听从医生的决定，不要因为放血治疗1~2次，效果不显就轻易中断治疗。临床上治疗次数多者达十多次，许多疾病只要能够坚持治疗，一般都能够见效或痊愈。

5. 出针

出针，又称起针、退针，这是刺血操作过程中的又一重要步骤。临床上常用的出针方法可以分为两种，即快速出针和缓慢出针，一般可根据针法的不同而选择不同的方法。

对于出针后的出血，一般任其自然停止即可。若出血量过多，当达到出血量要求后要立即止血，可用干棉球按压针孔3~5分钟，其血自止。若出血量不足，则在出针后挤压针孔，使之出血；或按摩上端血络，以加速出血；或加拔火罐，以吸拔血液和脓血、黏液。

第三节　异常情况的处理和预防

一、晕针

（1）症状：患者在针刺过程中，突然感觉心悸、头晕目眩，或恶心欲吐，出冷汗，面色苍白，精神疲倦，脉象微弱；严重者出现肢体厥冷、血压下降、二便失禁，不省人事等。

（2）原因：患者精神紧张，或初次接受针刺放血有恐惧心理，或因患者体质虚弱、或劳累，饥饿，或因体位不适，或医者操作不当，手法过重等。

（3）处理：立即停针止血，让患者平卧、头部稍低，注意保暖，轻者静卧片刻，或饮温开水或热茶，即可恢复；重者可指掐或针刺人中、合谷、内关、足三里，灸百会、气海、关元、涌泉等穴，必要时配合其他急救措施。

（4）预防：首先要注意患者的体质、神志，以及针刺反应的耐受性；对于初次接受治疗和精神紧张者，应先作好思想解释，消除顾虑；尽量采用卧位和舒适的体位，治疗时间不宜过长，手法不宜过重；对于劳累、饥饿者，不予针刺放血；在进行治疗过程中，医生要随时观察患者的精神状态，如发现患者面色苍白、出汗，或诉说头晕等晕针先兆时，应及早采取处理措施。

二、局部血肿

（1）症状：出针后，刺血部位肿胀疼痛，严重者皮肤呈现青紫色。

（2）原因：刺血时损伤小血管或皮肉受损，特别是针尖弯曲带钩时更易发生；针口闭塞，血液流出不畅，部分瘀血积蓄或拔罐时间过长所致。

（3）处理：微量的皮下出血或针孔局部小块青紫，一般不必处理，可自行消退。如局部青紫肿痛明显，青紫面积较大且影响到活动功能者，可先行冷敷止血，再行热敷或在局部轻轻揉按，以促使局部瘀血消散、吸收。

（4）预防：仔细检查针具，熟悉解剖体位，注意避开大血管；针刺前要仔细检查针具。

三、动脉出血

（1）症状：血射如线，流血不止。

（2）原因：多因医生技术不熟练，误刺伤动脉所致。

（3）处理：不要紧张，可用消毒纱布做局部加压止血，出血即可停止。

（4）预防：为了避免刺血时损伤动脉，首先要熟悉穴位的解剖，掌握各个穴位下有何重要血管，针刺深度与组织结构的关系；其次医者操作手法要熟练，严格掌握针刺的角度、深度。

四、后遗感

（1）症状：出针后，针刺局部仍遗留酸痛、胀痛、麻木等不适的感觉。

（2）原因：常因医者手法过重，或因患者对刺血效应较为敏感，亦有因施术时间过长所致。

（3）处理：轻者在施术周围施以轻松的按摩，即可改善或使之消失；重者除按摩外，可加以悬灸，多能消除其后遗感。

（4）预防：刺血手法不宜过重，放血量不宜过多，出针时可在其针孔局部按摩，以减少后遗感的发生。

五、感染

（1）症状：刺血治疗几天后，伤口局部出现红、肿、热、痛等情况，轻者一般没有全身症状，严重者可出现发热、怕冷、头痛头晕、疲倦等感觉。

（2）原因：多因操作时消毒不严格所致。

（3）处理：轻者可在局部贴敷消炎膏药，严重者需服用抗菌消炎药，并禁止继续在感染部位和该血管附近再进行刺血治疗。

（4）预防：建立起严格的消毒和检查制度，加强针刺放血操作时的消毒观念，严格注意消毒，应包括术者的双手、针具及患者的穴区，彻底杜绝因消毒不严而导致的意外事故。

第三章 >>>
常用腧穴及部位

第一节　常用腧穴

一、头颈部常用穴位

1. 百会（督脉　DU20）

定位：后发际正中直上 7 寸。

简易取穴：两耳尖连线中点处即是。

主治：头痛，眩晕，中风失语，癫狂，脱肛，阴挺，不寐。

2. 风府（督脉　DU16）

定位：后发际正中直上 1 寸。

简易取穴：坐位，头伏位，后发际中央直上一横指处即是。

主治：头痛，项强，眩晕，咽喉肿痛，失音，癫狂，中风。

3. 神庭（督脉　DU24）

定位：前发际正中直上 0.5 寸。

简易取穴：坐位，目平视，上星穴与前发际之间的中点处即是。

主治：头痛，眩晕，失眠，鼻渊，癫痫。

4. 水沟（督脉　DU26）

别名：人中。

定位：在人中沟的上 1/3 与中 1/3 交界处。

简易取穴：把人中沟平分成三等份，上 1/3 与下 2/3 的交点处即是。

主治：癫狂痫，小儿惊风，昏迷，口眼㖞斜，腰脊强痛。

5. 承浆（任脉　RN24）

定位：颏唇沟的中点。

简易取穴：正坐仰头位，微张口，可见颏唇沟较明显，下唇下方正中之凹陷处即是。

主治：口祸，齿龈肿痛，流涎，暴喑，癫狂。

6. 四神聪（奇穴）

定位：百会穴前后左右各 1 寸处。

简易取穴：正坐位，取两耳尖连线中点，并以之为圆心，以一横指（约一寸）为半径作一圆，该圆周与两耳尖连线及前后发际正中线之四个交点即是。

主治：头痛，眩晕，失眠，健忘，癫痫。

7. 太阳（奇穴）

定位：眉梢与目外眦之间向后约 1 寸处凹陷中。

简易取穴：为眉梢延长线与目外眦延长线之交点处即是。

主治：头痛，目疾，三叉神经痛，口眼祸斜。

8. 印堂（奇穴）

定位：两眉头连线的中点。

简易取穴：仰卧位，两眉头连线之中点处即是。

主治：头痛，眩晕，鼻渊，小儿惊风，失眠。

9. 鼻通（奇穴）

别名：上迎香。

定位：在鼻唇沟上端尽处。

简易取穴：仰靠位，鼻唇沟上端的终点处即是。

主治：鼻炎，鼻窦炎，鼻部疮疖。

10. 牵正（奇穴）

定位：耳垂前 0.5~1 寸。

简易取穴：坐位或侧卧位，耳垂前一横指处即是。

主治：口眼祸斜，口舌生疮。

11. 安眠（奇穴）

定位：翳风穴与风池穴连线的中点。

简易取穴：耳垂后下凹陷处与项部大筋外缘平耳垂尖处之连线中点处即是。

主治：失眠，眩晕，头痛，心悸，癫狂。

12. 风池（胆经　GB20）

定位：胸锁乳突肌与斜方肌之间凹陷中，平风府穴处。

简易取穴：俯伏坐住，医者从枕骨粗隆两侧向下推按，当至枕骨下凹陷处与乳突之间时，用力按有麻胀感处即是。

主治：头痛，眩晕，目赤肿痛，鼻炎，鼻衄，耳鸣，颈项强痛，癫痫，中风，热病，感冒，疟疾，瘿气。

13. 率谷（胆经 GB8）

定位：耳尖直上，入发际1.5寸。

简易取穴：正坐位，用同侧示、中指将耳廓卷起，对侧手臂绕头颅后侧至取穴侧耳，且示、中指并拢，其第一、二节间背侧横纹垂直于耳尖，在中指第一、二节间背侧横纹颞处即是。

主治：偏头痛，眩晕，小儿急、慢惊风。

14. 阳白（胆经 GB14）

定位：目正视，瞳孔直上，眉上1寸。

简易取穴：眼睛平视前方，由眉毛中点直上一横指处即是。

主治：头痛，目痛，视物模糊，眼睑

19. 扶突（大肠经 LI18）

定位：喉结旁开 3 寸，当胸锁乳突肌的胸骨头与锁骨头之间。

简易取穴：喉结高点向外旁开四横指处即是。

主治：咳嗽，气喘，咽喉肿痛，暴喑，瘰疬，瘿气。

20. 头维（胃经 ST8）

定位：额角发际直上 0.5 寸。

简易取穴：额角向上 5 分（约半横指）处即是。

主治：头痛，目眩，目痛，流泪，眼睑

主治：口眼㖞斜，眼睑

简易取穴：仰卧位，前正中线延长至下腹部之耻骨联合处，由此交点处向上一横指处即是。

主治：遗尿，小便不利，疝气，遗精，阳痿，月经不调，崩漏带下，阴挺，不孕。

7. 天枢（胃经 ST25）

定位：脐旁2寸。

简易取穴：由脐中作一条垂直于腹正中线的水平线，再由一乳头与前正中线之间的中点作一条地面的垂直线，此两线的相交点即是。

主治：腹胀肠鸣，绕脐痛，便秘，泄泻，痢疾，月经不调，癥瘕，水肿。

8. 归来（胃经 ST29）

定位：脐下4寸，前正中线旁开2寸。

简易取穴：前正中线上，耻骨联合上缘上一横指（拇指），中极穴旁外两横指处即是。

主治：腹痛，疝气，月经不调，白带，阴挺。

9. 章门（肝经 LR13）

定位：第十一肋端。

简易取穴：直立，上臂紧贴胸廓侧面，屈肘，手指按压同侧缺盆处，肘尖所指处即是。

主治：腹胀，泄泻，胁痛，痞块。

10. 期门（肝经 LR14）

定位：乳头直下，第六肋间隙。

简易取穴：乳头直下，往下数两根肋骨处（即第六、七肋间隙）即是。

主治：胸肋胀痛，腹胀，呕吐，乳痈。

11. 天突（任脉 RN22）

定位：胸骨上窝正中。

简易取穴：仰靠坐位，胸骨上端凹陷中即是。

主治：咳嗽，气喘，胸痛，咽喉肿痛，暴喑，瘿气，梅核气，噎膈。

注意：要严格掌握针刺的角度和深度，以防刺伤肺和有关动、静脉。

12. 大横（脾经 SP15）

定位：脐旁四寸。

简易取穴：仰卧位，由乳头向下作与前正中线相平行的直线，再由脐中央作一水平线，此两线的相交点即是。

主治：腹胀痛，便秘，泄泻，痢疾。

三、肩背腰骶部常用穴位

1. 大椎（督脉 DU14）

定位：第七颈椎棘突下。

简易取穴：坐位低头，项后最上方突起之椎骨（其特点是该椎骨用手按住时能感到随颈部左右摇头而活动）的下缘凹陷处即是。

主治：热病，疟疾，咳嗽，气喘，骨蒸盗汗，癫痫，头痛项强，风疹。

2. 命门（督脉 DU4）

定位：第二腰椎棘突下。

简易取穴：直立，由肚脐中作一线环绕身体一周，该线与后正中线的交点即是。

主治：阳痿，遗精，带下，月经不调，泄泻，腰脊强痛。

3. 腰阳关（督脉 DU3）

定位：第四腰椎棘突下。

简易取穴：俯卧，先摸及两胯骨最高点，平这两个最高点的脊椎即为第四腰椎，其棘下的凹陷处即是。

主治：月经不调，遗精，阳痿，腰骶痛，下肢痿痹。

4. 大杼（膀胱经 BL11）

定位：第一胸椎棘突下，旁开1.5寸。

简易取穴：低头，可见颈背部交界处椎骨有一高突并能随颈部左右摆动而转动者即是第七颈椎，由该椎再向下推一个椎骨的旁开两横指（示中指）处即是。

主治：咳嗽，发热，项强，肩背痛。

5. 风门（膀胱经 BL12）

定位：第二胸椎棘突下，旁开1.5寸。

简易取穴：取穴法类似大杼，由大椎穴再向下推两个椎骨为第二胸椎，该椎骨下缘旁开两横指（示中指）处即是。

主治：伤风，咳嗽，发热头痛，项强，腰背痛。

6. 肺俞（膀胱经 BL13）

定位：第三胸椎棘突下，旁开1.5寸。

简易取穴：取穴法类似大杼，由大椎穴再向下推三个椎骨为第三胸椎，该椎骨下缘旁开两横指（示中指）处即是。

主治：咳嗽，气喘，吐血，骨蒸，潮热，盗汗，鼻塞。

7. 厥阴俞（膀胱经 BL14）

定位：第四胸椎棘突下，旁开1.5寸。

简易取穴：取穴法类似大杼，由大椎穴再向下推四个椎骨为第四胸椎，该椎骨下缘旁开两横指（示中指）处即是。

主治：咳嗽，心痛，胸闷，呕吐。

8. 心俞（膀胱经 BL15）

定位：第五胸椎棘突下，旁开1.5寸。

简易取穴：取穴法类似膈俞，由膈俞穴再向上推两个椎骨为第五胸椎，该椎骨棘突下双侧各旁开两横指（示中指）处即是。

主治：心痛，惊悸，咳嗽，吐血，失眠，健忘，盗汗，梦遗，癫痫。

9. 膈俞（膀胱经 BL17）

定位：第七胸椎棘突下，旁开1.5寸。

简易取穴：正坐或俯卧位，从肩胛骨下角水平摸到第七胸椎，由其胸椎棘突下双侧各旁开两横指（示中指）处即是。

主治：呕吐，呃逆，气喘，咳嗽，吐血，潮热，盗汗。

10. 肝俞（膀胱经 BL18）

定位：第九胸椎棘突下，旁开1.5寸。

简易取穴：取穴法类似膈俞，由膈俞穴再向下推两个椎骨为第九胸椎，该椎骨棘突下双侧各旁开两横指（示中指）处即是。

主治：黄疸，胁痛，吐血，目赤，目眩，雀目，癫狂痫，脊背痛。

11. 胆俞（膀胱经 BL19）

定位：第十胸椎棘突下，旁开1.5寸。

简易取穴：取穴法类似膈俞，由膈俞穴再向下推三个椎骨为第十胸椎，该椎骨棘突下双侧各旁开两横指（示中指）处即是。

主治：黄疸，口苦，胁痛，肋痛，肺痨，潮热。

12. 脾俞（膀胱经　BL20）

定位：第十一胸椎棘突下，旁开1.5寸。

简易取穴：与肚脐中相对应处即为第二腰椎（参考命门穴取穴法），由此腰椎往上摸三个椎体即为第十一胸椎，其棘突下双侧各旁开两横指（示中指）处即是。

主治：腹胀，黄疸，呕吐，泄泻，痢疾，便血，水肿，背痛。

13. 胃俞（膀胱经　BL21）

定位：第十二胸椎棘突下，旁开1.5寸。

简易取穴：取穴法类似脾俞，与肚脐中相对应处即为第二腰椎（参考命门穴取穴法），由此腰椎往上摸两个椎体即为第十二胸椎，其棘突下双侧各旁开两横指（示中指）处即是。

主治：胸胁痛，胃脘痛，呕吐，腹胀，肠鸣。

14. 三焦俞（膀胱经　BL22）

定位：第一腰椎棘突下，旁开1.5寸。

简易取穴：取穴法类似脾俞，与肚脐中相对应处即为第二腰椎（参考命门穴取穴法），由此腰椎往上摸一个椎体即为第一腰椎，其棘突下双侧各旁开两横指（示中指）处即是。

主治：肠鸣，腹胀，呕吐，泄泻，痢疾，水肿，腰背强痛。

15. 肾俞（膀胱经　BL23）

定位：第二腰椎棘突下，旁开1.5寸。

简易取穴：先取命门穴（参考命门穴的取穴法），再由命门穴双侧各旁开两横指（示中指）处即是。

主治：遗尿，遗精，阳痿，月经不调，白带，耳鸣，耳聋，腰痛。

16. 气海俞（膀胱经　BL24）

定位：第三腰椎棘突下，旁开1.5寸。

简易取穴：取穴法类似肾俞，与肚脐中相对应处即为第二腰椎（参考命门穴取穴法），由此腰椎往下摸一个椎体即为第三腰椎，其棘突下双侧各旁开两横指（示中指）处即是。

主治：肠鸣腹胀，痔漏，痛经，腰痛。

17. 大肠俞（膀胱经　BL25）

定位：第四腰椎棘突下，旁开1.5寸。

简易取穴：髂嵴最高点的联线与脊柱之交点即为第四腰椎棘突下，由此向双侧各旁开两横指（示中指）处即是。

主治：腹胀，泄泻，便秘，腰痛。

18. 关元俞（膀胱经 **BL26**）

定位：第五腰椎棘突下，旁开1.5寸。

简易取穴：取穴法类似大肠俞，髂嵴最高点的联线与脊柱之交点即为第四腰椎棘突下，由此腰椎往下摸一个椎体即为第五腰椎，其棘突下双侧各旁开两横指（示中指）处即是。

主治：腹胀，泄泻，小便频数或不利，遗尿，腰痛。

19. 小肠俞（膀胱经 **BL27**）

定位：第一骶椎棘突下，旁开1.5寸。

简易取穴：俯卧位，先摸骶后上棘内缘，其与背脊正中线之间为第一骶后孔，平齐该孔的椎体为第一骶椎，由此向双侧各旁开两横指（示中指）处即是。

主治：腹痛，泄泻，痢疾，遗尿，尿血，痔疾，遗精，白带，腰痛。

20. 膀胱俞（膀胱经 **BL28**）

定位：第二骶椎棘突下，旁开1.5寸。

简易取穴：俯卧位，先摸骶后上棘内缘下，其与背脊正中线之间为第二骶后孔，平齐该孔的椎体为第二骶椎，由此向双侧各旁开两横指（示中指）处即是。

主治：小便不利，遗尿，泄泻，便秘，腰脊强痛。

21. 膏肓（膀胱经 **BL43**）

别名：膏肓俞。

定位：第四胸椎棘突下，旁开3寸。

简易取穴：取穴法类似大杼，由大椎穴再向下推四个椎骨为第四胸椎，该椎骨下缘旁开四横指处即是。

主治：咳嗽，气喘，肺痨，健忘，遗精，完谷不化。

22. 志室（膀胱经 **BL52**）

定位：第二腰椎棘突下，旁开3寸。

简易取穴：先取命门穴（参考命门穴的取穴法），再由命门穴双侧各旁开四横指处即是。

主治：遗精，阳痿，小便不利，水肿，腰脊强痛。

23. 次髎（膀胱经 **BL32**）

定位：第二骶后孔中，约当髂后上棘下与督脉的中点。

简易取穴：俯卧位，骨盆后面，从髂嵴最高点向内下方骶角两侧循摸一高骨突起，此处即是髂后上棘，与之平齐，骶骨正中突起处是第一骶椎棘突，髂后上棘与第二骶椎棘突之间，即第二骶后孔，亦为次髎穴。

主治：疝气，月经不调，痛经，带下，小便不利，遗精，腰痛，下肢痿痹。

24. 肩中俞（小肠经 SI15）

定位：第七颈椎棘突下旁开 2 寸。

简易取穴：低头，可见颈背部交界处椎骨有一高突并能随颈部左右摆动而转动者即是第七颈椎，其下缘为大椎穴。由大椎穴再向双侧旁开两拇指（同身寸）处即是。

主治：咳嗽，气喘，肩背疼痛，目视不明。

25. 肩外俞（小肠经 SI14）

定位：第一胸椎棘突下旁开 3 寸。

简易取穴：取穴法类似肩中俞，由大椎穴再向下推一个椎骨为第一胸椎，该椎骨下缘向双侧各旁开四横指处，当肩胛骨内侧缘处即是。

主治：肩背疼痛，颈项强急。

26. 天宗（小肠经 SI11）

定位：肩胛骨岗下窝的中央。

简易取穴：垂臂，由肩胛冈下缘中点至肩胛下角作连线，上 1/3 与下 2/3 处即是，用力按压时有明显酸痛感。

主治：肩胛疼痛，气喘，乳痈。

27. 定喘（奇穴）

定位：大椎穴旁开 0.5 寸。

简易取穴：以大拇指指关节横纹中点压在大椎穴（依上法定大椎穴）上，其两侧纹头边缘所在处即是。

主治：气喘，咳嗽。

28. 夹脊（奇穴）

定位：第一胸椎至第五腰椎，各椎棘突下旁开 0.5 寸。

简易取穴：简便取穴方法参照定喘穴的取穴法。

主治：上胸部穴位治疗心肺、上肢疾病；下胸部的穴位治疗胃肠疾病；腰部穴位治疗腰、腹及下肢疾病。

29. 肩内陵（奇穴）

定位：垂臂，腋前皱襞头上1.5寸。

简易取穴法：正坐垂臂，于腋前皱襞尽端与肩髃穴连线的中点取穴。

主治：肩痛不举，上肢瘫痪，肩关节及其周围软组织疾患。

四、上肢常用穴位

1. 尺泽（肺经　LU5）

定位：肘横纹中，肱二头肌腱桡侧缘。

简易取穴：肘部微屈，手掌向上方，触及肘弯里大筋（即肱二头肌）的桡侧，与肘横纹的交点即是。

主治：咳嗽，气喘，咳血，潮热，胸部胀满，咽喉肿痛，小儿惊风，吐泻，肘臂挛痛。

2. 孔最（肺经　LU6）

定位：尺泽穴与太渊穴连线上，腕横纹上7寸处。

简易取穴：先取掌后第一腕横纹及肘横纹之间的中点，由中点向上量一拇指（1寸），平该点水平线，摸前臂外侧骨头的内缘（桡骨尺侧）即是。

主治：咳嗽，气喘，咳血，咽喉肿痛，肘臂挛痛，痔疾。

3. 列缺（肺经　LU7）

定位：桡骨茎突上方，腕横纹上1.5寸。

简易取穴：两手张开虎口，垂直交叉，一侧示指压在另一侧的腕后桡侧高突处，当示指尖所指处赤白肉际的凹陷即是。

主治：伤风，头痛，项强，咳嗽，气喘，咽喉肿痛，口眼㖞斜，齿痛。

4. 太渊（肺经　LU9）

定位：掌后腕横纹桡侧端，桡动脉的桡侧凹陷中。

简易取穴：伸手仰掌，腕横纹上，于桡动脉桡侧凹陷中。

主治：咳嗽，气喘，咳血，胸痛，咽喉肿痛，腕臂痛，无脉症。

5. 鱼际（肺经　LU10）

定位：第一掌骨中点，赤白肉际处。

简易取穴：屈肘立掌，手掌桡侧掌指关节后第一掌骨中间，赤白内际（即手掌面与背面交界处）即是。

主治：咳嗽，咳血，咽喉肿痛，失音，发热。

6. 郄门（心包经　PC4）

定位：腕横纹上5寸，掌长肌腱与桡侧腕屈肌腱之间。

简易取穴：仰掌微屈腕，在掌后第一横纹上可见两条大筋，取前臂（掌侧面）中点（肘横纹与腕横纹之中点），再向下一横指，在这两筋中间即是。

主治：心痛，心悸，呕血，咳血，疔疮，癫痫。

7. 间使（心包经　PC5）

定位：腕横纹上3寸，掌长肌腱与桡侧腕屈肌腱之间。

简易取穴：仰掌微屈腕，在掌后第一横纹上四横指，当在这两条大筋中间即是。

主治：心痛，心悸，胃痛，呕吐，热病，疟疾，癫狂痫。

操作：拿、按、揉法。

8. 内关（心包经　PC6）

定位：腕横纹上2寸，掌长肌腱与桡侧腕屈肌腱之间。

简易取穴：仰掌，微屈腕关节，在掌后第一横纹上二个拇指，在这两条大筋中间即是。

主治：心痛，心悸，胸闷，胃痛，呕吐，癫痫，热病，上肢痹痛，偏瘫，失眠，眩晕，偏头痛。

9. 劳宫（心包经　PC8）

定位：第二、三掌骨之间。握拳，中指尖下是穴。

简易取穴：半握拳，示、中、无名及小指四指轻压掌心，当中指指尖所点处即是。

主治：心痛，呕吐，癫狂痫，口疮，口臭。

10. 神门（心经　HT7）

定位：腕横纹尺侧端，尺侧腕屈肌腱的桡侧凹陷中。

简易取穴：仰掌，在尺侧腕屈肌腱的桡侧缘，腕横纹上取穴。

主治：心痛，心烦，惊悸，怔忡，健忘，失眠，癫狂痫，胸胁痛。

11. 通里（心经　HT5）

定位：腕横纹上1寸，尺侧腕屈肌腱的桡侧。

简易取穴：仰掌屈肘，手掌小鱼际上角有一突起圆骨，其后缘向上可扪及一条大筋，沿着这一大筋外侧缘（桡侧缘）上移一拇指处即是。

主治：心悸，怔忡，舌强不语，腕臂痛。

12. 肩髃（大肠经　LI15）

定位：肩峰端下缘，当肩峰与肱骨大结节之间，三角肌上部，肩平举时肩部出现两个凹陷，前方的凹陷中。

简易取穴：①上臂外展至水平位时，在肩部高骨（锁骨肩峰端）外，肩关节上出现两个凹陷，前面的凹陷即是。②上臂外展，屈肘，紧握拳，上肢用力令其肌肉紧张，肩关节上可见一三角形肌肉（三角肌），该肌肉的上部中央即是。

主治：肩臂挛痛不遂，瘾疹，瘰疬。

13. 臂臑（大肠经　LI14）

定位：在曲池穴与肩髃穴连线上，曲池穴上7寸处，当三角肌下端。

简易取穴：屈肘，紧握拳，上肢用力令其紧张，肩上三角肌下端的偏内侧处即是。

主治：肩臂痛，颈项拘挛，瘰疬，目疾。

14. 曲池（大肠经　LI11）

定位：屈肘，成直角，当肘横纹外端与肱骨外上髁连线的中点。

简易取穴：仰掌屈肘成45°角，肘关节桡侧，肘横纹头即是。

主治：咽喉肿痛，齿痛，目赤痛，瘰疬，瘾疹，热病，上肢不遂，手臂肿痛，腹痛吐泻，高血压，癫狂。

15. 阳溪（大肠经　LI5）

定位：腕背横纹桡侧端，拇短伸肌腱与拇长伸肌腱之间的凹陷中。

简易取穴：拇指向上翘起，腕横纹前露出两条筋（即拇长伸肌腱和拇短伸肌腱），此两筋与腕骨、桡骨茎突所形成的凹陷正中即是。

主治：头痛，目赤肿痛，耳聋，耳鸣，齿痛，咽喉肿痛，手腕痛。

16. 合谷（大肠经　LI4）

定位：手背第一、二掌骨之间，约平第二掌骨中点处。

简易取穴：拇、示指并拢，第一、二掌间的肌肉隆起之顶端处即为是穴。

主治：头痛，目赤肿痛，鼻衄，齿痛，牙关紧闭，口眼㖞斜，耳聋，痄腮，咽喉肿痛，热病无汗，多汗，腹痛，便秘，经闭，滞产。

17. 支沟（三焦经　SJ6）

定位：腕背横纹上3寸，桡骨与尺骨之间。

简易取穴：掌背腕横纹中点上四横指，前臂两骨头（桡骨、尺骨）之间即是。

主治：耳鸣，耳聋，暴喑，瘰疬，胁肋痛，便秘，热病。

18. 外关（三焦经　SJ5）

定位：腕背横纹上2寸，桡骨与尺骨之间。

简易取穴：立掌，腕背横纹中点上二拇指，前臂两骨头（桡骨、尺骨）之间即是。

主治：热病，头痛，目赤肿痛，耳鸣，耳聋，瘰疬，胁肋痛，上肢痹痛。

19. 中渚（三焦经　SJ3）

定位：握掌，第四、五掌骨小头后缘之间凹陷中。

简易取穴：握拳俯掌，在手背第四、五掌骨头之间，掌指关节后方凹陷处即是。

主治：头痛，目赤，耳鸣，耳聋，咽喉肿痛，热病，手指不能屈伸。

20. 液门（三焦经　SJ2）

定位：握掌，第四、五指之间，指掌骨关节前凹陷中。

简易取穴：第四、五指缝间，指蹼缘后0.5寸。

主治：头痛，目赤，耳聋，咽喉肿痛，疟疾。

21. 肩贞（小肠经　SI9）

定位：腋后皱襞上1寸。

主治：肩臂疼痛，瘰疬，耳鸣。

22. 养老（小肠经　SI6）

定位：以掌向胸，当尺骨茎突桡侧缘凹陷中。

简易取穴：掌心先向下伏于台面，另一手示指压在尺骨小头最高点，然后掌心对胸，另一手示指随尺骨小头滑动而摸至骨边缘，其所指处即是。

主治：目视不明，肩、背、肘、臂酸痛。

23. 后溪（小肠经 SI3）

定位：握掌，第五指掌关节后尺侧，横纹头赤白肉际处。

简易取穴：①仰掌，握拳，第五掌指关节后，有一皮肤皱襞突起，其尖端即是。②仰掌半握拳，手掌第二横纹尺侧端即是。

主治：头项强痛，目赤，耳聋，咽喉肿痛，腰背痛，癫痫，疟疾，手指及肘臂挛痛。

24. 腰痛穴（奇穴）

定位：手背，指总伸肌腱的两侧，分别在第二、三掌骨及第四、五掌骨的中点处各有一穴。

简易取穴：手掌背屈，在掌后第一横纹处可摸及一条大筋，其左右两缘向手掌背处移一横指，其两侧相应点即是。

主治：急性腰扭伤。

25. 落枕穴（奇穴）

定位：手背，第二、三掌骨间，指掌关节后约0.5寸。

简易取穴：握拳俯掌，掌背第二、三掌骨之间，自高突骨（掌指关节）后0.5寸。

主治：落枕，手臂痛，胃痛。

26. 少商（肺经 LU11）

定位：拇指桡侧指甲角旁开0.1寸。

简易取穴：拇指内侧（桡侧），沿拇指指甲的底部与桡侧缘，各引一条直线，其两线的相交点即是。

主治：咽喉肿痛，咳嗽，鼻衄，发热，昏迷，中暑，癫狂。

27. 少泽（小肠经 SI1）

定位：小指尺侧指甲角旁开0.1寸。

简易取穴：小指外侧（尺侧），沿小指指甲的底部与尺侧缘，各引一条直线，其两线的相交点即是。

主治：咽喉肿痛，头痛，发热，昏迷，中暑，乳痈，乳汁少。

28. 中冲（心包经 PC9）

定位：中指尖端的中央。

简易取穴：手中指指尖端的中央，距离指甲约1分处（一粒米大小）即是。

主治：心痛，舌强不语，发热，昏迷，中暑，癫狂，小儿夜啼。

29. 十宣（奇穴）

定位：手十指尖端，距指甲 0.1 寸。

简易取穴：正坐或仰卧位，双手十指尖端的中央，距离指甲约 1 分处（一粒米大小）即是。

主治：咽喉肿痛，高热，昏迷，中暑，癫痫。

30. 四缝（奇穴）

定位：第二、三、四、五指掌面，近端指关节横纹中点。

简易取穴：正坐或仰卧位，伸手仰掌，手第二、三、四、五指之近心端指关节横纹中点即是。

主治：小儿疳积，百日咳。

31. 手三里（大肠经　LI10）

定位：在阳溪穴与曲池穴的连线上，曲池穴下 2 寸处。

简易取穴：屈肘立掌，桡侧肘横纹头（即曲池穴）向前二拇指（阳溪穴与曲池穴的连线上）处即是。

主治：上肢痿痹，肘痛，齿痛，颊肿。

32. 极泉（心经　HT1）

定位：腋窝正中，腋动脉搏动处。

简易取穴：上肢外展平伸，腋窝中央有动脉搏动，其内侧即是。

主治：心痛，咽干烦渴，胁肋胀痛，肩臂痛，瘰疬。

五、下肢常用穴位

1. 髀关（胃经　ST31）

定位：髂前上棘与髌骨外缘连线上，平臀沟处。

简易取穴：仰卧伸直下肢，髂前上棘与髌骨外侧缘的连线，跟腹股沟相交处定为一点，由此点直下两横指处即是。

主治：腰痛膝冷，痿痹，腹痛。

2. 伏兔（胃经　ST32）

定位：在髂前上棘与髌骨外缘连线上，髌骨外上缘上 6 寸。

简易取穴：正坐屈膝成直角，医生以手掌后第一横纹中点按在髌骨上缘中点，手指并拢押在大腿上，当中指尖端所到达处即是。

主治：腰痛膝冷，下肢麻痹，疝气，脚气。

3. 梁丘（胃经　ST34）

定位：在髂前上棘与髌骨外缘连线上，髌骨外上缘上 2 寸。

简易取穴：当下肢用力蹬直时，髌骨外上缘上方可见一凹陷（股外直肌与股直肌之间结合部），该凹陷正中即是。

主治：膝肿痛，下肢不遂，胃痛，乳痛，血尿。

4. 犊鼻（胃经 ST35）

定位：髌骨下缘，髌韧带外侧凹陷中。

简易取穴：屈膝时，在髌骨下缘的髌韧带（即髌骨与胫骨之间的大筋）两侧可见有凹陷，其外侧凹陷正中即是。

主治：膝痛，下肢麻痹，屈伸不利，脚气。

5. 足三里（胃经 ST36）

定位：犊鼻穴下3寸，胫骨前嵴外一横指处（图3-41）。

简易取穴：站位，用同侧手掌张开虎口，围住髌骨上外缘，四指直指向下，中指尖所指处即是。

主治：胃痛，呕吐，噎膈，腹胀，泄泻，痢疾，便秘，乳痛，肠痈，下肢痹痛，水肿，癫狂，脚气，虚劳羸瘦。

附注：本穴有强壮作用，为保健第一穴。

6. 上巨虚（胃经 ST37）

定位：足三里穴下3寸。

简易取穴：外膝眼（犊鼻穴）穴向下直量二次四横指处，当胫、腓骨之间即是。

主治：肠鸣，腹痛，泄泻，便秘，肠痈，下肢痿痹，脚气。

7. 条口（胃经 ST38）

定位：上巨虚穴下2寸。

简易取穴：按上法先取上巨虚穴，再由该穴直向下二拇指处即是。

主治：脘腹疼痛，下肢痿痹，转筋，跗肿，肩臂痛。

8. 下巨虚（胃经 ST39）

定位：上巨虚穴下3寸。

简易取穴：按上法先取上巨虚穴，再由该穴直向下四横指处即是。

主治：小腹痛，泄泻，痢疾，乳痈，下肢痿痹，腰脊痛引睾丸。

9. 丰隆（胃经 ST40）

定位：外踝高点上8寸，条口穴外1寸。

简易取穴：外膝眼（犊鼻）穴与外踝前缘平外踝尖处的连线中

点，距胫骨前脊约二横指处即是。

主治：头痛，眩晕，痰多咳嗽，呕吐，便秘，水肿，癫狂痫，下肢痿痹。

10. 解溪（胃经　ST41）

定位：足背踝关节横纹的中央，

下缘交叉处有一凹陷即是。

主治：胁痛，口苦，呕吐，下肢痿痹，脚气，黄疸，小儿惊风。

16. 悬钟（胆经 **GB39**）

定位：外踝高点上3寸，腓骨后缘。

简易取穴：由外踝尖直向上量四横指，当腓骨后缘处即是。

主治：项强，胸胁胀痛，下肢痿痹，咽喉肿痛，脚气，痔疾。

17. 丘墟（胆经 **GB40**）

定位：外踝前下方，趾长伸肌腱外侧凹陷中。

简易取穴：坐位，经外踝的内侧缘作一条地面的垂直线，其下缘亦作一条地面的平行线，此两条直线的相交点即是。

主治：胸胁胀痛，下肢痿痹，疟疾。

18. 侠溪（胆经 **GB43**）

定位：足背，第四、五趾间缝纹端。

简易取穴：足背部，当第四、五足趾缝纹端赤白肉际处即是。

主治：头痛，目眩，耳鸣，耳聋，目赤肿痛，胸胁疼痛，热病，乳痈。

19. 承扶（膀胱经 **BL36**）

定位：臀横纹中央。

简易取穴：大腿上部后侧，臀部下缘的横纹中点。

主治：腰骶臀股部疼痛，痔疾。

20. 殷门（膀胱经 **BL37**）

定位：承扶穴与委中穴连线上，承扶穴下6寸。

简易取穴：取臀横纹中点及腘横纹中点之连线的中点，由此往上一拇指处即是。

主治：股痛，下肢痿痹。

21. 委中（膀胱经 **BL40**）

定位：腘横纹中央。

简易取穴：俯卧位，微曲膝，腘窝横纹的中点，即股二头肌肌腱与半腱肌腱的中点即是。

主治：腰痛，下肢痿痹，腹满，吐泻，小便不利，遗尿，丹毒。

22. 承山（膀胱经 **BL57**）

定位：腓肠肌两肌腹之间凹陷的顶端。

简易取穴：①腘横纹中央至外踝尖平齐处连线的中点即是。

②直立，足尖着地，足跟用力上提，小腿后正中，肌肉紧张而出现"人"字尖下凹陷处即是。

主治：痔疾，脚气，便秘，腰腿拘急疼痛。

23. 昆仑（膀胱经 B60）

定位：外踝高点与跟腱之间凹陷中。

简易取穴：外踝尖水平线与跟腱外侧的交点，在外踝尖与该交点间的中点即是。

主治：头痛，项强，目眩，鼻衄，癫痫，难产，腰骶疼痛，脚跟肿痛。

24. 血海（脾经）

定位：髌骨内上缘上 2 寸。

简易取穴法：患者屈膝，医者以左手掌心按于患者右膝髌上缘，二至五指向上伸直，拇指约呈 45°角斜置，拇指尖下是穴。

主治：月经不调，崩漏，经闭，瘾疹，湿疹，丹毒。

25. 阴陵泉（脾经 SP9）

定位：胫骨内侧髁下缘凹陷中。

简易取穴：患者取坐位，用拇指沿小腿内侧骨内缘（即胫骨内侧）由下往上推，至拇指抵膝关节时，胫骨向内上弯曲之凹陷即是。

主治：腹胀，泄泻，水肿，黄疸，小便不利或失禁，膝痛。

26. 地机（脾经 SP8）

定位：阴陵泉穴下 3 寸，当阴陵泉与三阴交的连线上取穴。

简易取穴：胫骨后缘，阴陵泉穴下四横指处即是。

主治：腹痛，泄泻，小便不利，水肿，月经不调，痛经，遗精。

27. 三阴交（脾经 SP6）

定位：内踝高点上 3 寸，胫骨内侧面后缘。

简易取穴：以手四指并拢，小指下边缘紧靠内踝尖上，示指上缘所在水平线与胫骨后缘的交点即是。

主治：肠鸣腹胀，泄泻，月经不调，带下，阴挺，不孕，滞产，遗精，阳痿，遗尿，疝气，失眠，下肢痿痹，脚气。

注意：本穴孕妇禁针。

28. 公孙（脾经 SP4）

定位：第一跖骨基底部的前下缘，赤白肉际处。

简易取穴：由足大趾内侧后有一关节（第一跖趾关节）往后用

手推有一弓形骨，该弓形骨前端下缘的凹陷（第一跖骨基底骨侧前下方）即是。

主治：胃痛，呕吐，腹痛，泄泻，痢疾。

29. 隐白（脾经 SP1）

定位：足

骨联合前缘凹陷中（约缝纹头上二横指）处即是。

主治：头痛，眩晕，目赤肿痛，口喎，胁痛，遗尿，疝气，崩漏，月经不调，癫痫，呕逆，小儿惊风，下肢痿痹。

35. 行间（肝经　LR2）

定位：足背，第一、二趾间缝纹端。

简易取穴：足背内侧，第一、二趾间连接处的缝纹头即是。

主治：头痛，目眩，目赤肿痛，青盲，口喎，胁痛，疝气，小便不利，崩漏，月经不调，痛经，癫痫，带下，中风。

第二节　常用耳穴

一、耳轮穴位

1. 耳中

部位：在耳轮脚处，即耳轮1区。

主治：偏头痛，耳鸣，耳聋，呃逆，咯血，黄疸，荨麻疹，皮肤瘙痒症，小儿遗尿。

2. 耳尖

部位：在耳廓向前对折的上部尖端处，即耳轮6、7区交界处。

主治：发热，头痛，高血压病，急性结膜炎，麦粒肿，神经衰弱，失眠，肝昏迷，牙痛，眼痛，皮肤病。

3. 结节

部位：在耳轮结节处，即耳轮8区。

主治：头晕，头痛，高血压病，慢性肝炎。

4. 轮1

部位：在耳轮结节下方的耳轮处，即耳轮9区。

主治：发热，上呼吸道感染，扁桃体炎，高血压病。

5. 轮2

部位：在轮1区下方的耳轮处，即耳轮10区。

主治：发热，上呼吸道感染，扁桃体炎，高血压病。

6. 轮3

部位：在轮2区下方的耳轮处，即耳轮11区。

主治：发热，上呼吸道感染，扁桃体炎。

7. 轮 4

部位：在轮 3 区下方的耳轮处，即耳轮 12 区。

主治：发热，上呼吸道感染，扁桃体炎。

二、耳舟穴位

1. 指

部位；在耳舟上方处，即耳舟 1 区。

主治：手指疼痛和麻木，甲沟炎，指腹炎，手指冻疮，指关节扭伤，雷诺病，多汗症，皮肤病。

2. 风溪

部位：在耳轮结节前方，指区与腕区之间，即耳舟 1、2 区交界处。

主治：过敏性鼻炎，支气管哮喘，荨麻疹，皮肤瘙痒症，接触性皮炎，过敏性结肠炎，过敏性紫癜。

3. 肩

部位：在肘区的下方处，即耳舟 4、5 区。

主治：肩部疼痛，肩关节周围炎，风湿性肩关节炎，肩关节扭伤，上臂疼痛，上肢瘫痪。

三、对耳轮穴位

1. 跟

部位：在对耳轮上脚前上部，即对耳轮 1 区。

主治：足跟疼痛，跟骨骨质增生，足跟外伤、感染，冻伤。

2. 膝

部位：在对耳轮上脚中 1/3 处，即对耳轮 4 区。

主治：膝关节扭伤，膝关节炎，膝关节疼痛，髌骨骨折疼痛。

3. 坐骨神经

部位：在对耳轮下脚的前 2/3 处，即对耳轮 6 区。

主治：坐骨神经痛，下肢瘫痪，小儿麻痹后遗症，银屑病，神经性皮炎。

4. 交感

部位：在对耳轮下脚末端与耳轮内缘相交处，即对耳轮 6 区前端。

主治：胃炎，溃疡病，胃肠痉挛，心律失常，心绞痛，胆绞痛，胆道蛔虫症，胆石症，肾及输尿管结石，无脉症，血栓闭塞性脉管炎，静脉炎，大动脉炎，雷诺病，脂溢性皮炎，有机磷中毒症，哮喘，自汗，盗汗，小儿流涎症。

四、三角窝

神门

部位：在三角窝后 1/3 的上部，即三角窝 4 区。

主治：各种炎症，高血压病，精神分裂症，癫痫，神经衰弱，失眠，多梦，眩晕，干咳，支气管哮喘，腹泻，痛证。

五、耳屏穴位

1. 屏尖

部位：在耳屏游离缘上部尖端，即耳屏 1 区后缘处。

主治：发热，牙痛，斜视。

2. 肾上腺

部位：在耳屏游离缘下部尖端，即耳屏 2 区后缘处。

主治：各种炎症，过敏性皮炎，过敏性休克，风湿病，低血压，无脉症，脉管炎，毛细血管出血，呼吸困难，呼吸衰竭，发热，咳嗽，哮喘，链霉素中毒性眩晕，腮腺炎，间日疟，胶原组织病，功能性子宫出血，便血。

3. 咽喉

部位：在耳屏内侧面上 1/2 处，即耳屏 3 区。

主治：声音嘶哑，急慢性咽喉炎，扁桃体炎，支气管炎，支气管哮喘，梅核气，失语。

六、对耳屏穴位

1. 额

部位：在对耳屏外侧面的前部，即对耳屏 1 区。

主治：头晕，头痛，失眠，多梦，健忘，抑郁症，高血压病，鼻炎，额窦炎，牙痛。

2. 颞

部位：在对耳屏外侧面的中部，即对耳屏 2 区。

主治：偏头痛，近视，耳鸣，耳聋。

3. 皮质下

部位：在对耳屏内侧面，即对耳屏 4 区。

主治：神经衰弱，癔症，脉管炎，无脉症，胃下垂，胃炎，消化不良，溃疡病，腹胀，腹泻，便秘，痛证，间日疟，高血压病，冠心病，心律失常，自主神经功能紊乱。

4. 对屏尖

部位：在对耳屏游离缘的尖端，即对耳屏 1、2、4 区交点处。

主治：支气管炎，哮喘，腮腺炎，皮肤瘙痒症，睾丸炎，附睾炎。

5. 缘中

部位：在对耳屏游离缘上，对耳屏尖与轮屏切迹之中点处，即对耳屏 2、3、4 区交点处。

主治：内耳眩晕症，弱智，侏儒症，垂体瘤，糖尿病，尿崩症，遗尿，便血，月经不调，闭经，功能性子宫出血，阳痿。

七、耳甲穴位

1. 胃

部位：在耳轮脚消失处，即耳甲 4 区。

主治：胃炎，胃溃疡，胃痉挛，消化不良，呕逆，牙痛，失眠，头痛，癔症，抑郁症。

2. 大肠

部位：在耳轮脚及部分耳轮与 AB 线之间的前 1/3 处，即耳甲 7 区。

主治：痢疾，肠炎，腹泻，便秘，阑尾炎，大便失禁，肠结核，腹胀，痤疮，鼻炎，咽炎，支气管炎。

3. 肾

部位：在对耳轮下脚下方后部，即耳甲 10 区。

主治：哮喘，耳鸣，耳聋，听力减退，肾炎，膀胱炎，尿道炎，遗尿，月经不调，闭经，遗精，阳痿，早泄，消化不良，五更泄，神经衰弱，头晕，头痛，失眠，多梦，脱发，斑秃，腰痛，关节退行性病变，足跟痛，牙齿松动，牙龈出血，夜盲，中心性视网膜炎，虹膜睫状体炎。

4. 肝

部位：在耳甲艇的后下部，即耳甲 12 区。

主治：肝炎，胆囊炎，胃炎，腹胀，胁痛，眩晕，抽搐，高血压病，近视，单纯性青光眼，经前期紧张综合征，月经不调，更年期综合征，癫痫，面肌痉挛，血管病，血液病，软组织损伤，肌无力，偏瘫，四肢麻木，风湿病。

5. 脾

部位：在 BD 线下方，耳甲腔的后上部。即耳甲 13 区。

主治：口腔溃疡，舌炎，唇炎，食欲不振，消化不良，胃炎，溃疡病，胃下垂，肠炎，腹胀，腹泻，便秘，脱肛，痔疮，功能性子宫出血，贫血，出血性疾病，肌肉萎缩，四肢无力，眩晕，浮肿，腹水，皮肤病。

6. 心

部位：在耳甲腔正中凹陷处，即耳甲 15 区。

主治：心动过速，心律不齐，冠心病，高血压病，脑动脉供血不足，神经衰弱，癫痫，精神分裂症，癔症，失眠，多梦，气短，盗汗，自汗，口腔溃疡，舌炎，咽炎，声音嘶哑，脉管炎，雷诺病。

7. 肺

部位：在心、气管区周围处，即耳甲 14 区。

主治：感冒，口腔溃疡，咽炎，鼻炎，副鼻窦炎，支气管炎，支气管哮喘，肺炎，肺结核，声音嘶哑，银屑病，痤疮，皮肤瘙痒症，神经性皮炎，带状疱疹，荨麻疹，扁平疣，脱发，腹泻，便秘，浮肿，水肿，自汗，盗汗。

8. 三焦

部位：在外耳门后下方，肺与内分泌区之间，即耳甲 17 区。

主治：上肢外侧疼痛，肩痛，偏头痛，耳鸣，耳聋，牙痛，面瘫，面肌痉挛，腹胀，水肿，便秘。

临床应用：本穴有调节五脏六腑的功能，以及通利水道、运化精微、消炎止痛的作用。擅长治疗各种内脏器官的病证，各种原因引起的水肿，上肢痿痹以及耳鸣、耳聋等。

9. 内分泌

部位：在屏间切迹内，耳甲腔的前下部，即耳甲 18 区。

主治：甲状腺功能亢进或减退，脑垂体功能减退，糖尿病，尿崩症，过敏性疾病，风湿病，胶原组织病，血液病，皮肤病，疟疾，消化不良，萎缩性胃炎，水肿，痤疮，湿疹，减肥，月经不调，痛经，更年期综合征，阳痿。

八、耳垂穴位

1. 牙
部位：在耳垂正面前上部，即耳垂1区。
主治：牙痛，牙周炎，低血压。

2. 眼
部位：在耳垂正面中央部，即耳垂5区。
主治：假性近视，急性结膜炎，麦粒肿，睑缘炎，角膜炎，视神经炎，虹膜睫状体炎，视网膜炎，电旋光性眼炎，内耳眩晕症，耳鸣，听力减退。

3. 面颊
部位：在耳垂正面眼区与内耳区之间，即耳垂5、6区交界处。
主治：周围性面瘫，面肌痉挛，三叉神经痛，痤疮，毛囊炎，扁平疣，扁桃体炎，咽炎，腮腺炎。

4. 扁桃体
部位：在耳垂正面下部，即耳垂7、8、9区。
主治：咽喉炎，扁桃体炎。

九、耳背耳根穴位

1. 耳背沟
部位：在对耳轮沟和对耳轮上、下脚沟处。
主治：高血压病，皮肤瘙痒症。
临床应用：本穴具有平肝熄风，凉血祛风，降压止痒的作用，擅长治疗高血压、血管性头痛、面神经炎、皮肤瘙痒症。

2. 耳迷根
部位：在耳轮脚后沟的耳根处。
主治：头痛，头晕，高血压病，心动过速，失眠，落枕，胃痛，腹痛，腹泻，胆囊炎，胆石症，胆道蛔虫症，尿潴留。

第三节　其他部位

一、阿是穴（压痛点）

阿是穴是指无固定名称，以压痛点或病变局部或其他反应点等作为针灸施术部位的一类腧穴，又称"天应穴"、"不定穴"、"压痛点"等。唐代孙思邈的《备急千金要方》载："有阿是之法，言人有病痛，即令捏其上，若里当其处，不问孔穴，即得便快或痛处，即云阿是，灸刺皆验，故曰阿是穴也。"

阿是穴没有一定数目，亦无固定位置，主要指某些病痛局部或相应部位的压痛点。压痛是许多疾病在体表的反应，一般气分为病多反应在阳经，血分为病多反应在阴经，临症时只要医生认真检查、鉴别，多可发现不同疾病的压痛点反应所在。压痛点的寻找方法是，医生以拇指指腹轻轻按压与疾病有关的穴位，比较和找出在相同压力下所产生压痛较明显的穴位。穴位反应性压痛的性质，是一种酸困、似痛似胀又似舒服的感觉（与外伤性钝痛有着明显的差别），如在压痛点略作按摩动作，病者的原发病灶有症状稍微缓解的感觉，或压痛有向病灶方向扩散的感觉。

临床医疗中，压痛点最易出现的部位是原穴、络穴、郄穴、合穴和募穴，以及后背部的背俞穴或夹脊穴。如胃痛患者会在其中脘（募穴）、足三里（合穴）、胃俞穴等出现压痛，胆囊炎患者会在其日月（募穴）、阳陵泉（合穴）、光明（络穴）、足临泣、胆俞穴等处出现压痛反应等。除在上述规律性部位出现反应外，有些疾病的压痛反应也有经验性规律，需在临床实践中慢慢积累，如肩痛患者多在肩胛冈上和三角肌的前缘等处找到压痛点，腿痛患者多在腰骶部关节处找到压痛，胆囊炎患者在肩胛骨的中点及胆囊穴（阳陵泉穴下一寸）处找到压痛点。

其具体的操作方法是根据病情选定阿是穴或压痛点，常规消毒局部皮肤后，以毫针或三棱针直接点刺出血数滴，或以皮肤针叩刺至局部皮肤轻微出血，或以小刀片割治出血即可。如各种疼痛或软组织损伤，皆可在局部寻找压痛点刺血；丹毒、带状疱疹、神经性皮炎等疾病，皆可在局部施皮肤针叩刺术，以出血为度。

二、反应点

中医经络学说认为，经络除了有运行气血的功能外，还有传导病邪、反应病候的作用，即当人体有病后，疾病信息可以通过经络反应在体表的穴位或某些反应点（如皮肤异点、异感点、颗粒点、结节点、脉络点等）上。根据其反应的特征和部位，可以协助诊断疾病，如在反应点上进行刺血，则可以收到非常明显的疗效。现将临床上常见的体表反应点的种类和特征介绍如下。

1. 皮肤异点

皮肤异点是指在皮表上有一种与周围皮肤不同形状、色泽的点，好发部位如胸、背、颈、肘窝、腘窝、腰骶部、耳背等，主要分为以下三种：①斑点，它与表皮相平，抚之不碍手，形状大小不一，如针帽、芝麻、斑点，颜色以红、褐、白色为常见，多无光泽，压之多不褪色，无压痛；②痧疹点，它如沙子样，露出表皮，抚之碍手，颜色有红、瘀、白三种；③毛孔点，它是以毛孔为中心发生异常现象的反应点，按其形色又可分为 3 种，鸡皮样点（呈毛孔中心凹陷，孔周隆起，白色，状如鸡皮），羊毛疔点（亦呈毛孔凹陷，周边有一红圈，红圈多有一缺口，压之褪色，点中的毫毛竖立挺直，有如钉子钉在毛孔上），虫痧点（状似羊毛疔，其不同在于毛孔周围的红圈呈放射状，弯曲如虫脚，相当于西医学的"蜘蛛痣"，压之褪色）。

皮肤异点最常见的部位、区域，在人体腰背部从第五腰椎两侧到第七颈椎直到腋后皱襞的范围内，但其他部位也可见到。各种疾病出现皮肤异点的部位也不一致，如痔疮的异点，常见于腰骶部及上唇系带处；麦粒肿异点，多在肩胛区内；颈淋巴结核异点，常在两肩胛下角以上，脊椎两侧，且常出现在病位对侧；食道静脉曲张的异点，除背部两侧外，还可在胸部找到。此外，由于人体是一个有机的整体，内脏有病可以在相应的体表上出现皮肤异点，这是内外相应的结果，因而皮肤异点在临床上可作辅助诊断之用，即从异点的形状、颜色可知病邪的轻重缓急。例如，红痧为热，瘀色为营分有瘀毒；白斑或色淡者主虚主表，褐色沉着的多为慢性病变或病后遗留下来的印记；急病色鲜，慢病色黯。

皮肤异点的寻找方法是：先按病情轻重并结合其好发部位寻找

到大致的针刺点（应当与瘢痕、痣点相区别），然后在这个拟定的针刺点（1cm×1cm）范围内，再寻找皮肤异点作为下针的具体位置。如果异点特征显露不清楚的，可用下面的方法促使其显露：用手指在预定范围的皮肤上按摩几下，以使局部充血；或把局部的皮肤张开、拉紧，一张一放；或在针挑点上用指尖一压一放，使皮肤在一瞬间变苍白复又充血，这样皮肤异点便会被显示出来。寻找时要注意几点要求：一是光线要充足，最好在自然光线下进行观察；二是皮肤要清洁干净，避免因皮肤污染造成误差；三是如果在预定的范围内找不到异点时，应该扩大寻找范围，不要死板不变，因为书本上的预定部位是凭经验介绍的，而病情千变万化，其反应点不一定在预测之中。

2. 异感点

异感点全称为皮肤异常感觉点，是指病者某部位对外来刺激表现出特别敏感或迟钝，包括疼痛（详见压痛点）和麻木二种感觉。异感点有两种情况：一种是自发性痛点，多是近病灶的阿是穴；另一种是加压后才发现异常的压痛点或麻木点，多是远离病灶的反应点。

异感点的好发部位，如内脏疾病多在背俞穴、募穴，以及相应的华佗夹脊穴，其次可根据疾病所涉及的经脉循行部位。异感点的具体寻找方法主要有以下3种。

（1）指压法：即在可能针刺点的区域上，先用医者的拇指端在上面来回推压，以找出麻木中心之所在。如果是自发性疼痛或麻木的阿是点，则可由患者指出大概的位置（此时患者最好只用一只手指来指示患处，以便较准确地定出其中心点的确切位置），再寻找其中心异感点。临床使用指压法时，一般事先要给患者说明用意和方法，请他随时告知受检部位的感觉情况下，以确定最疼痛或最麻木的地方；同时，医者应注意压力要适中、均匀，而且不要单按压有病理反应的位置，还要按压周围正常的皮肤，以便比较鉴别，对感觉迟钝者尤其要这样。

（2）棒头按压法：即用弹丸棒头探针或火柴头之类的棒头物，对准要测试的区域点（一般可先用指压法把测试的范围尽量缩小之后，再用棒头寻找）进行细探，以求探压出其中最敏感或最迟钝的一点，以便确定下针的位置。其注意事项同指压法。

（3）仪器探测法：目前利用仪器进行体表检测法的情况越来越多，这里只介绍一种简单易行的方法——利用一般电针机或探测仪。其方法是：令患者握住手筒（如果是电针机则握住一条阳极电线夹子），检查者拿着另一极的小棒（用电针机时，则在金属夹子上再夹上一支弹头探针或大头针），用探棒圆头或大头针帽放在待检部位的皮肤上进行分部循按，当循按到穴位时，受检者会感觉到灼痛感或有麻痹感，这时探测仪的信号系统便会发出光亮或声音信号（用电针机的则由患者报告情况），便可测到皮肤异感点。应用探穴仪进行探测时，首先要注意检查仪器是否完好，皮肤是否洁净，干湿度是否正常；一定要熟悉仪器性能及操作程序，调好电流量的大小，所用的压力一定要适中、均匀；事前应作充分的解释，使患者安静合作；测麻木区（点）要先测试正常皮肤，再试病理反应点，否则将难于辨别出来。

3. 结节点

结节点是指皮肤或皮下出现结节状病理反应物，推动时有移动感，结节皮下反应多伴有压痛反应。其特征是：硬感，结节呈圆形、棱形、扁平形、柱形或椭圆形，以及条索状的疙瘩状物，大小不等。结节点多数隐藏在皮下组织或更深的肌腱、筋膜之间，病理结节大都伴有压痛，外观一般不易看得见，必须用手去触摸探索、细心体会方能发现。

结节最常见的部位是在脊柱两侧的皮下组织，如心脏疾患常在心俞、督俞处出现硬结；肝脏疾患多在肝俞、筋缩穴处出现条索状硬结；脾脏疾患多在脾俞、中枢处出现结节；肺疾患多在肺俞、身柱穴处有椭圆形结节；肾疾多在肾俞、志室穴处发现扁平形硬节；头痛常在两侧或单侧风池、天柱穴附近出现圆形硬结等。此外，结节点多是一种病程日久，隐患不愈，痰湿瘀郁积聚而成的一种病理现象，有结节阳性征出现的患者，大多数是病程迁延日久的。故通过结节的消长可以测知病情的进退，以作为诊断的参考、处方选点的依据。

其寻找的具体方法是：在患者的配合下，医者用拇指的指腹向着预定的区域或针刺点的部位，上下左右进行推按捏摸，遇有压痛者或有阻手的地方，再细心按压体会，找出结节所在（注意与小肿瘤和瘢痕之类鉴别开来），并明确其结节的大小、深浅、性质、形状等情况，拟定刺血的具体位置和方法。

4. 脉络点

脉络点指体表浅表血管的形态、色泽的变异，确切地说它不单是点，而是线。所谓脉络点是指在这条脉络上的点，主要是用直观的方法进行寻找（注意寻找部位要暴露清楚，光线宜充足）。如果脉络不显露的，可以用手按摩，拍打局部使其充血；若耳部可以扭拧其耳壳，使其充分显示出来。临床上根据局部脉络点及经络循行，常用的刺血部位及其所主疾病如下。

（1）头颞部脉络点：常取率谷、天冲、角孙、悬厘、太阳、丝竹空、头维等穴附近的瘀络点刺出血，常用于治疗头痛、耳鸣、暴聋、头晕目眩、腮腺炎、斑秃、三叉神经痛、小儿遗尿等。

（2）耳背、耳周脉络点：常取耳尖、耳垂、角孙、翳风、完骨、耳门、听宫、听会等穴附近的瘀络点刺出血，常用于治疗耳鸣、暴聋、暴风客热、腮腺炎、鼻衄、高血压、小儿高热、咽喉肿痛、乳蛾、风疹、痤疮等。

（3）舌下脉络点：常取金津、玉液点刺出血，常用于治疗中风、偏瘫、口疮、癫狂、舌强不语、咽喉肿痛、舌肿、呕吐、消渴等。

（4）胸胁部脉络点：常取期门、日月、膻中、中脘等穴附近的瘀络点刺出血，常用于治疗乳胀、乳腺增生、带状疱疹、痛经、胃炎、胸痹、癫狂、呃逆、胆囊炎等。

（5）腹壁脉络点：常取天枢、大横、水道、归来、滑肉门、外陵、章门等穴附近的瘀络点刺出血，常用于治疗呃逆、月经过多、闭经、痛经、腹痛、腹泻、痢疾、遗尿、小便不利、水肿等。

（6）鱼际部脉络点：常取鱼际、太渊、大陵、少府等穴附近的瘀络点刺出血，常用于治疗感冒、扁桃体炎、咽炎、鼻炎、鼻衄、哮喘、咽喉肿痛、胸痛等。

（7）示指脉络点：常取商阳、二间等穴附近的瘀络点刺出血，常用于治疗扁桃体炎、咽炎、咽喉肿痛、鼻衄、牙痛等。

（8）膝关节附近脉络点：常取梁丘、血海、足三里、胆囊穴、阴陵泉、阳陵泉、曲泉、阑尾穴等穴附近的瘀络点刺出血，常用于治疗胃痛、腰椎增生、腰椎间盘突出、膝关节退行性变、坐骨神经痛、梨状肌综合征、颈椎病、肩周炎、股外侧皮神经炎、腰背肌筋膜炎、早泄、前列腺炎、乙型肝炎、阑尾炎、湿疹、闭经、痛经等。

（9）腘窝部脉络点：常取委中、委阳、阴谷、合阳、浮郄等穴附近的瘀络点刺出血，常用于治疗急慢性腰扭伤、腰肌劳损、腰椎管狭窄、重症肌无力、腘窝脓肿、腘窝囊肿、丹毒、荨麻疹等。

（10）足跗部脉络点：常取三阴交、太冲、侠溪、丘墟、陷谷等穴附近的瘀络点刺出血，常用于治疗跟痛症、跟骨骨刺、高血压、痛风、遗精等。

三、浅表静脉血管

针刺放血疗法重在出血治病，所以选取"血脉"、"血络"很重要，从西医学来讲，就是找准有病理改变的体表可见的浅静脉血管，并在这些部位针刺施治，这是治病的关键。因此，怎样选取有病理改变的浅表血管来进行施治，是医治者必须要掌握的技术性问题，取决于医者的丰富的中医理论知识和临床经验。

1. 充血的静脉

常因静脉压力增高、血容量增加引起静脉管壁的扩张，此时静脉凸出于皮肤，因血流无瘀滞现象，静脉管壁外观无青蓝色显现，血液温度稍高。在动脉性充血时，微循环通路中的动静脉短路和直接通路过量开放，则小静脉压力增高，接近于小动脉压力，静脉小血管可增粗扭曲，突出于皮肤，触之有坚硬感，压之不易塌陷。刺出的静脉血可喷射而出，血色可呈鲜红色，和动脉血颜色接近。

另外一种情况是，某一段静脉回流受阻，其侧副支或交通支中血流代偿性增多，局部静脉充血增粗，刺出的血可快速流出，是正常的静脉血色，呈暗红色。

2. 瘀血的静脉

当回心血量减慢时，静脉管壁极度扩张时，静脉瓣膜不能正常开闭时，腔静脉和周围静脉压力差则减少，静脉血栓形成，以及血液黏度增高等情况，静脉血流速度可减慢或停滞不前，在中、小静脉中形成瘀血状况。静脉血管扩张，血容量增加，血色因还原血红蛋白的含量增多而呈暗紫色，缺氧严重时呈黑紫色。因血管充盈度增加和血色暗紫，皮肤下可清楚看见增粗且呈青蓝色的静脉血管。这样的静脉易于刺出血，血液多呈喷射状流出，射程常可达 20 ~ 50cm 远，血色多暗紫和黑紫，有时如墨汁一样浓稠。当血液流速减慢时，刺破血管血液可缓缓流出，但出血量较多。

静脉性瘀血时，血液的温度低，手触之有冰凉感。这样的病变的血管多见于经络循行于体表的部位，如胃病、肝病时，可在足阳明胃经胫前外侧循行处，很容易看见瘀滞的静脉血管；腰背痛的患者，在下肢足太阳膀胱经循行的线路上，也能找到这种病变血管。这也是对《灵枢·根结》中"此所谓十二经者，盛络皆当取之"的现代临床应用。

3. 曲张的静脉

静脉曲张者可见静脉血管增粗、增长，在体表弯曲迂回，严重者血管怒张蜿蜒而扭曲成疙瘩状，比正常管径扩大数倍，多见于下肢的大、小隐静脉及其分支循行处。每当上腔静脉压力增高时，舌下静脉亦可迂曲、怒张，呈现青紫或黑紫色。在临床上腹部或腰背部，甚至下腹部出现了表浅静脉曲张时，这表示体内深静脉或肝门静脉有回流障碍，提示静脉血绕道回流。如血液向上多表示下腔静脉阻塞，向下则多提示肝静脉有阻塞。

如果针刺患者增粗的中等静脉，血可喷射而出，出血量会很多，一般需要加压止血，故明显增粗扭曲的静脉血管最好不要针刺，否则出血量太多不易控制。在治疗因静脉曲张引起的继发症状时，最好选取穴位周围的小静脉出血，这样容易控制出血量，当出血量少时可陆续再选穴位加刺。但在深静脉有血栓形成时，出血量要多些才有治疗效果，这需根据临床症状确定。

4. 扩张的小静脉

许多患者在出现微循环障碍时，皮肤上能出现肉眼可见的细小静脉改变，有的如"红纹血缕"，有的呈青紫色细线状。多见于细小的血管扭曲、扩张，或单独或片状，或成小球状，多在面颊、鼻部、手掌皮肤下，以及背部皮肤下可见。

一般而言，这些细小静脉血管不单是血管扩张，也有明显的炎症表现，是体表的血管结缔组织炎的一种表现。故在多数情况下，它们是全身性综合症状，特别是血液循环功能障碍出现的一种表现，反映血管舒缩、修复功能失调的一个侧面。

这样细小的扩张静脉，如在穴位上出现，以三棱针刺破或以小尖刀片割破浅表小静脉，使出血数滴至数毫升，若拔罐后也能吸出很多静脉血，再以消毒敷料覆盖固定即可。

5. 充盈度不足甚至塌陷的静脉

因局部血流缓慢或充盈不足，引起的浅表静脉塌陷，静脉血中还原血红蛋白也增多，血管的颜色可呈现青蓝色，皮肤下较易看清楚。在《灵枢·禁服》中记载："陷下者，脉血结于中，中有着血、血寒，故宜灸之。"古人所指陷下脉，即有深入和不足的意思，也指脉色青蓝、血液不能流动的状况。从现代医学临床观察，在静脉炎、静脉血栓形成时，可在肢体血管循行的某一段见到血管凹陷形成沟槽，另外在压迫静脉的远端或抬高肢体时亦能显现塌陷的血管沟。

据临床观察，失血、脱水、长期饥饿、危重患者等，其外周浅静脉多塌陷，这时治疗就要侧重灸法，重灸关元、神阙等穴为主，以温煦脏腑和固补元气。一般而言，如因寒冷引起的"脉血结于中，中有着血"的静脉瘀血之状，一方面要多灸为宜，同时还是要刺出静脉中瘀滞的黑紫色血，重加拔火罐，以达到祛瘀生新、疏通经络气血的目的。

下篇　临床应用

>>>

第一章 >>>
内科疾病

第一节 支气管炎

支气管炎是一种常见的呼吸道疾病，有急、慢性之分。急性支气管炎多因病毒、细菌感染或化学物理刺激以及过敏等因素所致；慢性支气管炎可由反复感染而发生。属于中医学"咳嗽"的范畴。

（一）病因病机

病因：六淫侵袭；饮食劳倦；七情内伤；房劳久病。

病机：肺失宣降，肺气上逆。

病位：主脏在肺，与肝、脾、肾密切相关。

病性：外感多为实证，内伤多为邪实与正虚并见。

（二）辨证和诊断

1. 辨证

（1）外感型

<table>
<tr><td colspan="2"></td><td>风寒束肺</td><td>风热犯肺</td><td>燥热伤肺</td></tr>
<tr><td rowspan="3">症状</td><td>主症</td><td colspan="3">起病较急，病初干咳，咽喉或痒或痛，少痰，可伴发热、恶寒、流涕等</td></tr>
<tr><td>兼症</td><td>恶寒重，发热轻，流清涕，咳白痰，头痛，全身痛楚</td><td>发热重，恶风，痰稠或色黄难咳，有汗，口干咽痛</td><td>干咳少痰或痰少而黏，甚则痰中带血，咯痰不畅，鼻燥咽干，胸闷而痛，便干尿赤</td></tr>
<tr><td>舌脉</td><td>舌淡，苔薄白，脉浮紧</td><td>舌尖红苔薄黄，脉浮数</td><td>舌红少津，苔薄黄，脉细数</td></tr>
<tr><td rowspan="2">治法</td><td>治则</td><td>疏风散寒，宣通肺气</td><td>疏风清热，宣肺化痰</td><td>疏风清肺，润燥止咳</td></tr>
<tr><td>取经</td><td colspan="3">手太阴经穴为主</td></tr>
</table>

（2）内伤型

		肺肾阴虚	痰湿蕴肺	肝火灼肺	脾肾阳虚
症状	主症	病程较长，反复咳嗽、咯痰，或伴有喘息，甚者常年咳嗽不断			
	兼症	干咳无痰或少痰，痰黏带血，口干咽燥，五心烦热，潮热盗汗，形体消瘦	痰多色白，呈泡沫状，易于咳出，咳声重浊，胸脘作闷，纳呆，四肢乏力	咳嗽气逆，阵阵而作，痰少而黏，咯吐不易，甚则痰中带血，胸胁胀痛，口苦咽干，面红目赤	咳嗽气喘，动则尤盛，痰液清稀，形寒肢冷，或肢体浮肿，小便不利
	舌脉	舌淡，苔薄白，脉弱	舌淡，苔白腻，脉濡滑	舌尖边红，苔薄黄，脉弦数	舌淡，苔薄白微腻，脉沉细
治法	治则	滋肺补肾，止咳化痰	健脾燥湿，理气化痰	清肝泻肺，顺气降逆	温补脾肾，固本止咳
	取经	手太阴、足少阴经穴为主			

2. 诊断要点

（1）急性气管炎起病急，伴恶寒、发热等上呼吸道感染症状，但以咳嗽伴咽痒咯痰为主症。体检仅见呼吸音粗糙，或有干湿性啰音，血检时白细胞稍增多，X线胸透，多数正常或仅肺纹理增粗。

（2）慢性支气管炎有上呼吸道反复感染史，主症为长期反复发作性咳嗽，或连续咳嗽3个月以上。早期可无明显体征，但有时可出现干湿性啰音或哮鸣音，胸透可为正常或仅肺纹增粗，若久病不愈，可见肺气肿体征。

（3）多种疾病如肺结核、肺癌、肺炎、肺脓肿、麻疹、百日咳、急性扁桃体炎等，在发病时常伴发急性支气管炎，故需作鉴别诊断。

（三）治疗

1. 体穴治疗

【取穴】

主穴	配穴	
	分型	取穴
膻中、太阳、鱼际、肺俞	风寒束肺	风门、外关
	风热犯肺	大椎、曲池
	燥热伤肺	尺泽、太溪
	肺肾阴虚	肾俞、膏肓
	痰湿蕴肺	丰隆、足三里
	肝火灼肺	鱼际、太冲
	脾肾阳虚	肾俞、脾俞

【方法】

多用点刺法、叩刺法、针罐法。每次取主、配穴各 1~2 个，以三棱针快速点刺出血。胸腰背部的穴位，点刺后配以拔罐，每次出血约 2~3ml。若手太阴肺经鱼际静脉血管呈青紫色，点刺则宜放血如珠；久咳者，取足少阴经穴位络脉青紫处刺血。

2. 耳穴治疗

【取穴】

主穴	配穴	
	分期	取穴
耳尖、气管、神门、皮质下、肺	急性期	肾上腺、大肠
	缓解期	肾、脾

【方法】

取双耳尖点刺放血 4~6 滴，急性期炎症、热重加肾上腺放血 3~5 滴，每日 1 次，症状缓解后可 3~5 日 1 次。其余穴可行压丸治疗，亦可采用耳针、电针等治疗。慢性期可行压丸配合耳尖放血治疗，每周 1 次，5 次为 1 疗程，坚持治疗 2~3 疗程必能显效。

（四）验案示例

患者某，女，53 岁。1991 年 9 月 29 日初诊。慢性支气管炎 20 余年，每到冬季加重，每遇气温骤变，患感冒或嗅到特殊气味，即诱发喘憋。每到冬季必犯，严重时影响工作，因此一直没结婚。发病时，呼吸急促，喉间有哮鸣声，咯痰稀白，晚间不能平卧，口不渴，舌质淡红，苔薄白，脉浮紧。该患为风寒犯肺。治以宣肺化痰，止咳平喘。处方：中府、孔最、太渊、中脘、足三里、脾俞、肾俞、肺俞、定喘。操作方法：膻中交替刺络拔罐，定喘交替刺络拔罐，其余穴常规针刺，前后侧交替治疗。治疗时，当地已是寒冷季节，治疗过程中 2 周没有复发，继续治疗 2 月，也没复发。（孙光荣，等 . 当代名老中医典型医案集——针灸推拿分册 . 人民卫生出版社，2009：46）

（五）按语

（1）内伤咳嗽病程较长，易反复发作，应坚持长期治疗。急性发作时宜标本兼顾；缓解期需从调整肺、脾、肾三脏功能入手，重在治本。

（2）本病若出现高热、咯吐脓痰、胸闷喘促气短等重症时，应采用综合治疗措施。

（3）感冒流行期间应减少外出，避免因感冒诱发本病。咳嗽发作时应注意休息，谨防病情加重。

（4）平时注意锻炼身体 . 增强体质，提高机体防御疾病的能力及对寒冷环境的适应能力。

第二节　支气管哮喘

支气管哮喘是一种常见的、反复发作的肺部过敏性疾病，以发作性喉中哮鸣、呼吸困难甚则喘息不得平卧为特点。本病可发生于任何年龄和任何季节，尤以寒冷季节和气候骤变时多发。

（一）病因病机

病因：外邪侵袭；饮食不节；情志失调；病后体虚。

病机：肺失肃降，痰气搏结，壅塞气道。

病位：肺，涉及脾、肾。

病性：发作期实证为主，缓解期以正虚为主。

（二）辨证和诊断

1. 辨证

		实证		虚证	
		寒饮伏肺（冷哮）	痰热壅肺（热哮）	肺脾气虚	肺肾两虚
症状	主症	典型发作时突感胸闷，呼吸困难，喉中哮鸣，呼气延长，不得平卧，烦躁，汗出，甚则紫绀。发作可持续数分钟、数小时或更长时间。发作将停时，常咯出较多稀薄痰液，随之气促减轻，哮喘缓解。			
	兼症	遇寒触发，咯痰稀白。初起多兼恶寒发热，头痛无汗，流清涕	喘急胸闷，声高息涌，痰黄质稠，咯吐不爽，伴发热、口渴	咳喘气短，动则加剧，咳声低怯，痰液清稀，畏风自汗，神疲倦怠，食少便溏	短气而喘，咳嗽痰少，伴头晕耳鸣，腰膝酸软，潮热盗汗
	舌脉	舌淡，苔白滑，脉浮紧	舌质红，苔黄腻，脉滑数	舌淡，苔薄白，脉濡细	舌红，少苔，脉细数
治法	治则	温肺散寒，止哮平喘	清热润肺，化痰平喘	健脾补肺，益气化痰	滋阴润肺，平降喘逆
	取经	手太阴、足太阳经、手阳明经穴为主		手太阴、足太阴经穴为主	手太阴、足少阴、任脉穴为主

2. 诊断要点

（1）以反复发作气喘，伴哮鸣、咳痰为特点。

（2）外源性哮喘与吸入某些外界致敏原有关，内源性哮喘多为呼吸道感染诱发。

（3）患者常取端坐姿势，胸廓膨隆，肺部叩诊过清音，听诊双肺哮鸣音。发作时间自数小时至数日不等。

（三）治疗

1. 体穴治疗

【取穴】

主穴	配穴	
	分型	取穴
天突、定喘、肺俞、中府	寒饮伏肺	尺泽、风门
	痰热壅肺	大椎、丰隆
	肺脾气虚	脾俞、足三里
	肺肾两虚	肾俞、太溪

【方法】

多用点刺法、针罐法。患者先取仰卧位，穴位常规消毒后，用三棱针在所选穴位和穴位附近血络点刺 2~3 下，使之出血 5~10ml；再取俯卧位，先在背部夹脊穴上施行脊刺，然后交替点刺背俞穴，再拔罐 10 分钟，并于足三里穴上艾灸 15 分钟。每日或隔日 1 次，中病即止。

2. 耳穴治疗

【取穴】

主穴	配穴	
	分期	取穴
耳尖、气管、肾上腺、对屏尖	急性期	肺、神门、皮质下
	缓解期	交感、脾、肾

【方法】

方法一　取双耳尖放血 2~4 滴，双侧或单侧对屏尖点刺放血 2~3 滴，肾上腺点刺放血 2~3 滴。每日或隔日 1 次，至病情控制。

方法二　急性期喘重以耳尖放血 4~6 滴，余穴中找敏感穴 4~5 个，行电针、针刺治疗，留针 1 小时，稍强刺激，每天治 1~2 次，症状稳定后可改为 1 天 1 次或隔天 1 次。缓解期可用耳压法，每周 2 次，以巩固疗效。

（四）验案示例

李某某，女，21 岁，学生。患过敏性支气管哮喘一年余，曾在某医院做过敏原检查，对尘埃、花粉过敏。采用脱敏疗法和其他中西药治疗，效果不佳，常因劳累，受凉而反复发作，以晨起时发作较甚，感冒时哮喘加重，甚至呈持续状态，严重影响学业。诊见患者神情疲惫体瘦，腰酸乏力，舌淡，苔薄白，脉弦细。诊断：支气管哮喘。证属脾肾两虚，肺气不足，痰饮内停。治疗方法：取肺俞、定喘、膻中，刺络出血，用真空抽吸罐拔罐，使之进一步出血，出血量 3~5ml，留罐 20 分钟，每次取其中 2 个穴位，一周 3 次；同时配列缺、孔最、脾俞、肾俞针刺，针刺得气后，留针 30 分钟，经治疗 15 次，哮喘未再发作，随访半年未再发。[于致顺. 针灸临床杂志，1996，11（2）：3]

（五）按语

（1）针刺放血对控制哮喘有较好的效果，在急性发作期以缓解症状为主，在缓解期以扶助正气、提高抗病能力、控制或延缓急性发作为主。

（2）哮喘发作持续 24 小时以上，或经针灸治疗 12 小时以上仍未能控制者，易导致严重缺氧、酸碱平衡破坏及电解质紊乱，出现呼吸、循环衰竭，宜采取综合治疗措施。

（3）在缓解期间，可用艾条灸风门、肺俞、膏肓、脾俞、肾俞、关元、气海、足三里等穴。每次选用 3 ~ 5 穴，灸至皮肤潮红为度。每日 1 次，连续灸治 3 ~ 6 个月，常有较好的防治作用。

（4）平时积极锻炼身体，增强体质，提高抗病能力。认真查找过敏原，避免接触而诱发。防寒保暖，力戒烟酒，不吃或少食肥甘厚腻之品及海腥发物。

第三节　阵发性心动过速

阵发性心动过速是一种突然发作、突然终止、心率快但较规则或规则的心律失常，通常心率每分钟在 160 ~ 250 次之间，包括室上性、室性阵发性心动过速。

（一）**病因病机**

病因：感受外邪；情志所伤；饮食失调；劳倦失养。

病机：邪扰心神，心失所养或心脉痹阻。

病位：心，涉及肝、肺、脾、肾诸脏。

病性：以虚为主，标实本虚。

（二）**辨证和诊断**

1. 辨证

		心脾两虚	心胆气虚	心阳不振	阴虚火旺	心血瘀阻
症状	主症	突然的阵发性心跳加快				
	兼症	伴失眠健忘，面色淡白，头晕乏力，胸闷气短，自汗，纳差	常因惊恐而发，伴气短自汗，神倦乏力，少寐多梦	心悸动则为甚，头晕、面色苍白，胸闷气短，畏寒肢冷	伴五心烦热，少寐多梦，头晕目眩，耳鸣，口干，面颊烘热	胸闷心痛阵发，或面唇紫暗
	舌脉	舌淡，苔薄白，脉弱无力	舌淡，苔薄白，脉细弦	舌淡胖大，苔白，脉沉细迟或结代	舌质红，苔薄黄，脉细弦数	舌有瘀斑，苔薄，脉细涩或结代

续表

		心脾两虚	心胆气虚	心阳不振	阴虚火旺	心血瘀阻
治法	治则	健脾益气，养心安神	益气养心，镇惊安神	温补心阳，安神定悸	滋养阴血，宁心安神	活血化瘀，理气通络
	取经	手厥阴、手少阴、足太阳经穴为主				

2. 诊断要点

（1）本病为突然的阵发性心跳加快，发作时，患者自觉心中急剧跳动，惊慌不安，不能自主，发作过后，可无明显不适。

（2）每次发作时限可为几秒至几天不等，常为几分钟或几小时。

（3）心率快而规则，频率大多在 160～250 次/分之间。

（4）发作时心电图有相应的改变。

（三）治疗

1. 体穴治疗

【取穴】

主穴	配穴	
	分型	取穴
内关、膻中、巨阙、心俞、厥阴俞	心脾两虚	脾俞、足三里
	心胆气虚	胆俞、气海
	心阳不振	关元、足三里
	阴虚火旺	劳宫、太溪
	心血瘀阻	曲泽、膈俞

【方法】

多用点刺法、针罐法。患者先取仰卧位，常规消毒局部皮肤，每次主、配穴各 1～2 个，以三棱针快速点刺出血；再取俯卧位，用三棱针点刺背俞穴出血，然后用闪火法将火罐吸附于穴位上 5～10 分钟，出血量约 3～5ml 即可。每日或隔日 1 次。

2. 耳穴治疗

【取穴】

主穴	配穴	
	分型	取穴
心、交感、神门、皮质下	实证	肾上腺、肝
	虚证	肾、脾

【方法】

取一侧耳穴点刺放血 5~10 滴，双耳交替，每日 1 次，7 次为 1 个疗程，未愈者 5 天后再治。症状缓解后，可 3 天放血 1 次。

（四）验案示例

某男，58 岁，工人。2 年前因胸闷、心慌、结代脉在医院查心电图，报告：窦性心律不齐及心动过速，偶见室性期外收缩。诊断为心悸。对症治疗，效果欠佳，仍见胸部闷痛、心慌气短、眠食均差。治疗经过：取穴阳交、少海，每半个月刺血治疗 1 次，共刺血治疗 5 次，结代脉消失，症状缓解，能参加劳动，退休后病情亦较稳定。（刺血疗法. 安徽省科学技术出版社. 1986：69）

（五）按语

（1）阵发性心动过速可因多种疾病引起，针灸治疗的同时应积极查找原发病，针对病因进行治疗。

（2）针灸治疗心悸不仅能控制症状，而且对疾病的本身也有调整和治疗作用。但在器质性心脏病出现心力衰竭倾向时，则应及时采用综合治疗措施，以免延误病情。

（3）患者在治疗的同时，应注重畅达情志，避免忧思、恼怒、惊恐等刺激。

第四节　心绞痛

心绞痛是心肌暂时性缺血、缺氧而引起的临床症候群，表现为胸骨后或左前胸缩窄性疼痛。属中医学"胸痹、心痛"的范畴，是一种可防可治之病，早期发现、早期治疗，配合科学的调摄，病可向愈，或不再发展，带病延年。

（一）病因病机

病因：素体虚损；外邪侵袭；情志失调；饮食不节。

病机：心脉痹阻、胸阳阻遏。

病位：心及心之脉络，涉及肝、脾、肾脏。

病性：本虚标实。

（二）辨证和诊断

1. 辨证

		寒凝心脉	瘀阻脉络	痰热壅塞	心肾阴虚
症状	主症	膻中或心前区憋闷疼痛，甚则痛及左肩背、咽喉、牙齿、左上臂内侧等部位，呈发作性，一般持续几秒至几分钟而缓解，常伴有心悸、气短、自汗等。病情严重者可疼痛剧烈，并持续不解，汗出肢冷，面色苍白，唇甲青紫，心跳加快，或有心律失常等危象，可发生猝死			
	兼症	心痛彻背，喘不得卧，遇寒痛剧，得暖痛减，面色苍白，四末欠温	胸部刺痛，固定不移，入夜更甚，甚则痛彻背膂，或见心悸不宁，口唇紫绀	胸闷如窒而痛，或痛引肩背，气短口苦，痰多而黏，形体偏胖	心痛日久，胸闷且痛，心悸盗汗，心烦不寐，腰膝酸软，耳鸣头晕
	舌脉	舌淡，苔薄白，脉弦紧	舌紫黯，或边有紫斑，脉沉涩	舌质红，苔黄腻，脉滑数	舌红，苔光或有剥裂，脉细数或结代
治法	治则	辛温散寒，温振心阳	活血化瘀、通脉止痛	清化痰热，宣通脉络	益阴滋阳，养心安神
	取经	手厥阴经、足太阳经、任脉穴为主			

2. 诊断要点

（1）疼痛为发作性的绞痛或缩窄痛，或呈压迫感，位于胸骨后或左前胸，疼痛可放射至左肩臂、左手尺侧等。

（2）发作历时短暂，几秒至十几分钟，休息或含服硝酸甘油片后可得缓解。

（3）多见于中年以上，常因操劳过度，抑郁恼怒，或暴饮暴食，感受寒冷而诱发。

（4）于发作期心电图有暂时性改变，表现为 ST 段移位为主，水平型 ST 段下移、弧形 ST 段下移等，或出现 T 波倒置。

(5) 周围血白细胞计数升高，或血沉、抗"O"增高，丙反应球蛋白阳性，或抗心肌抗体阳性，或谷草转氨酶、乳酸脱氢酶、肌酸磷酸激酶等酶指标升高。

（三）治疗

1. 体穴治疗

【取穴】

主穴	配穴	
	分型	取穴
曲泽、膻中、巨阙、心俞、内关	寒凝心脉	关元、至阳（灸）
	瘀阻脉络	膈俞、厥阴俞
	痰热壅塞	大椎、丰隆
	心肾阴虚	命门、肾俞

【方法】

多用点刺法、针罐法。以双侧曲泽穴为主穴，根据辨证来选取腧穴配合治疗。曲泽穴处的肘正中静脉多呈青蓝色充盈呈现，刺破血管时静脉血多喷涌而出，血色黑紫或暗紫，有时仅双侧曲泽穴处出血量就有 30～50ml，可视患者体质控制出血量。许多患者在曲泽穴出血后，即感心痛、胸闷、气促明显好转。再用三棱针点刺其他穴位出血，约 2～5ml。每日或隔日 1 次，病情严重者配以药物治疗。

2. 耳穴治疗

【取穴】

主穴	配穴	
	分型	取穴
耳尖、神门、心、皮质下	实证	肾上腺、交感
	虚证	肾、脾

【方法】

取耳穴点刺放血 5～10 滴，双耳交替，每日 1 次，7 次为 1 个疗程，未愈者 5 天后再治。症状缓解后，可 3 天放血 1 次。

（四）验案示例

张某，男，70 岁，主因心前区疼痛间歇发作 6 年余，于 2002 年

5月就诊。病史：近年经常发作心前区疼痛，伴胸部憋闷，气短，劳累后症状加重，纳少，眠差，二便调。舌质暗、苔白，脉细涩。辨证为心脉瘀阻，不通则痛。治疗：用25mm毫针快速点刺内关出血，针后即感胸闷减轻，共治疗10余次，症状明显缓解。[王桂玲，等. 贺普仁教授经络辨证治疗疑难病证撷要. 中国针灸，2007，27（7）：517-520]

（五）按语

（1）本病是一种可防可治之病，早期发现，早期治疗，配合科学的调摄，病可向愈，或不再发展，带病延年。

（2）胸痹心痛较轻，发作周期较长者，可适当活动；若短期内发作频繁，心痛彻背，喘息难以平卧，更见心悸汗出者，应卧床休息接受治疗；若见唇甲青紫，面色苍白，喘、汗、肢厥，脉微欲绝者，应予绝对卧床，吸氧，记24小时出入量，并监测呼吸、血压、脉搏变化。

（3）应进低盐低脂饮食，多吃蔬菜及水果，切忌过饱；保持大便通畅，便秘者应予导泻，切忌临厕努挣；应戒烟酒，避免厚味炙煿及辛辣、刺激食物。

（4）消除紧张、恐惧心理，使其树立早日康复的信念，安心静养，避免焦躁及情志过激，避免劳累。并保持病室安静，和室内空气新鲜，避免风寒外侵。

第五节　心脏神经官能症

心脏神经官能症是全身神经官能症之一。主要是因神经调节障碍所引起的心脏血管功能失调，此病在病理解剖上并无明确的器质性变化。

（一）病因病机

病因：情志所伤；劳倦体虚等。

病机：气血不足，心失所养。

病位：心，与肝、脾、肾关系密切。

病性：虚证多见。

（二）辨证和诊断

1. 辨证

		心肾阴虚	心脾两虚	肝火扰心
症状	主症	心悸、烦闷，时有气短、乏力		
	兼症	腰腿酸软，头晕耳鸣，五心烦热，口干少津，手足心热	失眠多梦，身倦无力，面色萎黄，纳呆无味，腹胀便清，虚胖似浮	心烦不寐，急躁易怒，胸胁满闷，嗳气，咽中似有物梗阻
	舌脉	舌红少津，苔薄，脉细数	舌淡胖或边有齿印，脉沉细	舌边尖红，苔薄黄，脉弦数
治法	治则	益肾养心，滋阴安神	健脾补血，养心安神	疏肝泻火，宁心安神
	取经	手足少阴、手足厥阴经穴为主		

2. 诊断要点

（1）多发生于体力活动过少的青壮年，以女性为多。

（2）心悸多与情绪紧张或疲劳有关，体检缺阳性体征，只是有时心率有轻度增快现象。

（3）确诊前应做系统检查，以排除器质性疾患。

（三）治疗

1. 体穴治疗

【取穴】

主穴	配穴	
	分型	取穴
厥阴俞、膻中、内关、神门	心肾阴虚	心俞、肾俞
	心脾两虚	脾俞、足三里
	肝火扰心	肝俞、太冲

【方法】

多用点刺法、针罐法。穴位常规消毒后，用三棱针在所选穴位和穴位附近血络点刺 2~3 下，使之出血适量，并于心俞、膻中穴位上拔火罐 10 分钟。隔日 1 次，中病即止。

2. 耳穴治疗

【取穴】

主穴	配穴	
	分型	取穴
神门、心、交感、皮质下	实证	耳尖、肝
	虚证	肾、脾

【方法】

取耳穴点刺放血 5~10 滴，双耳交替，每日 1 次，7 次为 1 个疗程，未愈者 5 天后再治。症状缓解后，可 3 天放血 1 次。

（五）**按语**

（1）保持精神乐观，情绪稳定，避免惊恐刺激及忧思恼怒等。

（2）平时饮食宜清淡而富有营养，忌生冷、肥甘、厚味、辛辣之品，生活要有规律。

（3）戒烟、酒等不良习惯。

第六节 高血压病

高血压病是指以体循环动脉压升高为主要表现的慢性病，多有原发性与继发性两种，以前者较多见。原发性高血压是一种常见的疾病，以安静状态下持续性动脉血压增高（140/90mmHg 以上）为主要表现。本病发病率较高，且有不断上升和日渐年轻化的趋势，病因至今未明，目前认为是在一定的遗传易感性基础上由多种后天因素作用所致，与遗传、年龄、体态、职业、情绪、饮食等有一定的关系。

（一）**病因病机**

病因：情志失调；饮食不节；劳倦体虚。

病机：肾阴不足，肝阳偏亢，上扰清空，脑失所养。

病位：脑，与肝、心、脾、肾关系密切（以肝为主）。

病性：本虚标实，虚实交错。

（二）辨证和诊断

1. 辨证

		痰湿壅盛	肝火亢盛	阴虚阳亢	气虚血瘀	阴阳两虚
症状	主症	早期约半数患者无明显症状，常在体检时偶然发现。如血压波动幅度大可有较多症状，常见头痛，头晕，头胀，眼花，耳鸣，心悸，失眠，健忘等。随着病情的发展，血压明显而持续性地升高，则可出现脑、心、肾、眼底等器质性损害和功能障碍				
	兼症	伴头重，胸闷心悸，食少，呕恶痰涎	伴头胀痛，惊悸，烦躁不安，面红目赤，口苦，尿赤便秘	伴头重脚轻，耳鸣，五心烦热，心悸失眠，健忘	伴面色萎黄，心悸怔忡，气短乏力，纳差，唇甲青紫	伴面色萎暗，耳鸣心悸，动则气急，甚则咳喘，腰腿酸软，失眠或多梦，夜间多尿，时有浮肿
	舌脉	舌淡，苔白腻，脉滑	舌红，苔干黄，脉弦	舌质红，苔薄白，脉弦细数	舌质紫暗或见有瘀点，脉细涩	舌淡或红，苔白，脉细
治法	治则	健脾化痰，清利头目	滋阴降火，平肝潜阳		益气养血，化瘀通络	滋阴补阳，调和脏腑
	取经	足厥阴经、足太阴经穴为主	足厥阴经、足少阳经穴为主		足厥阴经、足太阳经穴为主	足厥阴经、任脉穴为主

2. 诊断要点

（1）凡舒张压超过 90mmHg，不论其收缩压如何，均列为高血压。

（2）收缩压标准。40 岁以下的成年人，超过 140mmHg 者；40 岁以上，随年龄每增大 10 岁，可增高 10mmHg；但 70 岁以上不超过 170mmHg，超过者为高血压。

（3）对血压增高的病者，宜通过 X 光、心电图、眼底镜、血、尿等检查以了解心、脑、肾及眼底的变化，以助判断高血压的类型及分期。

(三) 治疗

1. 体穴治疗

【取穴】

主穴	配穴	
	分型	取穴
太阳、大椎、曲池、太冲、百会	痰湿壅盛	丰隆、足三里、太溪
	肝火亢盛	行间、风池
	阴虚阳亢	肝俞、三阴交
	气虚血瘀	膈俞、气海
	阴阳两虚	肾俞、关元

【方法】

多用针罐法、点刺法、挑刺法。

方法一　患者先取仰卧位，常规消毒局部皮肤，曲池、大椎穴点刺出血，出血即止；太冲、太阳穴点刺出血，挤出血液 2～3 滴；再取俯卧位，用梅花针中强度叩击膈俞、肝俞、肾俞穴出血，叩击穴位面积应略小于火罐口，然后用闪火法将火罐吸附于穴位上 5～10 分钟，出血约 3～5ml。每日或隔日 1 次。

方法二　上述穴位常规消毒，用三棱针快速刺入皮下，挑拨 1～3 次后出针，或用手术刀切 1cm 之横口，深入皮下，随后将火罐扣于穴上约 15 分钟（出血约 15～20ml），7 天 1 次。

2. 耳穴治疗

【取穴】

主穴	配穴	
	分型	取穴
耳尖、降压沟、耳背静脉、降压点	实证	心、神门、交感
	虚证	肾、脾、皮质下

【方法】

取耳尖、耳背静脉点刺放血 5～10 滴，或降压沟点刺放血数滴（高血压危象时放血可达 1～3ml）。双耳交替，每日 1 次，7 次为 1 个疗程，未愈者 3 天后再治。症状缓解后，可 3 天放血 1 次。

（四）验案示例

戴某某，女，62岁，1991年2月3日就诊。患者原有高血压病史20余年，常服降压药控制，病情时轻时重。近来因家事恼怒后，旧病复发，头晕头痛，寐差，面红，目赤，两眼视物模糊。脉弦舌红，BP 200/110mmHg。取双侧耳背降压沟和太阳穴，常规消毒后用三棱针点刺放血，每侧降压沟放血4~5滴，太阳穴放血10滴。放血后患者顿觉头脑清醒，眼目明亮，测BP 170/96mmHg。每隔两日放血一次，共治疗五次，BP降至150/90mmHg，一切症状消失。（程宝书．当代针灸名家临床经验集成．军事医学科学出版社．2003：149）

（五）按语

（1）刺络放血对Ⅰ、Ⅱ期高血压有较好的效果，对Ⅲ期高血压可改善症状，但应配合降压药物治疗。高血压危象时慎用本法。

（2）长期服用降压药物者，针灸治疗时不要突然停药。治疗一段时间，待血压降至正常或接近正常、自觉症状明显好转或基本消失后，再逐渐减小药量。

（3）高血压也可作为某些疾病的一种症状，如心脑血管疾病、内分泌疾病、泌尿系统疾病等发生的高血压，称为"症状性高血压"或"继发性高血压"，需与高血压病相区别。

第七节　胃肠神经官能症

胃肠神经官能症，也称胃肠神经症。精神因素是主要的致病因素，由于神经功能紊乱常引起一系列胃肠道症状，但检查缺少阳性体征，这是本病的指征。从病理解剖方面看，本病未见器质性病变，只因患者劳累过度，精神刺激，惧病疑病，意外不幸，所欲不遂等精神因素，干扰高级神经的正常活动造成兴奋和抑制过程的紊乱，而致胃肠功能障碍。

（一）病因病机

病因：七情所伤；饮食不节；素体虚弱。

病机：脾失健运，胃失和降。

病位：胃，与脾、肝关系密切。

病性：实证、虚证兼有。

（二）辨证和诊断

1. 辨证

<table>
<tr><th colspan="2"></th><th>肝胃不和</th><th>肝郁气结</th><th>脾胃虚弱</th></tr>
<tr><td rowspan="3">症状</td><td>主症</td><td colspan="3">反复嗳气、厌食，或腹泻、腹痛，伴神疲乏力</td></tr>
<tr><td>兼症</td><td>嗳气频繁，脘腹胀满，上腹部痛，或突然呕吐泄泻，时而晕厥</td><td>两胁闷痛，喉中如有物梗阻，吞之不下，咯之不出，伴头晕心烦，口干口苦</td><td>面色萎黄，形体消瘦，气短乏力，食少便溏</td></tr>
<tr><td>舌脉</td><td>舌淡红，苔薄，脉弦</td><td>舌尖红，苔薄白，脉弦数</td><td>舌淡有齿印，苔白，脉弱</td></tr>
<tr><td rowspan="2">治法</td><td>治则</td><td>疏肝理气，和胃降逆</td><td>疏肝解郁，行气活血</td><td>补益脾胃，调和阴阳</td></tr>
<tr><td>取经</td><td colspan="3">足阳明、足厥阴、足太阳经脉为主</td></tr>
</table>

2. 诊断要点

（1）胃神经官能症：反复发作的连续性嗳气，厌食，餐后多发生呕吐，呕出胃内容物不多，呕后又可以进食，有些伴明显的体重减轻和闭经。

（2）肠神经官能症：因情绪波动后，见水样腹泻，多见于餐后，并伴腹痛与肠鸣，有些患者出现结肠激惹征；阵发性肠绞痛，痉挛性便秘，有时便秘和腹泻交替，伴少量黏液。

（3）咽部神经官能症：主观感觉咽底部近环状软骨水平处有物梗塞，在进食时消失，无吞咽困难，咽反射正常。

（4）检查：一般无阳性体征。大便常规可呈水样便或黏液便，无红细胞、白细胞和脓细胞。X线钡餐、钡灌肠及纤维内窥镜等检查可排除各种器质性病变。

（三）治疗

1. 体穴治疗

【取穴】

<table>
<tr><th rowspan="2">主穴</th><th colspan="2">配穴</th></tr>
<tr><th>分型</th><th>取穴</th></tr>
<tr><td rowspan="3">脾俞、胃俞、中脘、太冲</td><td>肝胃不和</td><td>肝俞、公孙</td></tr>
<tr><td>肝郁气结</td><td>阳陵泉、期门</td></tr>
<tr><td>脾胃虚弱</td><td>足三里、三阴交</td></tr>
</table>

【方法】

用点刺法。穴位常规消毒后，用三棱针在所选穴位上快速点刺，每穴放血数滴。病程长的，还要在双侧胃俞穴上加拔罐 10 分钟，出血量约 10~20ml。

2. 耳穴治疗

【取穴】

主穴	配穴	
	分型	取穴
神门、交感、胃、大肠、腹	实证	肝、小肠
	虚证	肾、脾

【方法】

取上述耳穴点刺放血 5~10 滴，双耳交替，每日 1~2 次。不适宜放血者可用压丸法治疗。

（四）验案示例

张某，女，45 岁。有胃痛、呕吐史 5 年余。偶因情绪不畅而诱发，发则胃脘剧痛、呕吐频作，曾经钡餐透视，未发现器质性病变，诊断为"胃神经官能症"。屡治罔效，要求针灸治疗。刻诊：患者脘胁胀闷，烦躁易怒，气逆作呕，舌苔微腻，脉象弦数。此属肝气犯胃，治宜疏肝和胃、降逆止呕。乃取中脘、内关、足三里、公孙、阳陵泉、太冲，平补平泻，留针 30 分钟，每隔 10 分钟行针 1 次。配合脾俞、胃俞穴快速点刺，每穴放血数滴，再加拔罐 10 分钟。经治疗 10 次后，诸恙消失。再治 2 次巩固，12 次痊愈。[肖少卿. 中国针灸处方学. 宁夏人民出版社，1986：83]

（五）按语

（1）饮食以清淡易消化为宜，多吃蔬菜、水果，忌烟酒、油腻、生冷、辛辣之品。

（2）适应气候变化，随时增减衣服，适当参加体育锻炼，以增强体质，提高抗病能力。

（3）戒烟、酒等不良习惯。

第八节 胃 炎

胃炎系指各种病因所致的胃黏膜炎性变化,临床上按病程长短,把胃炎分为急性和慢性两大类。急性胃炎系指胃黏膜的急性炎症变化,可分为单纯性、腐蚀性、感染性和化脓性四种;慢性胃炎是指由不同病因引起的各种慢性胃黏膜炎性病变,据胃镜和胃黏膜活组织检查,将本病分为慢性浅表性、慢性萎缩性、慢性肥厚性胃炎等。

(一)病因病机

病因:六淫外袭;饮食失调;情志所伤;起居失宜;久病体虚。

病机:胃络不通,胃失所养。

病位:胃腑,与肝、脾关系密切。

病性:实证为主。

(二)辨证和诊断

1. 辨证

		寒邪犯胃	食积伤胃	肝气犯胃	胃阴不足	脾胃虚寒
症状	主症	上腹胃脘部疼痛为主,常伴有胃脘部痞闷或胀满、恶心呕吐、食欲不振、吞酸嘈杂等症状				
	兼症	因感受寒邪而暴作胃痛,畏寒喜暖	因暴饮暴食而发,胀满拒按,嗳腐吞酸,或呕吐不消化食物,吐后痛减	胃脘胀满而痛,连及两胁,嗳气反酸,喜叹息,情绪不佳则痛作或痛甚	胃脘灼痛,饥不欲食,咽干口燥,大便干结	隐隐作痛,喜暖喜按,空腹加重,食后痛减,劳累、受凉、饮食生冷后发作或加重
	舌脉	舌淡白,苔薄白,脉弦紧	舌淡,苔厚腻,脉滑	舌淡红,苔薄,脉弦	舌红少津,脉弦或细数	舌淡、苔白,脉虚弱
治法	治则	温中和胃,散寒止痛	消食化滞,行气止痛	疏肝理气,和胃止痛	养阴益胃,清热止痛	温中健脾,益气止痛
	取经	足太阴经、足阳明经、任脉穴为主				

2. 诊断要点

（1）急性胃炎

①上腹部不同程度的不适，饱胀、烧灼感或疼痛。腐蚀性胃炎的上腹部呈剧烈痛。

②常有食欲减退，嗳气，口臭，有时伴有腹泻。

③恶心、呕吐明显，呕吐物含有黏液、不消化食物、甚至胆汁。

④检查：可有中上腹部及脐周压痛；纤维胃镜检查可见胃黏膜充血、水肿、糜烂或瘀斑。

（2）慢性胃炎

①多数患者无症状，或有饱胀、嗳气、反酸、烧心、食欲减退。可有上消化道反复出血，呕吐咖啡样胃内容物或黑便，上腹或左上腹部轻压痛。

②检查：纤维胃镜可显示，浅表性胃炎的胃黏膜充血，发红，出血点或瘀斑，水肿；萎缩性胃炎的胃黏膜色泽呈灰白色；肥厚性胃炎黏膜皱襞粗大。X线钡餐检查，浅表性胃炎多缺乏阳性征象；萎缩性胃炎，黏膜皱襞变细或消失；肥厚性胃炎，黏膜皱襞粗大，其宽度 >1cm。

③胃液分析：慢性浅表性或肥厚性胃炎，胃酸浓度可在正常范围或偏高，少数稍低。慢性萎缩性胃炎，A型患者五肽胃泌素试验无酸或低酸；B型患者高峰酸分泌量（PAO）在正常范围偏低，少数低于正常值。

④血清胃泌素及血清壁细胞抗体测定：慢性萎缩性胃炎，A型患者血清胃泌素常有明显增高，血清中含壁细胞抗体；B型患者，血清胃泌素大部分正常，血清中不含壁细胞抗体。

（三）治疗

1. 体穴治疗

【取穴】

主穴	配穴	
	分型	取穴
中脘、足三里、内关、公孙	寒邪犯胃	梁丘、神阙（灸）
	食积伤胃	梁门、建里
	肝气犯胃	太冲、期门
	胃阴不足	胃俞、太溪
	脾胃虚寒	脾俞、胃俞

【方法】

用点刺法。穴位常规消毒后，用三棱针在上述部位快速点刺，每穴放血约 5～10 滴。每日 1 次，中病即止。

2. 耳穴治疗

【取穴】

主穴	配穴	
	分型	取穴
胃、十二指肠、交感、神门	实证	三焦、肝
	虚证	皮质下、脾

【方法】

取上述耳穴点刺放血 5～10 滴，双耳交替，每日 1 次，7 次为 1 个疗程。症状缓解后，可 3～5 天放血 1 次。

（四）验案示例

谭某某，男，54 岁，1987 年 9 月 7 日初诊。胃脘部隐隐作痛 3 年余，喜暖喜按，口淡，泛吐清水，腹胀纳呆，曾做纤维胃镜检查诊断为慢性糜烂性胃炎。检查：神疲消瘦，面色不华，舌质淡胖有齿印，苔白润，脉沉细。证属胃脘痛（脾胃虚寒）。治疗：按分区折算取点法取胸腹正中线第 6 点，用我们研制的自动针挑机行机挑法（其动作以挑摆为主）治疗 30 分钟。9 月 9 日复诊时，谓上次挑后胃脘痛大减，仍腹胀，再按分区折算取点法取胸腹正中线第 6 点行机挑 30 分钟。9 月 11 日三诊，胃脘痛已去，腹胀亦减，胃纳增加，大便正常，继予机挑中脘 30 分钟，并予香砂六君汤五剂调理其后。1 个月后复查纤维胃镜，发现原来的病理改变已消失，胃黏膜未见异常，3 年后随访未见复发。［程宝书．当代针灸名家临床经验集成．军事医学科学出版社，2003：192－193］

（五）按语

（1）刺络治疗胃炎疗效显著，往往针灸 1 次或数次即有明显止痛效果。但慢性胃痛需坚持治疗，才能取得较好的远期疗效。

（2）饮食调理、生活规律和精神调节，对胃炎的康复具有重要意义。要保持心情舒畅，饮食宜定时、定量，勿过饥、过饱，忌食生冷、刺激性食物，力戒烟酒。

（3）胃炎证候有时可与肝胆疾患、胰腺炎、心肌梗死等有相似的临床表现，须注意鉴别，以免延误病情。

第九节　消化性溃疡

胃肠壁的物质代谢发生障碍，胃黏膜的防御功能随之减弱、破坏，胃腺所分泌的纯胃液具有强大的消化作用，易消化已受破坏的胃壁黏膜而成溃疡。局部溃疡的形成是胃或十二指肠壁组织被胃液（盐酸和蛋白酶）消化的结果，这种自我消化过程是溃疡形成的原因，故也称之为"消化性溃疡"。

（一）病因病机

病因：饮食不节；情志不遂；劳倦内伤；久病不愈。

病机：胃气失和，胃失濡养，胃络不通。

病位：胃腑，与肝、脾关系密切。

病性：虚实夹杂。

（二）辨证和诊断

1. 辨证

		脾胃虚寒	肝郁气滞	血瘀停滞
症状	主症	上腹部胀闷、疼痛，伴有恶心、呕吐		
	兼症	痛作较缓，喜暖喜按，空腹加重，食后痛减，劳累、受凉、饮食生冷后发作或加重	胃脘部胀满而痛，连及两胁，嗳气返酸，喜叹息，情绪不佳则痛作或痛甚	胃脘部刺痛，痛有定处，按之痛甚
	舌脉	舌淡，苔白，脉虚弱	舌淡红，苔薄，脉弦	舌质紫暗或有瘀点、瘀斑，苔薄，脉涩
治法	治则	温中健脾，散寒止痛	疏肝解郁，行气止痛	行气活血，化瘀止痛
	取经	任脉、足太阴、足阳明经穴为主		

2. 诊断要点

（1）有慢性反复发作性、周期性及节律性上腹疼痛史，有恶心、呕吐、反酸、嗳气及其他消化不良症状，服制酸剂或进食后疼痛缓解。

（2）体格检查：发作期可有上腹部压痛，介于剑突与脐之间。

（3）辅助检查：①溃疡病活动期，大便隐血试验多呈阳性。②纤维胃镜检查：胃溃疡好发于胃小弯和胃窦部，溃疡面多数呈单个，形状呈圆形或椭圆形，十二指肠溃疡多在球后壁，其形状呈圆形、线形、不规则形或降霜样溃疡。③钡餐检查：显示有钡剂充盈溃疡的龛影，用气钡双重对比和低张力十二指肠造影，可提高对溃疡的发现率。

（三）治疗

1. 体穴治疗

【取穴】

主穴	配穴	
	分型	取穴
足三里、上巨虚、曲泽、胃俞	脾胃虚寒	脾俞、中脘（灸）
	肝郁气滞	肝俞、期门
	血瘀停滞	膈俞、太冲

【方法】

用点刺法。治疗时，下肢部以足三里至下巨虚处为主穴，观察此处足阳明胃经上的静脉变化（如静脉不显现，可选阳陵泉穴、阴陵泉穴处的静脉），上肢曲泽穴处的静脉情况，以三棱针点刺出血。然后再点刺其他穴位，尽量刺在穴位处的静脉上，使之出血，背俞穴可再拔罐，出血量控制在 10～20ml，可间隔 3～5 天刺血治疗 1 次。

2. 耳穴治疗

【取穴】

主穴	配穴	
	分型	取穴
神门、胃、十二指肠、皮质下	实证	肝、胆
	虚证	脾、交感

【方法】

取上述耳穴点刺放血 5～10 滴，双耳交替，每日 1 次，7 次为 1 个疗程。症状缓解后，可 3～5 天放血 1 次。

（四）验案示例

费某某，女，24 岁，于 1972 年 8 月 15 日初诊。上腹部烧灼样疼痛 1 年余，进食后即加重，终日感到胃胀、上腹部僵硬，时有反酸呃逆，并伴有头痛鼻塞，遇冷后加重。近来每餐只能进食稀饭，全身乏力。患者轻度贫血貌，形体消瘦，腹部平软，肝、脾未及，剑突上偏左侧压痛（＋），经胃肠钡餐造影诊为胃溃疡。

治疗：第一次刺血取穴足三里、曲泽、胃俞，出黑紫色静脉血约 80ml。9 月 2 日第二次刺血，取穴上巨虚、曲泽、脾俞，针刺加火罐出暗紫色静脉血 80 ml。9 月 20 日三诊时，面色转润，饭量增加，已能进食干饭，餐后疼痛和"烧心"感减退，上腹部剑突下仍有压痛。刺血取穴足三里、曲泽、中脘点刺拔罐，共计出暗红色血 60ml。10 月 4 日四诊，胃痛、胃胀、反酸均已治愈，体重增加 3 kg，食欲增加，头痛和鼻塞减退。1982 年 2 月追访，患者高兴地告知 10 年来身体健康，未再服任何胃药，在进食刺激性食物后亦无胃痛、反酸和腹胀。（王峥，等．中国刺血疗法大全．安徽科学技术出版社，2005：308）

（五）按语

（1）刺络放血治疗胃脘痛有较好的疗效，但止痛后应明确诊断，积极治疗原发病。

（2）急腹症引起的胃脘痛，在针灸治疗的同时应严密观察，必要时应采取其他治疗措施或转手术治疗。

（3）对溃疡病出血、胃穿孔等重症，应及时采取综合治疗措施。

第十节　胃下垂

胃下垂是指胃下降至不正常的位置，就是说，胃小弯弧线最低点下降至髂嵴联线以下，胃张力低弱，蠕动慢，十二指肠球部向左偏移。造成胃下垂的原因主要是由于胃膈韧带与胃肝韧带无力而松弛，以及腹壁脂肪缺乏和肌肉松弛。本病多发生于身体瘦高的女性。

（一）病因病机

病因：素体虚弱；饮食不节；劳倦过度。

病机：脾虚气陷，肌肉不坚，无力托举胃体。

病位：胃，与脾、肾关系密切。

病性：虚证。

有时，调畅情志，对本病的治疗有重要作用。

（3）要经常积极参加体育锻炼，运动量可由小到大，不宜久站和剧烈跳动。气功锻炼对本病也有较好效果。

第十一节 神经性呕吐

神经性呕吐指神经官能症呕吐，系精神因素引起的植物神经功能失调而致。嗅到不好的气味、听到震耳的噪音或见到厌恶的食物而出现的呕吐，称条件反射性呕吐，也属神经性呕吐。这种患者每于进食后不久即呕吐少量食物，呕吐前并无恶心感，呕吐后仍可进食，一般不引起营养不良。

（一）病因病机

病因：情志失调；饮食不节；素体亏虚等。

病机：胃失和降，胃气上逆。

病位：胃，与肝、脾关系密切。

病性：虚证或实证。

（二）辨证和诊断

1. 辨证

		肝气犯胃	痰饮内停	脾胃虚弱	胃阴不足
症状	主症	以呕吐食物、痰涎、水液、胆汁诸物或干呕无物为主			
	兼症	每因情志不畅而呕吐或吐甚，嗳气吞酸，胸胁胀满	呕吐清水痰涎，脘痞纳呆，眩晕心悸	素来脾虚胃弱，饮食稍有不慎即发呕吐，时作时止，呕而无力，伴面色无华，少气懒言，纳呆便溏	呕吐反复发作，呕量不多或时作干呕，饥不欲食，咽干口燥
	舌脉	舌边红，苔薄白，脉弦	舌淡，苔白滑或白腻，脉滑	舌淡、苔薄，脉弱	舌红少津，脉细数
治法	治则	疏肝理气，和胃降逆	温化痰饮，和胃降逆	健脾益气，和胃降逆	滋养胃阴，降逆止呕
	取经	足阳明经、足太阳经、任脉穴为主			

2. 诊断要点

（1）发病年龄多见于 20~40 岁，有神经官能症病史及症状。

（2）呕吐与精神因素有密切关系，无恶心，食后立即发生呕吐，呕吐常不费力，每次呕吐量不多，呕完后可再进食。

（3）营养状态无明显改变，体格检查多无特殊，辅助检查均未见异常。

（三）治疗

1. 体穴治疗

【取穴】

主穴	配穴	
	分型	取穴
中脘、胃俞、足三里、曲泽	肝气犯胃	阳陵泉、太冲
	痰饮内停	丰隆、阴陵泉
	脾胃虚弱	脾俞、公孙
	胃阴不足	脾俞、三阴交

【方法】

用针罐法。先在双侧足三里、曲泽处的静脉血管上，用三棱针快速点刺，让血自然流出，出血停止后拔火罐 10 分钟；然后点刺中脘穴和胃俞穴，三棱针直刺 0.5cm，拔中号玻璃火罐 10 分钟。其他穴位按常规操作点刺，可加拔火罐，出血量视患者体质而定，控制在 5~20ml。间隔 3~5 天刺血 1 次。

2. 耳穴治疗

【取穴】

主穴	配穴	
	分型	取穴
胃、神门、膈、贲门、幽门	实证	交感、肝、胆
	虚证	皮质下、脾

【方法】

取上述耳穴点刺，每穴放血 5~10 滴，双耳交替，每日 1 次，7 次为 1 个疗程。症状缓解后，可 3~5 天放血 1 次。

（四）验案示例

陈某某，男，27 岁。因暴饮酒后，数月来频作干呕，呕声高亢，自觉胃脘嘈杂不适，发作时不能自制，苦不堪言。半年内服中西药数种，病仍不减。始用针刺，取耳穴、体穴效不显，后细查其耳廓，见胃区瘀络粗如细蚯蚓状，色紫暗。耳廓微循环呈现病理改变，血流减慢，红细胞聚集。随取三棱针刺瘀络，出紫暗色血2ml左右，共刺两次告愈。查其耳瘀络消失，微循环通畅。［伦新．刺血疗法的临床应用．针灸学报，1989，（1）：36－37］

（五）按语

（1）刺血用于治疗各种原因引起的呕吐，效果良好。

（2）上消化道严重梗阻、癌肿引起的呕吐，以及脑源性呕吐，除用针灸止吐外，还应高度重视原发病的治疗。

（3）平时宜注意饮食调理，忌暴饮暴食，少食肥甘厚味及生冷、辛辣食物，以免损伤胃气。

第十二节　膈肌痉挛

膈肌痉挛是临床上常见的症状，为膈肌不自主的间歇性收缩运动。膈肌痉挛可能是单独存在，其症轻微，持续数分钟至数小时后不治自愈；亦可续发于其他急、慢性疾病的过程中。其症重者，可昼夜不停或间歇发作，连续数日至数月不愈。

（一）病因病机

病因：情志失调；饮食不节；久病体虚等。

病机：气逆动膈。

病位：膈与胃、肺、脾、肝、肾关系密切。

病性：本虚标实。

（二）辨证和诊断

1. 辨证

		胃寒积滞	胃火上逆	脾胃阳虚	胃阴不足
症状	主症	气逆上冲、喉间呃呃连声、声音短促、频频发出、不能自控			
	兼症	呃逆常因感寒或饮冷而发作，呃声沉缓有力，遇寒则重，得热则减	呃声洪亮有力，冲逆而出，口臭烦渴，喜冷饮，尿赤便秘	呃声低沉无力，气不得续，脘腹不适，喜暖喜按，身倦食少，四肢不温	呃声低微，短促而不得续，口干咽燥，饥不欲食
	舌脉	舌淡，苔薄白，脉迟缓	舌红，苔黄燥，脉滑数	舌淡、苔薄，脉细弱	舌红、少苔，脉细数

续表

		胃寒积滞	胃火上逆	脾胃阳虚	胃阴不足
治法	治则	温中散寒，通降腑气	清胃泻火，降逆止呃	温补脾胃，降逆止呃	养胃生津，降逆止呃
	取经	任脉、足太阳经穴为主			

2. 诊断要点

（1）膈肌不自主的间歇性收缩运动，引起胸膈气逆，抽掣时喉间发出呃逆声，常伴有胸膈痞闷、胃脘不适、情绪不安等。

（2）膈肌痉挛单独发生：健康人偶因进食吞咽过猛，刺激膈肌，引起膈肌痉挛。

（3）续发于某些急、慢性疾病：有其原发病的症状与体征，加上呃逆之症，如歇斯底里症见情感脆弱，情绪不稳，心悸，晕眩，不自主叫喊哭笑、唱歌、四肢乱动，并见呃逆。

（4）检查：一般无阳性体征。继发于某些疾病的膈肌痉挛，体检可见原疾病的体征。可做 X 线帮助诊断。

（三）治疗

1. 体穴治疗

【取穴】

主穴	配穴	
	分型	取穴
膻中、中脘、膈俞、足三里	胃寒积滞	胃俞、关元（灸）
	胃火上逆	内庭、内关
	脾胃阳虚	脾俞、胃俞
	胃阴不足	胃俞、三阴交

【方法】

用点刺法。穴位常规消毒后，用三棱针在所选穴位上快速点刺，每穴放血数滴。病程长的，还要在双侧膈俞、足三里穴上加拔罐 10 分钟，出血量约 20 ~ 30ml。一般经 1 ~ 3 次刺血治疗可愈

2. 耳穴治疗

【取穴】

主穴	配穴	
	分型	取穴
神门、交感、胃、膈	实证	肺、肝
	虚证	脾、肾

【方法】

取上述耳穴点刺，每穴放血 5 ~ 10 滴，双耳交替，每日 1 ~ 2 次。不适宜放血者可用压丸法治疗。

（四）验案示例

张某，女，24 岁，反复发作呃逆 1 年。1 年前正值月经期间被人踢伤右肋，从而发生呃逆，呃逆时周身颤动，手足随之而动，状如舞蹈，平时三五日发作一次，发作终日不休，月经期更甚，面色赤，舌质干，脉弦数。中医诊断：呃逆（肝气郁结）；西医诊断：膈肌痉挛。给予期门、太冲两穴刺血，配合体针、腹针、指针治疗，一次而愈。（陈秀华. 刺血疗法. 人民卫生出版社，2009：109 - 110）

（五）按语

（1）刺络放血治疗呃逆有显著疗效，往往能针到呃止，手到病除。

（2）对于反复发作的慢性、顽固性呃逆，应积极查明并治疗引起呃逆的原发病。

（3）年老体弱和慢性久病患者出现呃逆，往往是胃气衰败、病情加重之象，放血的疗效欠佳。

第十三节　急性肠炎

急性肠炎是夏秋季节最为常见的急性胃肠道疾病，由刺激性大的食物、未成熟的水果、细菌、某些对胃肠道刺激的药物等因素引起的胃肠道急性腹泻腹痛。

（一）病因病机

病因：外邪入侵；饮食所伤；情志不畅；素体虚弱等。

病机：脾胃运化失常，清浊相杂，合污而下。

病位：脾胃、大小肠。

病性：实证，虚证。

（二）辨证和诊断

1. 辨证

		寒湿困脾	肠腑湿热	食滞胃肠	脾气虚弱
症状	主症	大便次数增多、便质清稀甚至如水样或完谷不化为主，多伴有腹痛、肠鸣等			
	兼症	因感受寒湿而发，大便清稀，腹痛肠鸣，泻后痛减，得热则舒，恶寒食少	腹痛即泻，泻下急迫，大便黄褐臭秽，肛门灼热，泻后痛减，伴发热，腹痛拒按	暴饮暴食后腹满胀痛、拒按，泻后痛减，大便臭如败卵，纳呆，嗳腐吞酸	大便溏薄，夹不消化食物，稍进油腻则便次增多，腹部隐痛喜按，伴神疲乏力
	舌脉	舌淡，苔白滑，脉濡缓	舌红、苔黄腻，脉濡数	舌白，苔垢厚腻，脉滑	舌淡，苔薄白，脉细
治法	治则	温化寒湿，健运脾胃	清热化湿，通调腑气	消食化滞，和胃理气	健脾益气，利湿止泻
	取经	足阳明经、足太阳经穴为主			

2. 诊断要点

（1）一般多在进食致病物质后数小时至24小时发病。

（2）起病急骤，主要症状为腹痛腹泻，大便多呈黄水样，有时带泡沫或黏液，腹痛多在脐周。

（3）体温多数正常，由细菌或病毒引起者可发热，严重患者有脱水、电解质紊乱、酸中毒，甚至休克。

（4）检查：一般无阳性体征，有些患者有脐周轻度压痛或不定部位的腹部压痛，肠鸣音亢进。大便常规、大便细菌培养，可见脓细胞、致病菌等。纤维结肠镜及钡剂灌肠，可见结肠充血、水肿、糜烂、溃疡、癌变、息肉等病变。

（三）治疗

1. 体穴治疗

【取穴】

主穴	配穴	
	分型	取穴
中脘、天枢、足三里	寒湿困脾	阴陵泉、脾俞
	肠腑湿热	合谷、下巨虚
	食滞胃肠	胃俞、建里
	脾气虚弱	脾俞、三阴交

【方法】

用点刺法、挑刺法。

方法一　先在双侧腘窝和肘窝部找到怒张的细小静脉，也可用腘、肘窝上下小静脉或较大静脉，消毒后用三棱针点刺静脉，放出黏稠、黑紫色血液数滴或数十滴。然后再常规消毒穴位，用三棱针在所选穴位上快速点刺，每穴放血数滴。经 1 次治疗后，大多数症状可很快消失。

方法二　在患者第十二胸椎棘突旁开 1 寸处，沿两侧第十二肋下缘，用双手拇指腹力循按，力度稳定，均匀并深达肌层，按之酸沉最重处，用红汞点记，为施术部位 Ⅰ；取双侧足三里，为施术部位 Ⅱ。这 2 个部位严格消毒后，取 0.2% 的利多卡因 2ml，在局部注射一皮丘，少顷用带钩三棱针，直刺入皮下，挑断皮下纤维组织数根，出血 5~7 滴，无出血或出血量少加拔火罐。

2. 耳穴治疗

【取穴】

主穴	配穴	
	分型	取穴
神门、大肠、小肠、腹	实证	交感、耳尖
	虚证	脾、肾

【方法】

取耳穴神门、大肠（双侧）点刺放血 3~5 滴，急性期症状重者每日 1~2 次，症状缓解后可隔日 1 次。余耳穴以压丸法配合，3 天换贴 1 次。不适宜放血者可全用压丸法治疗。

（四）验案示例

马某某，男，23 岁。昨日午后起病，至今日病情加剧，晨起拉水样便 3 次，全身疲软，畏寒怕风，周身无汗，肌肤灼热而四肢末端欠温，头晕昏胀，面白唇青，胸闷脘痞，腹内绞痛，口干思冷饮，自觉手指肿胀，握拳不固，舌质淡暗、苔黄白腻，脉弦数。速予三棱针点刺两手部井穴，各放血 20 余滴，头部顿觉清爽；继点刺合谷、委中出血，头颈部始见微汗；复于大椎、曲泽穴点刺后拔罐出血，少顷全身汗出，肌肤灼热渐减，肢端复温；再轻点天枢、中脘、足三里。术毕面色转为正常，脘痞腹痛若失，两手握拳自如，已能步行回家，惟感肢体稍软而已。[熊光天. 刺血疗法治验. 上海针灸杂志，1994，（4）：158]

（五）按语

（1）针灸治疗急性肠炎有显著疗效，不仅能迅速控制症状，而且能消灭其病原体。若病情急重，需采取综合治疗措施。

（2）发病期间应注意饮食，以清淡易消化为宜，多吃蔬菜、水果，忌烟酒、油腻、生冷、辛辣之品。

（3）适当参加体育锻炼，以增强体质，提高抗病能力。

第十四节 便 秘

大便次数减少，粪便干燥难解称为便秘。便秘的原因颇多，主要为结肠便秘与直肠便秘二类，前者因食物残渣在结肠中蠕动缓慢而成便秘，后者因食物残渣在结肠中蠕动正常，但在直肠停留时间较长而成便秘。

（一）病因病机

病因：饮食失调；情志不畅；劳逸过度；久病体虚。

病机：肠道传导失常，糟粕内停。

病位：大肠，与肺、肝、肾关系最密切。

病性：实证、虚证和虚实夹杂。

（二）辨证和诊断

1. 辨证

		热秘	气秘	冷秘	虚秘
症状	主症	以排便困难为主症。或2日以上至1周左右大便1次，粪质干硬，排出困难；或虽然每日大便1次，但粪质干燥坚硬，排出困难；或粪质并不干硬，也有便意，但排出困难等			
	兼症	大便干结，腹胀腹痛，面红身热，口干口臭，小便短赤	欲便不得，腹痛连及两胁，矢气或便后则舒，嗳气频作或喜叹息	大便秘结，腹部拘急冷痛，拒按，手足不温	虽有便意但排便不畅，或数日无便却腹无所苦，临厕努挣乏力，心悸气短，面色无华
	舌脉	舌红，苔黄燥，脉洪大而数	舌淡，苔薄腻，脉弦	舌淡，苔白腻，脉弦紧或沉迟	舌质淡，边有齿印，脉细弱
治法	治则	清热润肠，调腑通便	理气导滞，润肠通便	温运脾胃，润肠通便	补脾益气，养血通便
	取经	足太阳经、足阳明经穴为主			

2. 诊断要点

（1）有慢性便秘史。有食欲减退、口苦、嗳气、气胀等症状，有时见左下腹胀痛感觉，下腹痉挛性疼痛。

（2）直肠指诊：用手指探查直肠，倘发现干燥的粪块存在，可诊断直肠便秘。

（3）直肠乙状结肠镜查：可直接窥视直肠与乙状结肠黏膜有无炎症、肿瘤梗阻或巨结肠。胃肠钡餐X线查：了解其运动功能，对肠道器质性病变有重要的诊断价值。

（三）治疗

1. 体穴治疗

【取穴】

主穴	配穴	
	分型	取穴
大肠俞、上巨虚、支沟、照海	热秘	合谷、曲池
	气秘	中脘、太冲
	冷秘	关元、神阙（灸）
	虚秘	脾俞、气海

【方法】

用点刺法。常规消毒上述穴位，用三棱针在穴位上或者穴位附近血络上快速点刺，每处放血数滴。虚证可再在配穴上用艾条各悬灸 10 分钟。每日 1 次，中病即止。

2. 耳穴治疗

【取穴】

主穴	配穴	
	分型	取穴
大肠、直肠下段、三焦、交感	实证	肝、皮质下
	虚证	肾、脾

【方法】

取耳穴大肠、直肠下段、三焦（双侧）点刺放血 3~5 滴，症状重者每日 1~2 次，症状缓解后可隔日 1 次。余耳穴以压丸法配合，3 天换贴 1 次。不适宜放血者可全用压丸法治疗。

（四）验案示例

张某某，男，29 岁。大便秘结 2 年，8~10 日一行，伴有口干口苦、烦燥、全身瘙痒等，舌红苔黄，脉数。主穴取天枢、上巨虚，配穴取大肠俞，常规消毒后，用细三棱针点刺出血，隔日 1 次，治疗 5 次后，大便 4~5 日一行。又配合以王不留行籽贴压耳穴大肠、直肠下段、便秘点、皮质下、交感，每 3 日换贴 1 次，双耳交替。又治半月，大便 1~2 日一行，通畅无忧。[李健强 . 刺血治愈便秘一例 . 四川中医，1985，(4)：39]

（五）按语

（1）刺络治便秘有一定的效果，如经多次治疗无效者，应尽快查明病因。

（2）便秘不可滥用泻药，使用不当，反易使便秘加重。

（3）养成定时大便的习惯，避免过度七情刺激，保持情绪舒畅。

（4）避免过食辛辣、煎炸之物，勿过度饮酒，亦不可过食寒凉生冷、油腻之品，饮食以清淡易消化为宜，多吃蔬菜、水果。

第十五节 慢性结肠炎

慢性结肠炎，也称慢性非特异性溃疡性结肠炎，是一种目前原因不明的结肠炎性疾病。大多见于青壮年，但任何年龄均可发病。其病理变化，为多发性不规则的表浅溃疡，反复发作可因瘢痕组织引起肠壁增厚，结肠缩短、肠腔变窄等。

（一）病因病机

病因：感受外邪；饮食不洁；情志失调；久病体虚等。

病机：清浊相杂，合污而下，并入大肠。

病位：肠道、脾胃，与肝、肾关系密切。

病性：实证、虚证及本虚标实。

（二）辨证和诊断

1. 辨证

		寒湿困脾	肠腑湿热	肝郁气滞	脾气虚弱	肾阳亏虚
症状	主症	以大便次数增多、便质清稀甚至如水样为主				
	兼症	腹泻因受寒而发，大便清稀或如水样，腹痛肠鸣，泻后痛减，得热则舒，恶寒食少	腹痛即泻，泻下急迫，大便黄褐臭秽，肛门灼热，发热，腹痛拒按，泻后痛减	腹泻、腹痛、肠鸣每因情志不畅而发，伴胸闷、烦燥等	大便溏薄，夹有不消化食物，稍进油腻饮食则便次增多，腹部隐痛喜按，神疲乏力	晨起泄泻，夹有不消化食物，脐腹冷痛，喜暖喜按，形寒肢冷，面色苍白
	舌脉	舌淡，苔白滑，脉濡缓	舌红，苔黄腻，脉濡数	舌红，苔薄白，脉弦	舌淡、苔薄白，脉细	舌淡胖，苔白，脉沉细
治法	治则	散寒化湿	清热化湿	抑肝扶脾，通调腑气	健脾、益气、止泻	温补脾肾，固肠止泻
	取经	足太阴经、手足阳明经为主				

2. 诊断要点

（1）起病缓慢，少数急骤，有反复发作史。全身症状为食欲减退，体重下降，急性期可见发热，脉数，甚至脱水。

（2）大便每日 2~4 次，可排脓、血和黏液糊状便，重症者每日达 10 次以上，或呈血水样便。

（3）腹痛：轻者不明显，一般以左下腹部呈阵发性绞痛，排便后减轻。

（4）体格检查：左下腹或下腹有压痛，伴肠鸣音亢进，可触及硬如管状降结肠或乙状结肠。

（5）大便常规、大便细菌培养可见脓细胞、致病菌等。纤维结肠镜及钡剂灌肠可见结肠充血、水肿、糜烂、溃疡、癌变、息肉等病变。

（三）治疗

1. 体穴治疗

【取穴】

主穴	配穴	
	分型	取穴
大肠俞、曲泽、上巨虚、足三里	寒湿困脾	脾俞、阴陵泉
	肠腑湿热	曲池、下巨虚
	肝郁气滞	太冲、期门
	脾气虚弱	脾俞、气海
	肾阳亏虚	肾俞、关元

【方法】

用点刺法、针罐法。先用三棱针点刺双侧足三里穴、曲泽穴处静脉出血，再根据临床辨证，选取穴位及其附近处的浅静脉刺出血，出血量要因人因病来适当调整，出血停止后加拔罐。还可配以温和灸，最好是用灸盒灸 30 分钟，使腹部皮肤充血温热，患者也可每日用热水袋温敷腹部。

2. 耳穴治疗

【取穴】

主穴	配穴	
	分型	取穴
神门、交感、大肠、小肠、胃	实证	耳尖、腹
	虚证	脾、肾

【方法】

取耳穴神门、直肠（双侧）点刺放血 3～5 滴，隔日 1 次。余耳穴以压丸法配合，3 天换贴 1 次。不适宜放血者可全用压丸法治疗。

（四）验案示例

王某某，女，农民，2001 年 11 月 18 日初诊。自述 2000 年 5 月份连续插秧 20 多天，其间遇雨将衣服淋透未及时更换，遂出现腹泻，每日 3～4 次，腹胀、腹痛，进餐后特别是含脂肪高的食物立即要排便，大便稀薄，夹有不消化食物，无脓血及黏液，腹中整日鸣响，全身疲倦无力，经多方治疗无效。舌质淡，苔白腻，脉濡细。中医诊断为慢性腹泻，辨证为寒湿内停、肠胃气机受阻。治宜温中散寒、调理脾胃。

治疗经过：三棱针刺双侧足三里穴、曲泽穴处静脉出血，点刺中脘穴和关元穴，出血拔火罐，总出血量约 60ml。内服藿香正气胶囊每次 2 粒，3 次/日，健脾丸每次 2 粒，3 次/日。嘱用热水袋装 50℃左右热水敷上、下腹部。患者第 1 次刺血治疗 3 天后腹泻控制，每日排便 1～2 次，大便已能成形，腹胀、腹痛均有好转，仍时有腹中鸣响，白腻苔已转薄白苔。12 月 3 日又刺血治疗 1 次，取穴同于第一次治疗，1 周后长期腹痛、腹泻治愈，饮食恢复正常。（王峥，等．中国刺血疗法大全．安徽科学技术出版社，2005：313）

（五）按语

（1）刺络治疗结肠炎有较显著的疗效，若溃疡性结肠炎等因腹泻频繁而出现脱水现象者，应适当配合输液治疗。

（2）饮食以清淡、易消化为宜，多吃蔬菜、水果，忌烟酒、油腻、生冷、辛辣之品。

（3）适应气候变化，注意保暖，适当参加体育锻炼，以增强体质，提高机体的抗病能力。

第十六节　直肠脱垂

直肠脱垂，是指肛管直肠或肠黏膜脱出于肛门以外的一种病证，也称为脱肛。如脱出部分仅为直肠黏膜，称部分性脱垂，如为全层肠壁，则称完全性脱垂。长期腹泻、便秘、排尿困难、慢性咳嗽、重体力劳动等都可引起腹内压增加，以及排便的控制力与调节功能障碍等，均为本病的诱因，易致直肠脱垂的发生。随着我国生活水平的提高，直肠脱垂发病率逐渐减少。

（一）病因病机

病因：素体虚弱；久病亏虚；饮食不节等。

病机：脾肾亏虚，中气下陷；或湿热下注，络脉瘀滞。

病位：大肠，与脾、肺、肾关系密切。

病性：实证，虚证。

（二）辨证和诊断

1. 辨证

<table>
<tr><td colspan="2"></td><td>脾虚气陷</td><td>肾气不固</td><td>湿热下注</td></tr>
<tr><td rowspan="3">症状</td><td>主症</td><td colspan="3">以肛门脱出为主</td></tr>
<tr><td>兼症</td><td>遇劳即发，便时肛内肿物脱出，色淡红。伴有肛门坠胀、神疲乏力、食欲不振、面色萎黄，头晕心悸</td><td>遇劳累即发或加重，肛内肿物脱出，肛门坠胀，肛门松弛，伴腰膝酸软，头晕耳鸣</td><td>多见痢疾急性期或痔疮发炎时，肛门红肿痛痒，便时肛门灼热、坠痛，有肿物脱出，色紫暗或深红</td></tr>
<tr><td>舌脉</td><td>舌淡，苔薄白，脉细弱</td><td>舌淡，苔薄白，脉沉细</td><td>舌红，苔黄腻，脉弦数</td></tr>
<tr><td rowspan="2">治法</td><td>治则</td><td>补益中气，升提举陷</td><td>补肾培元，固本举陷</td><td>清利湿热，提托止痛</td></tr>
<tr><td>取经</td><td colspan="3">督脉、足太阳经穴为主</td></tr>
</table>

2. 诊断要点

（1）多见于幼儿、老年人和久病体弱者。

（2）早期，排便时觉有肿物自肛门脱出，便后则复位。数年后，肿物逐渐增大，用力排尿、便后即可脱出肛外。晚期，肿物不能复位，脱出肠管外出现肿胀、充血等。

（3）检查：未脱出时，见肛口呈散开状，指检发现肛门括约肌松弛，收缩力减弱。嘱患者下蹲用力，等肠管全部脱出后，确定部分或完全脱肛。

（三）治疗

1. 体穴治疗

【取穴】

主穴	配穴	
	分型	取穴
长强、大肠俞、腰俞、委中	脾虚气陷	脾俞、足三里
	肾气不固	肾俞、关元
	湿热下注	曲池、阴陵泉

【方法】

用点刺法、针挑法。

方法一　取双侧委中穴、腰俞、大肠俞和长强穴，刺局部显现的静脉血管，每穴均拔火罐，出血约 10～20ml，并配合艾灸关元穴和命门穴。间隔 15 天刺血治疗 1 次。可内服补中益气丸，大便燥结配以润肠通便之剂。三棱针刺血治疗直肠脱垂有很好的临床疗效，特别是对小儿患者，多 1～2 次即能奏效而治愈，对于老人和成人在对症治疗诱因的同时，也能治愈本症。

方法二　取第三腰椎至第二骶椎之间反应点为治疗点。任选 2～3 点，严格消毒皮肤后，以毫针挑刺皮肤，并出血数滴即可。每周 2 次。

2. 耳穴治疗

【取穴】

主穴	配穴	
	分型	取穴
大肠、直肠、皮质下、神门	实证	肝、耳尖
	虚证	肾、脾

【方法】

每次选取一侧主穴 2～3 个，行点刺放血 3～5 滴治疗；配穴亦可点刺出血，或用梅花针叩刺法治疗。急性者每次取患侧或双侧敏感穴位 5 个左右，用毫针法，中强刺激，留针 30 ~ 60 分钟。慢性者，在缓解期可用压丸或其他方法治疗。取穴同急性者，3 天换贴 1 次，20 天为 1 疗程。

（四）验案示例

某男，53 岁。脱肛 8 年，起初大便时直肠脱出肛外，便后可自行回复，继则体质渐差，长年累月脱出不收，用手托也不回纳。脱出物大如桃李，表面糜烂，不断渗出黄血水，不能坐，不能行，内裤摩擦痛苦异常，曾 3 次切片化验，未见恶变。诊断：直肠脱垂合并感染。面黄形瘦，腰部酸胀，会阴作坠，纳食不香。检查：直肠脱出约 5cm，触痛，黏膜溃烂，渗出物色黄带血。一诊治疗：刺血腰俞，肛部脱出物回缩一半，溃疡面缩小，分泌物大为减少。二诊刺血会阴，三诊刺血腰俞。刺血 3 次，脱肛回纳，行远路大便后均不外脱，精神愉快。（王秀珍，等 . 刺血疗法 . 安徽科学技术出版社，1986：68）

（五）按语

（1）放血治疗对 I 度直肠脱垂有一定疗效，重度脱肛则应采取综合治疗。

（2）积极治疗原发病如慢性腹泻、久咳、便秘等，以降低腹压。配合腹肌功能锻炼，经常做提肛练习。

（3）平时宜清淡饮食，避免烟、酒和辛辣食物的不良刺激。

第十七节　急性尿潴留

短时间内膀胱充盈，尿意急迫而不能自行排尿者，称为尿潴留。临床上根据原因分为小神经支配障碍性尿潴留、反射性尿潴留和阻塞性尿潴留三类。

（一）病因病机

病因：外邪侵袭；饮食不节；内伤七情；体虚久病。

病机：膀胱气化不利，水道不畅或开合无力。

病位：膀胱，与肺、脾、肝、肾、三焦有关。

病性：实证，虚证，或虚实夹杂。

（二）辨证和诊断

1. 辨证

		湿热下注	肝郁气滞	瘀浊闭阻	肾气亏虚
症状	主症	以小便闭塞不通或排尿困难为主，常伴小腹胀满			
症状	兼症	小便量少点滴难出，严重时点滴不出，小腹胀满，口苦口黏，口渴不欲饮，大便不畅	小便不通或通而不畅，小腹胀急，胁痛，口苦	小便滴沥不畅，或时而通畅时而阻塞，小腹胀满疼痛	小便不通，或滴沥不畅，排出无力，腰膝酸软，精神不振
症状	舌脉	舌红，苔黄腻，脉沉数	舌尖红，苔薄白，脉弦	舌紫暗或有瘀点，脉涩	舌淡，苔薄，脉沉细弱
治法	治则	清热利湿，通利水道	疏调气机，通利小便	化瘀散结，通利小便	温阳益气，补肾利水
治法	取经	任脉、足太阳、足太阴经经穴为主			

2. 诊断要点

（1）患者尿意紧迫，反复用力排尿，并辗转不安，呻吟，挤压膀胱，使用各种体位，以助排尿，但排不出点滴尿液。

（2）下腹部胀痛，膀胱呈球形隆起，触诊时光滑而完整，且有弹性，叩诊呈浊音。

（3）多见于老年男性或产后妇女，及腹部、脑部手术后患者。

（4）膀胱镜检查或"B"型超声波可协助诊断。

（三）治疗

1. 体穴治疗

【取穴】

主穴	配穴	
	分型	取穴
膀胱俞、腰阳关、次髎	湿热下注	阴陵泉、中极
	肝郁气滞	太冲、期门
	瘀浊闭阻	血海、膈俞
	肾气亏虚	肾俞、太溪

【方法】

用针罐法。俯卧位治疗，首先取穴膀胱俞、腰阳关或次髎穴，常规消毒上述穴位，三棱针点刺穴位显露静脉处，出暗紫色血10ml；然后刺阴陵泉或曲泉穴附近处的血络出血，并加拔火罐，出血量可在20~30ml。腰骶部或小腹部用热水袋热敷，也可用艾条熏灸关元俞和八髎穴处20~30分钟。

2. 耳穴治疗

【取穴】

主穴	配穴	
	分型	取穴
膀胱、肾、三焦、尿道	实证	耳尖、交感
	虚证	肾、脾

【方法】

取双侧耳穴点刺放血3~5滴，症状重者每日1~2次，症状缓解后可隔日1次。余耳穴以压丸法配合，3天换贴1次。不适宜放血者可全用压丸法治疗。

（四）验案示例

李某某，男，28岁，于1975年元月24日由亲戚抬来初诊。主诉：小便不能自解伴发热已22天。患者于本月初贪玩熬夜，因受寒高热3天后小便即不能排出，急诊到医院插导尿管排尿，虽经抗炎、利尿等方法治疗，但低热未去，尿液不能排出。又到市、省级医院住院治疗，20多天导尿管不能拔去，自动要求出院，转来我处治疗。现周身乏力，双下肢及腰部疼痛，不能站立，大便7日未解，腹部胀痛，不能进食。检体：痛苦面容，T 38.4℃，心、肺（-），下腹部胀满，耻骨上部压痛（+）。

治疗：拔去导尿管，侧卧位治疗，三棱针点刺腰阳关处显露静脉，出暗紫色血10 ml，点刺上髎穴处显露静脉，出暗紫色血5 ml，各穴均加拔火罐。因长期不能进食，毫针针双侧三阴交穴，补法行针，留针15分钟。腹部热敷，并配以中药解表利尿之剂内服。上午11时刺血治疗，下午3时大、小便均自行排出，腹部胀痛消失，晚饭遂能进食2碗面条。第二天上午复诊，小便已能自行排出，尿道疼痛，龟头红肿（因长期插导尿管），T 37.1℃，腰痛已减，惟怕冷，双下肢仍酸软无力。再用三棱针刺血双委中穴，加拔火罐出暗红色血10ml，中药继续服用，嘱回去调养。1周后身体恢复正常，已能参加体力劳动。（王峥，等．中国刺血疗法大全．安徽科学技术出版社，2005：225）

（五）按语

（1）刺络治疗急性尿潴留效果满意。若膀胱充盈过度，经针灸治疗1小时后仍不能排尿者，应及时采取导尿措施。

（2）尿潴留患者往往伴有精神紧张，在针灸治疗的同时，应消除精神紧张，反复作腹肌收缩、松弛的交替锻炼。

（3）急性尿潴留兼见哮喘、神昏时，应及时采取综合治疗措施。

第十八节　尿失禁

尿失禁是由于膀胱括约肌损伤或神经功能障碍而丧失排尿自控能力，使尿液不自主地流出。临床上常分为真性尿失禁、假性尿失禁和张力性尿失禁三种。

（一）病因病机

病因：劳伤忧思；年老体虚；病后虚损；病邪侵袭等。

病机：下元不固，膀胱约束无权。

病位：膀胱，与肺、脾、肾关系密切。

病性：以虚证为主，少数为实证。

（二）辨证和诊断

1. 辨证

		脾肺气虚	肾气不固	湿热下注	下焦瘀滞
症状	主症	在清醒状态下小便不能控制而自行流出，或因咳嗽、喷嚏、行走、直立、用力、心情急躁、激动、大笑、高声呼叫、突受惊吓或听到滴水声时，小便自行流出			
	兼症	尿意频急，时有尿自遗，甚则在咳嗽、谈笑时也可出现尿失禁，小腹时有坠胀，面白气短	小便失禁，尿液清长，伴身疲怯寒，腰膝酸软，两足无力	小便频数，排尿灼热，时有尿自遗，溲赤而臭，口干口苦	小便失禁，小腹胀满隐痛，或可触及肿块

		脾肺气虚	肾气不固	湿热下注	下焦瘀滞
	舌脉	舌淡，苔薄白，脉虚弱	舌淡苔薄，脉沉细无力	舌质偏红、苔黄腻，脉细滑数	舌质暗或有紫斑，苔薄，脉涩
治法	治则	健脾益肺，补气固本	温补肾气，固摄下元	清热利湿，调理气机	活血，化瘀，固涩
	取经	任脉、足太阴、足太阳经穴为主			

2. 诊断要点

（1）患者表现不能控制排尿，致使尿液淋漓不尽或不自主地外溢。

（2）尿道抬举试验：膀胱内先注水 200~500ml（干净凉开水），屏气增加腹压，可出现尿失禁，此时，以手指经肛门抬举尿道膀胱交界处，尿失禁即消失，则为张力性尿失禁。

（三）治疗

1. 体穴治疗

【取穴】

主穴	配穴	
	分型	取穴
中极、命门、膀胱俞、三阴交	脾肺气虚	脾俞、肺俞
	肾气不固	肾俞、关元
	湿热下注	阴陵泉、三焦俞
	下焦瘀滞	太冲、膈俞

【方法】

用针罐法。常规消毒上述穴位，用三棱针在穴位上或者穴位附近血络上快速点刺，每处放血数滴，然后拔罐 10 分钟。虚证可再在配穴上用艾条各悬灸 10 分钟。每日 1 次，中病即止。

2. 耳穴治疗

【取穴】

主穴	配穴	
	分型	取穴
膀胱、肾、尿道	实证	耳尖、交感
	虚证	肾、脾

【方法】

取双侧主穴点刺放血 3~5 滴，症状重者每日 1~2 次，症状缓解后可隔日 1 次。余耳穴以压丸法配合，3 天换贴 1 次。不适宜放血者可全用压丸法治疗。

（四）验案示例

某女，27 岁。生孩子后，经常在睡梦中遗尿，多则 1~2 天尿床 1 次，少则 3~4 天 1 次。平时头晕耳鸣腰酸，全身倦怠无力，经服中药、针灸等治疗，无明显疗效。检查：面色萎黄，唇淡色紫，舌苔白滑，脉沉细。尿液检查：蛋白（－），上皮细胞（＋），白细胞 0~2 个。X 线检查：腰骶椎隐性脊柱裂。一诊治疗：刺太阳穴、肾俞穴、阴陵泉穴（均左）出血。二诊治疗：刺太阳穴、腰阳关、耳门出血。三诊治疗：刺印堂穴、膀胱俞出血。经刺血治疗 3 次，诸症消失，恢复正常排尿功能。（郑佩，等．刺血医镜．安徽科学技术出版社，1999：75）

（五）按语

（1）刺络对治疗本病有一定的疗效，但应注重对原发病的治疗。

（2）加强锻炼，增强体质，并经常做收腹、提肛练习。

第十九节 男子性功能障碍

男子性功能障碍，常见有男子性欲改变、早泄、阳痿、遗精、射精不能及精液的异常等（精子缺乏、死精或形态异常）。

（一）病因病机

病因：劳伤久病；七情失调；饮食不节。

病机：肾失封藏，固摄无权。

病位：肾与精室、宗筋，与心、脾、肝关系密切。

病性：有虚实之分，多虚实夹杂。

（二）辨证和诊断

1. 辨证

		命门火衰	心脾两虚	阴虚火旺	湿热下注
症状	主症	性欲低下，或早泄、阳痿，或遗精，或不射精等			
	兼症	滑精，或性欲低下，或早泄、阳痿，面色少华，耳鸣，腰膝酸软，畏寒肢冷	常因思虑过多或劳倦而作，伴心悸怔忡，失眠健忘，面色萎黄，四肢倦怠，食少便溏	梦中遗精，夜寐不宁，头昏头晕，耳鸣目眩，心悸易惊，神疲乏力，尿少色黄	遗精频作，尿后有精液外流，阴囊潮湿气臊，小便短黄混浊且热涩不爽，口苦烦渴
	舌脉	舌淡，苔薄白，脉沉细而弱	舌淡，苔薄白，脉细弱	苔尖红，苔少，脉细数	舌红，苔黄腻，脉滑数
治法	治则	温肾壮阳，补益真火	调理心脾，益气养血	育阴潜阳，护肾摄精	清利湿热，调理下焦
	取经	任脉、足太阳经经穴为主			

2. 诊断要点

（1）各种性功能障碍：如性欲改变、阳痿、早泄、遗精、不射精。

（2）有早婚、手淫、性欲过度等不正常的性生活习惯，和紧张、劳累、惊恐、酗酒史等。

（3）全身系统检查，应着重对生殖系统检查，注意生殖器官的畸形、炎症，神经、内分泌系统也应做细致的检查。

（三）治疗

1. 体穴治疗

【取穴】

主穴	配穴	
	分型	取穴
关元、次髎、阴陵泉、曲泽	命门火衰	志室、肾俞
	心脾两虚	心俞、脾俞
	阴虚火旺	太溪、三阴交
	湿热下注	阴陵泉、中极

【方法】

用针罐法。先在阴陵泉处大隐静脉的分支，寻找显现的且呈青蓝色的血管刺出血；再在肘正中之曲泽处的静脉显现处刺出血。然后再在腰骶部之命门、腰阳关、关元俞、八髎穴的附近，查找青蓝色、充盈度增高的皮下浅静脉血管，每次可在腰骶部选 1～2 组穴刺血拔罐，以流出黑紫或紫红色血液疗效最好，出血量 10～20ml。

2. 耳穴治疗

【取穴】

主穴	配穴	
	分型	取穴
神门、内分泌、肾、内生殖器	实证	心、交感
	虚证	脾、肝

【方法】

取耳穴神门、肾、内生殖器（双侧）点刺放血 3～5 滴，急性期症状重者每日 1～2 次，症状缓解后可隔日 1 次。余耳穴以压丸法配合，3 天换贴 1 次。不适宜放血者可全用压丸法治疗。

（四）验案示例

某男，30 岁。患者结婚 6 年，性生活正常（爱人一直未孕）。1年前因拉吊环不慎失手，少腹撞在地面水泥墩上，此后出现下腰痛，性功能丧失，无性欲，阴茎不能勃起。检查：精神焦虑，舌苔薄黄，舌有瘀斑，脉沉涩。第一次治疗：刺阴陵泉穴、肾俞穴出血（总出血量约 20ml）。二诊时病情有很大好转，阴茎能勃起，但不坚。第二次治疗：刺腰俞出血。刺血两次后第二周，阴茎能勃起，恢复正常性功能。两个月后其妻受孕，于次年足月生一男孩（郑佩，等.刺血医镜.安徽科学技术出版社，1999：105）

（五）按语

（1）针灸治疗本病可获得一定疗效，对于器质性疾病引起者应同时治疗原发病。

（2）本病多属功能性，在治疗的同时应消除患者的思想顾虑，克服悲观情绪，树立起自信心。

（3）治疗期间要注意节制性欲，杜绝手淫；禁看淫秽书刊和黄色录像。

（4）睡眠养成侧卧习惯，被褥不宜过厚，衬裤不宜过紧。

第二十节　前列腺炎

前列腺炎是男性生殖系统最常见的一种疾病。分急性和慢性，急性前列腺炎多因细菌感染后，从尿道或远隔病灶经血流播散，再经前列腺管进入腺体而引起炎症；慢性前列腺炎多见于急性感染消退以后，腺管含脓，管黏膜变性。

（一）病因病机

病因：下阴不洁；饮食不节；七情内伤；久病体虚等。

病机：膀胱气化失司。

病位：膀胱和肾，与肝、脾关系密切。

病性：实证、虚证和虚实夹杂。

（二）辨证和诊断

1. 辨证

		湿热下注	脾虚气陷	肾气不足
症状	主症	排尿频繁，下腹部、会阴部或阴囊部疼痛，尿道口时有白色黏液溢出，有时可见血尿，严重者可有阳痿、早泄、血精及遗精。伴见头痛、头晕、乏力等神经衰弱症状		
	兼症	小便频急，灼热刺痛，尿色黄赤，小腹拘急胀痛，或腰骶部、会阴区、大腿内侧不适感，伴恶寒发热，口苦呕恶	小便清频，食少便溏，四肢倦怠，少气懒言，面色萎黄，头晕目眩	小便赤涩不甚，但淋沥不已，时作时止，遇劳即发，伴腰膝酸软，神疲乏力
	舌脉	舌红，苔黄腻，脉滑略数	舌淡有齿印，苔薄白，脉沉细无力	舌淡，苔薄，脉虚弱
治法	治则	清热利湿，分清泄浊	健脾益气，升清固摄	滋阴补肾，分清别浊
	取经	足太阴经、任脉经穴为主		

2. 诊断要点

（1）病史：尿频、尿急、尿痛、排尿困难及血尿等，常伴畏寒、发热、会阴部及腰骶部剧烈疼痛；或排尿不尽感，疼痛并向阴部放射，便后或尿末尿道口有白色分泌物滴出，常伴性功能减退及神经衰弱症状。

（2）直肠指诊在急性前列腺炎可触到饱满肿胀，明显压痛。慢性前列腺炎可触及前列腺软硬不匀，或比正常稍硬，有压痛。

（3）前列腺液镜检，可见白细胞 10 个以上，卵磷酯小体数量减少等改变。尿三杯试验第一、第三杯尿液，可呈混浊状态。

（三）治疗

1. 体穴治疗

【取穴】

主穴	配穴	
	分型	取穴
阴陵泉、膀胱俞、腰俞、次髎	湿热下注	三焦俞、中极
	脾虚气陷	脾俞、足三里
	肾气不足	肾俞、气海

【方法】

用针罐法。在膝部之阴陵泉和腰骶部之腰俞、膀胱俞、次髎穴的附近，查找青蓝色、充盈度增高的皮下浅静脉血管，每次可选 2 组穴刺血，以流出黑紫或紫红色血液疗效最好。血止后拔火罐，又能吸拔出一部分血液，出血量 10～20ml。每 3 天治疗 1 次。

2. 耳穴治疗

【取穴】

主穴	配穴	
	分型	取穴
膀胱、肾、盆腔、尿道	实证	神门、耳尖
	虚证	肝、脾

【方法】

取耳穴膀胱、盆腔、尿道（双侧）点刺放血 3～5 滴，急性期症状重者每日 1~2 次，症状缓解后可隔日 1 次。余耳穴以压丸法配合，3 天换贴 1 次。不适宜放血者可全用压丸法治疗。

（四）验案示例

陈某某，38 岁。腰及会阴部间歇性胀痛一年余，尿频、尿急、尿中带血，阴囊作坠，尿意不尽，曾注射抗生素、内服中药无效。患者精神不畅，体倦乏力，眠差梦多，会阴作坠，腰骶疼痛，阳痿遗精，尿终有白浊，舌苔薄，脉弦细而沉。检查：直肠指检前列腺肿大，压痛（＋），质中等。前列腺液镜检：白细胞（＋＋），红细胞（＋＋），脓球少许，卵磷脂小体（＋＋）。尿检：蛋白（＋），白细胞（＋）。诊断为前列腺炎。治疗：刺血腰俞、阴陵泉（双）。效果：刺血治疗 1 次后，感觉腰骶部及会阴处胀痛渐轻。直肠指检前列腺大小正常，无压痛，镜检前列腺液（－），随访观察 5 年，未见复发。（伦新．刺血治疗前列腺炎的临床观察．上海颜德馨中医药基金会 2007－2008 年度优秀论文汇编：84－86）

（五）按语

（1）前列腺炎是一种较顽固的疾病，由于其病变部位较为特殊，故药物治疗效果不显著。刺络等针灸方法有较好疗效，但需长期坚持治疗。

（2）注意合理安排性生活，治疗期间节制房事。

（3）平时宜讲究防寒保暖，不吃刺激性食物，禁酒。

第二十一节　急性脑血管病

急性脑血管病主要包括脑溢血、脑血栓形成、脑栓塞、蛛网膜下隙出血和脑血管痉挛（也称暂时性脑缺血）等病，总体上可分为出血性和缺血性两类。相当于中医学"中风"、"卒中"。

（一）病因病机

病因：积损正衰；劳逸失度；情志失调；饮食不节；外邪侵袭等。

病机：风、火、痰浊、瘀血等病邪上扰清窍，导致脑络阻滞，神失其用。

病位：脑髓脉络，与心、肝、脾、肾有密切关系。

病性：本虚标实，上盛下虚之证。

（二）辨证和诊断

1. 辨证

		中经络	中脏腑	
			闭证	脱证
症状	主症	以突然意识障碍、或无意识障碍，半身不遂为主要临床表现。临床上根据意识有无障碍，分为中经络、中脏腑两类		
	兼症	以半身不遂、舌强语謇、口角歪斜，无意识障碍为主症者。兼见肢体麻木或手足拘急，头晕目眩，口黏痰多，尿黄便秘等	昏迷、半身不遂为主症者，兼见面赤，呼吸急促，喉中痰鸣，牙关紧闭，口噤不开，肢体强痉，二便不通	昏迷、半身不遂为主症者，兼见面色苍白，瞳孔散大，气息微弱，手撒口开，汗出肢冷，二便失禁
	舌脉	舌红或绛，苔白腻或黄腻，脉弦滑或细数	舌红，苔黄腻，脉洪大而数	舌淡白，苔滑腻，脉散或微
治法	治则	调神通络，行气活血	醒脑开窍，化痰启闭	醒脑开窍，回阳固脱
	取经	督脉、手厥阴经穴为主		

2. 诊断要点

（1）具有突然昏仆，不省人事，半身不遂，偏身麻木，口眼歪斜，言语謇涩等特定的临床表现。轻症仅见眩晕，偏身麻木，口眼歪斜，半身不遂等。

（2）多急性起病，好发于40岁以上年龄。

（3）发病之前多有头晕、头痛、肢体一侧麻木等先兆症状。

（4）脑血管造影、CT等检查可辅助诊断。

（三）治疗

1. 体穴治疗

【取穴】

主穴	配穴	
	证型	取穴
中经络 水沟、太阳、极泉、尺泽、委中、足三里、三阴交	肝阳暴亢	太冲、太溪
	风痰阻络	合谷、丰隆
	痰热腑实	曲池、内庭
	气虚血瘀	气海、血海
	阴虚风动	风池、太溪

续表

主穴		配穴	
		证型	取穴
中脏腑	素髎、百会、内关	闭证	十宣、太冲
		脱证	关元、神阙、气海（灸）

【方法】

用点刺法、针罐法。急救时由上向下取穴，仰卧位首选太阳穴处的颞浅静脉，此时不论是出血或缺血的脑损害，太阳穴处的浅静脉都有变化（血压升高时静脉可怒张于皮肤下，当供血不足时静脉可呈青蓝色显现），消毒后用三棱针斜刺静脉出血，让血向下流淌（用卫生纸接住），自然止血后再拔火罐，可用玻璃药瓶代替火罐吸拔出 5~10ml 的血量。然后卧位刺患者上肢尺泽穴处的静脉血管，用容器接血，危重期出血量可多些，让血自然流淌，血止后再用火罐吸拔，拔出 5~10ml 的血量。再视患者状况，选取委中穴处的小隐静脉的分支出血，或足三里穴处的胫前浅静脉，或丰隆穴处的浅静脉点刺出血，每穴都要尽量拔火罐，一般总出血都在 30ml 左右，实证的患者总出血量甚至可多些。中脏腑脱证多用艾灸法。治疗时间可视病情、体质的情况，急性期可间隔 3~4 天进行，恢复期以 7~15 天为好。

2. 耳穴治疗

【取穴】

主穴		配穴	
		分型	取穴
耳尖、神门、皮质下、缘中、心		实证	肾上腺、三焦
		虚证	肝、肾、脾

【方法】

每次先取双侧或患侧耳尖穴放血 4~6 滴，隔日 1 次。然后取余穴以王不留行或绿豆行压丸治疗，3~5 天 1 次，嘱每日自行按压3~5 次，每次每穴 100 下，10 天为 1 疗程；或者针刺、电针、埋针法治疗，留针 30~60 分钟，隔日 1 次，取单耳。15 次为 1 疗程。可配合患肢按摩法，以促进疗效。

（四）验案示例

陈某，男，52 岁，1994 年 9 月 24 日就诊。主诉：突然左侧肢体瘫痪 1 小时。患者有高血压史 10 余年。与同事在路上行走时，突然头晕，并发觉左侧上下肢体乏力，随即出现手脚及左口角活动不利之感，神志亦渐不清，即由同事送至本所施行抢救。刻下诊见神志昏迷，口眼歪斜，口角流涎，舌强语謇，左侧肢体瘫痪，不能活动。诊断：卒中。治疗经过：当时急予十宣放血，同时取太阳、头维、百会、风池、大椎、心俞、肝俞等穴，以及患侧肢体的相应穴位，行"刺络拔罐法"。治疗后诸症当即明显改善，神志得以清醒，肢体活动功能得以恢复，患侧肩臂在起针后即可上举，足亦可步行，口眼歪斜之症也大大好转，流涎减少，在场其他患者叹为奇迹。翌日去某医院脑外科就诊，经 CT 检查，诊断为脑溢血，留院观察，发出病危通知。住院数日，静脉注入甘露醇，症状无明显好转，故自行出院，仍由本所做"刺络拔罐"治疗，取太阳、印堂、头维、百会、风池、大椎、心俞、肝俞、脾俞、肾俞、至阳、筋缩等穴，同时选取患侧肢体的相应穴位。对健侧肢体的穴位则用速刺法。治疗 10 次后，诸症完全消失，恢复健康，西医认为本症如此疗效实为万中无一。［陆以莹．"刺络拔罐"治疗中风及其后遗症验案．针灸临床杂志，2005，21（4）：36］

（五）按语

（1）刺血治疗脑血管疾病，不但能用于急性脑血管病的突发昏迷抢救，使昏迷的患者很快清醒；而且能用于恢复期，可控制脑组织的病理损害，对脑缺血和脑出血的损害都有及时的治疗作用，使神经系统病变后恢复期的时间缩短，后遗症状减轻，致残率明显降低。

（2）针灸治疗本病疗效较满意，尤其对于神经功能的康复如肢体运动、语言、吞咽功能等有促进作用，治疗越早效果越好。治疗期间应配合功能锻炼。

（3）急性期若出现高热、神昏、心衰、颅内压增高、上消化道出血等情况时，应采取综合治疗措施，并注意防止褥疮，保证呼吸道通畅。

（4）急性脑血管病应重在预防，如年逾四十经常出现头晕头痛、肢体麻木，偶有发作性语言不利、肢体痿软无力者，多为中风先兆，应加强防治。

第二十二节　脑炎后遗症

脑炎后遗症是指由各种病毒、细菌、原虫等因素引起的脑部炎症，经半年的积极治疗后仍遗留神经、精神症状者。

（一）病因病机

病因：外邪侵袭；劳逸失度；情志不遂等。

病机：心神失常，筋脉失养。

病位：脑，与心、肝、肾关系密切。

病性：实证，虚实夹杂。

（二）辨证和诊断

1. 辨证

		痰热瘀阻	肝肾阴虚
症状	主症	发热，头痛	
	兼症	神志不清，精神失常，喉间痰鸣，吞咽困难，言语不利，或流涎失语，肢体瘫痪，甚或痴呆	烦燥不安，手足颤动，肢体强直，角弓反张，视物不清
	舌脉	舌质红，苔黄腻，脉滑数	舌红绛，少苔，脉细数
治法	治则	除痰清热，活血祛瘀	滋养肝肾，熄风潜阳
	取经	手厥阴经、足阳明经、足太阳经穴为主	

2. 诊断要点

（1）本病证多有急性或亚急性感染病史。

（2）起病时多有发热、头痛、呕吐或昏迷、精神异常等。

（3）后遗症为精神失常或神志模糊，失语流涎，吞咽困难，肢体瘫痪，震颤，抽搐，不自主运动，甚至肢体强直，角弓反张，视力障碍，痴呆以及病理反射阳性等。

（三）治疗

【取穴】

主穴	配穴	
	分型	取穴
水沟、太阳、大椎、合谷、内关、曲泽、委中、太冲	痰热瘀阻	丰隆、内庭
	肝肾阴虚	肝俞、肾俞

【方法】

用点刺法、针罐法。穴位常规消毒后，用三棱针在上述部位快速点刺，每穴放血5～10ml，或用梅花针在所选穴位散打至微出血，然后拔罐10分钟。急性期可间隔1～3天刺血1次，恢复期可间隔6～8天刺血1次，在治疗后遗症时可10～15天进行下一次治疗。刺血治疗的次数，根据病情恢复状况而定，一般5～10次不等，有的患儿要经多次刺血后疗效才能显出。

（四）验案示例

周某某，女，12岁。其父代诉：患儿于1973年夏季突发高热，继之昏迷5天，伴惊厥，肢体强直痉挛，诊为流行性乙型脑炎，经抢救治疗热退后，遗留有痉挛性瘫痪、不能言语、表情痴呆等，虽经多方治疗，但仍不能正常行走和讲话，智力障碍，并时有肢体抽搐癫痫小发作已近10年。检查：营养中等，精神欠佳，反应迟钝，双眼直视，听力、视力尚正常，构音困难，吐字不连贯，双下肢肌张力亢进，搀扶行走，剪刀步态，心肺（－）。

治疗：三棱针刺血取委中、尺泽、太阳、大椎、腰阳关穴，血色均黑紫，出血总量约100ml。3周后复诊，经上次刺血治疗后行走较前稳，双下肢僵硬有所好转，语言能力也有进步。再予三棱针刺血委阳、曲泽、哑门、太阳、命门穴，口服补肾强身片每次3片，3次/日，复合维生素B每次1片，3次/日。二个月后三诊，家长高兴告知，经2次治疗后，患儿十多年的乙型脑炎后遗症状都有明显进步，自己能缓慢行走，能跟随大人学语和数数字，面部表情亦好转。治疗有显效，继以上法再治1次。于9年后追访，得知3次刺血治疗使病情逐渐转愈，能如正常儿童玩耍，但智力稍差，长大后能从事农业劳动和料理家务，并已成家生子。（王峥，等．中国刺血疗法

大全. 安徽科学技术出版社, 2005: 137)

（五）按语

在脑炎病程发展的各个阶段中, 都可以使用刺络疗法, 各种脑炎的病情变化多端, 医者要对病情的发展做到心中有数, 刺血疗法正确使用绝对无不良副作用, 可使病情危重程度和神经系统受损的程度减轻。

第二十三节 震颤麻痹

震颤麻痹, 又称帕金森病, 是椎体外系统的一种退行性变, 主要病变部位在脑的黑质与纹状体, 属于中医学"颤证"、"震掉"的范畴。对本病未发现任何确切原因的, 称为"原发性震颤麻痹", 好发于 50~60 岁, 男多于女, 少数人有家族史; 对有确切原因的, 则称为"继发性震颤麻痹"或"震颤麻痹综合征"、"帕金森病", 多见于脑炎、动脉硬化、颅脑损伤、基底节肿瘤及一氧化碳或二硫化碳等化学物质中毒等。

（一）病因病机

病因: 年老体衰; 饮食不节; 思虑内伤; 劳欲过度; 先天不足等。

病机: 肝肾亏虚, 气血不足, 风痰阻滞, 经筋失养, 虚风内动。

病位: 脑, 初期主要在肝, 病久则涉及脾、肾、脑髓、筋脉。

病性: 本虚标实。

（二）辨证和诊断

1. 辨证

		肝肾亏虚	气血不足	痰浊动风
症状	主症	以静止性震颤、肌强直、运动徐缓为主症		
	兼症	动作笨拙, 头及四肢震颤（静止时明显, 情绪激动时加剧, 随意运动时减轻或消失）, 头晕目眩, 耳鸣, 失眠或多梦, 腰酸肢软, 肢体麻木	运动减少, 肢体震颤, 伴四肢乏力, 精神倦怠, 头晕目眩, 面色无华	动作困难（震颤时重时轻, 常可自我控制）, 伴胸脘痞闷, 食少腹胀, 头晕目眩
	舌脉	舌体瘦质暗红, 脉细弦	舌暗淡, 苔薄白, 脉细无力	舌胖大, 质淡、有齿痕, 苔腻, 脉弦滑

		肝肾亏虚	气血不足	痰浊动风
治法	治则	补益肝肾，育阴止颤	益气养血，熄风活络	化痰通络，平肝熄风
	取经	督脉、足太阳经、足少阳经经穴为主		

2. 诊断要点

（1）病史：患者可能有脑炎、脑外伤、脑动脉硬化及一氧化碳、二硫化碳和利血平等药物中毒史，部分有家族史

（2）症状：病史多较长，以震颤为主症，随后出现强直和运动减少，晚期患者因全身强直而失去活动能力，卧床、流涎、痴呆等。

（3）体征：①震颤。为静止性，随意运动时减轻，手指震颤时呈"搓丸样动作"。②运动减少，动作缓慢。表现为面容刻板，缺乏表情，双目凝视，呈"面具脸"。手指精细动作笨拙，书写困难，字越写越小，称"写字过小症"。行动时上肢正常摆动消失，步伐小而向前冲，不能及时止步，称"慌张步态"。说话缓慢，语言单调。③强直。受累肢体肌张力增高，在关节被动活动时伸屈肌均匀性的阻力增高，称"铅管样强直"，有时像齿轮转动，称"齿轮样强直"；由于全身肌肉强直，呈特殊站立姿势：头前倾，躯干向前屈曲，四肢轻度屈曲和内收。

（三）治疗

1. 体针治疗

【取穴】

主穴	配穴	
	分型	取穴
太阳、风池、大椎、曲泽、阳陵泉、太冲	肝肾亏虚	肝俞、肾俞
	气血不足	足三里、脾俞
	痰浊动风	中脘、丰隆

【方法】

用点刺法。首先寻找双侧太阳穴处的颞浅静脉，消毒局部皮肤后，用三棱针斜刺静脉出血，让血向下流淌（用卫生纸接住），自然止血后再拔火罐，可用玻璃药瓶代替火罐吸拨出 10～20ml 的血

量。然后取卧位，四肢针刺均取双侧穴位，每次取 3~4 个穴位处静脉出血，能流淌出黑紫色瘀血最佳，出血量控制在 50~100ml，血止后拔火罐。间隔 1 周治疗 1 次，一般 5~7 次治疗即能见效。

2. 耳穴治疗

【取穴】

主穴	配穴
神门、缘中、枕、皮质下	脾、肾、肝、颈、肘、腕、指、膝

【方法】

每次选取一侧主穴，行点刺放血 3~5 滴治疗；再取 2~3 个配穴点刺出血，或用梅花针法治疗。急性者每次取患侧或双侧敏感穴位 5 个左右，用毫针法，中强刺激，留针 30~60 分钟；缓解期慢性者可用压丸或其他方法治疗，取穴同急性者，3 天换贴 1 次，10 次为 1 个疗程。

（四）验案示例

李某某，男，79 岁。1 年前出现右上肢震颤，渐发展为双侧上、下肢均震颤，行走身体前倾，步伐前冲，坐下站起困难，双上肢僵硬，抬举困难。患者双目凝视，表情痴呆，反应迟钝，语言尚清楚，双手不能持物，起步困难。BP 150/106 mmHg，心、肺（－），四肢肌张力亢进，颅脑 CT 示脑萎缩。第一次刺血治疗，取委中、尺泽、太阳、大椎及百会穴，出血总量约 100ml。于半个月后复诊，得知四肢震颤已消失，但走路步态仍呈慌张状，自觉头脑清醒，精神好转，BP 140/90 mmHg，继续按上法加风池穴刺血治疗，点刺后拔火罐。第二次刺血治疗后病情明显好转，愿意说话，并能扶拐行走，四肢肌力正常，行走时腰背已能挺直。（王峥，等．中国刺血疗法大全．安徽科学技术出版社，2005：135）

（五）按语

（1）本病属疑难病，目前尚无特效治疗方法。西药不能阻止病情进展，需要终身服药，药物副作用非常明显。刺络治疗本病可取得一定疗效，病程短不超过 3 年的患者疗效较快，而病程长年龄高的患者见效较慢，但都有不同程度的好转，通常对僵直症状的改善比震颤症状的改善明显。

（2）除常规治疗外，应鼓励患者量力活动，并可配合体疗、理疗。晚期患者应加强护理和生活照顾，加强营养，防止并发症，延缓全身衰竭的发生。

（3）原发性震颤麻痹引起脑组织变性的原因尚不清楚，故预防比较困难。一般说来应注意精神调养，保持心情愉快，避免忧思郁怒等不良精神刺激。起居有节，饮食清淡，劳逸适度，适当参加体育锻炼。此外，注意环境保护，避免一氧化碳、锰、汞、氰化物侵害，以及抗忧郁剂、利血平等药物的使用都是必要的。

第二十四节 头 痛

头痛指头颅的上半部（眉目以上至枕下部为止的范围）的疼痛。一般可将头痛分为血管性头痛、颅内高压或低压性疼痛、紧张性头痛、外伤性头痛、头面五官疾患引起的头痛。

（一）病因病机

病因：外邪侵袭；七情内伤；饮食不节；劳伤过度；体虚久病；跌仆闪挫。

病机：气血逆乱，瘀阻脑络，脑失所养。

病位：脑，涉及肝、脾、肾。

病性：实证，虚证。

（二）辨证和诊断

1. 辨证

		阳明头痛	少阳头痛	太阳头痛	厥阴头痛	全头痛
症状	主症	头痛的部位多在前额、颠顶、一侧额颞，或左或右或呈全头痛而辗转发作。疼痛的性质有昏痛、隐痛、胀痛、跳痛、刺痛或头痛如裂				
	兼症	前额痛，包括眉棱骨痛和因眼（如青光眼）、鼻（如鼻窦炎）、上牙痛引起的疼痛在内	偏头痛，包括耳病引起的疼痛在内	后枕痛，包括落枕、颈椎病引起的疼痛在内	颠顶痛，包括高血压引起的疼痛在内	整个头部的疼痛，难以分辨出具体的疼痛部位

		阳明头痛	少阳头痛	太阳头痛	厥阴头痛	全头痛
治法	治则	疏经活络，通行气血				
	取经	手足阳明经、手足少阳经、手足太阳经、足厥阴经为主				

2. 诊断要点

（1）以头部疼痛为主要表现。

（2）部位可发生在前额、两颞、颠顶、枕项或全头部。性质可为跳痛、刺痛、胀痛、灼痛、重痛、空痛、昏痛、隐痛等。

（3）外感头痛多有起居不慎，感受外邪的病史；内伤头痛常有饮食、劳倦、房事不节、病后体虚等病史。

（三）治疗

1. 体穴治疗

【取穴】

主穴	配穴	
	分型	取穴
太阳、百会、印堂、曲泽、委中、阿是穴	阳明头痛	上星、阳白
	少阳头痛	率谷、外关
	太阳头痛	天柱、昆仑
	厥阴头痛	太冲、通天
	全头痛	风池、合谷
	外感风邪	风门，风热加曲池，风寒加灸大椎
	痰浊上扰	阴陵泉、丰隆
	气滞血瘀	膈俞、合谷
	肝阳上亢	太冲、太溪
	气血不足	脾俞、足三里

【方法】

用针罐法。在穴位周围常规消毒后，仔细观察局部浅表静脉血管的变化，用锋利的中、小号三棱针刺破静脉血管，根据穴位处皮下组织的厚薄，选用直刺、斜刺的手法进针，深度2～5mm，以刺破血管靠近体表的管壁，让血液顺着针孔自然流出；血止后再用闪火法拔火罐，留置 5～10 分钟后起罐，擦净血迹，并用 2% 碘酊消毒针孔。操作时一般先刺下肢穴位并拔火罐，休息观察一会再取上肢穴位，最后取头部穴位，无论何种头痛太阳穴都是主穴。委中穴刺血时先让患者站立，刺出血后再坐下，其他穴位可取坐位刺血；体质虚弱者，或长期不能进食者，可让患者取卧位刺血，用卫生纸接住血液。头痛好转的病者，可间隔 5～7 天进行下一次刺血治疗；对于急性头痛者，如刺后疼痛未缓解，可第二天再刺血一次，掌握出血量，不可失血过多。

2. 耳穴治疗

【取穴】

主穴	配穴
神门、额、枕、颞、皮质下	肝阳、颈、皮质下、肝、心

【方法】

双耳取主穴消毒后，毫针点刺放血 3～5 滴，然后配穴行压丸、针刺、贴磁、药线灸等施治，3～4 天 1 次，10 次为一个疗程，疗程间隔 1 周。发热者加双屏尖或轮 3、4、5，点刺放血各 1～3 滴；症状重及顽固性头痛，耳背静脉放血 1ml 以上，两耳交替。

（四）验案示例

杨某，女，40 岁，农民，自诉：左侧头痛 3 年余，时发时止，近半年来发作频繁，7～10 天即发作 1 次，胀痛难忍，并伴有恶心呕吐，倦怠懒言，需服用去痛片、谷维素等药物并卧床休息 1～2 天方可缓解。经市级某医院做脑电图、拍头颅片检查，未见异常。诊断为血管神经性头痛。就诊时查左侧颞部静脉怒张，舌质暗淡，边有瘀点，苔薄，脉弦。治疗：取双侧太阳穴三棱针点刺放血，血止加拔火罐，5 分钟后起罐，消毒针眼。1 周后复诊，自诉头痛发作 1 次，但症状显著减轻。按上法共治疗两次，头痛即完全控制。[路玫. 太阳穴刺血在针灸临床的应用. 针灸临床杂志，1998，14（5）：44]

（五）按语

（1）掌握出血量的多少是刺血镇痛的关键之一，治疗时本着"血实宜多出血、血虚可少出血"的原则，因人因病而灵活掌握出血量，一般每穴出血在 5ml 左右。这样不但对身体不会有危害，而且能使头痛很快缓解。

（2）观察静脉出血的血色，有助于了解疾病，如急性头痛、发热、高血压、炎症早期，刺出的浅表静脉血管血色多呈鲜红色，而长期头痛、紧张性头痛、受寒冷和潮湿诱发的头痛，以及长期慢性炎症者，刺出的浅表静脉血色多是暗紫红色。

（3）刺络治疗头痛疗效显著，对某些功能性头痛能够达到治愈的目的，对器质性病变引起的头痛也能改善症状，但应同时注意原发病的治疗，以免贻误病情。

（4）部分患者由于头痛反复发作，迁延不愈，故易产生消极、悲观、焦虑、恐惧情绪，故在治疗的同时，应给予患者精神上的安慰和鼓励。

第二十五节　枕神经痛

枕神经痛以枕区及上颈段部位的疼痛并向后顶部放射，呈持续性疼痛，阵发性加剧。

（一）病因病机

病因：外邪侵袭；情志失调；年老体弱；跌仆损伤等。

病机：气血不畅，脑脉阻遏。

病位：头部，与肝、肾有关。

病性：实证为主。

（二）辨证和诊断

1. 辨证

		外感时邪	气滞血瘀	肝肾亏损
症状	主症	后头部及颈项部疼痛		
	兼症	恶寒发热、鼻塞流清涕、口淡不渴；或发热恶风、咽痛咳嗽、面色红赤、口渴多饮	常有外伤史，反复发作，久病不愈，痛处固定，如锥如刺，颜面口唇青紫	持续隐隐作痛，伴头晕目眩，失眠健忘，腰酸腿软，肢冷耳鸣
	舌脉	舌淡红，苔薄白或黄，脉浮紧或数	舌紫暗，或边有瘀点，苔薄，脉弦涩	舌红少苔，脉细数

续表

		外感时邪	气滞血瘀	肝肾亏损
治法	治则	疏散表邪，通络止痛	活血化瘀，通窍止痛	滋补肝肾，养血填精
	取经	足太阳、足少阳经穴为主		

2. 诊断要点

（1）后枕部或上颈段疼痛，呈持续性发作，阵发性加剧，并向后顶部放射，活动头部、咳嗽、喷嚏等均可使疼痛加剧。当按压枕大神经根及枕小神经根的压痛点时，患者感到剧烈疼痛，并沿神经分布方向扩散。

（2）枕部皮肤常有感觉过敏。颈椎 X 光照片可帮助诊断。

（三）治疗

【取穴】

主穴	配穴	
	分型	取穴
委中、太阳、风池、完骨	外感时邪	风门、尺泽
	气滞血瘀	太冲、膈俞
	肝肾亏损	肝俞、肾俞

【方法】

用点刺法。先取委中，根据委中穴周围的血管变化，刺双侧或单刺患侧。枕大神经痛时在局部可点刺风池穴出血，枕小神经痛时可点刺完骨穴出血，出血后尽量设法拔火罐；在枕神经痛伴有颈肩部的麻木酸痛时，取患侧尺泽穴处的静脉刺出血。如果病情不能控制，可加刺患侧太阳穴处的浅静脉出血，以及点刺大椎穴出血。一般间隔 7 天治疗 1 次，痛剧时可隔日 1 刺，经过 1~2 次刺血治疗后，枕神经痛多能痊愈。如颈部有其他疾患时，还要对症治疗颈部的疾患，以消除颈丛的刺激症状。

（四）验案示例

患者，女，45 岁，工人，于 2009 年 1 月 19 日就诊。因感风寒后，右后枕部发作性剧痛并向上呈线样放射 2 月余，局部压痛明显，项强。自服脑宁、止痛片，仍无法控制发作。诊断为枕大神经痛。

治疗：取患侧天柱、风池穴，常规消毒后，天柱穴沿皮平刺入皮肤后，针尖朝风池穴透刺，行强刺激手法；风池穴进针后，针尖向鼻尖方向深刺 1.2 寸，持续捻转使酸胀感扩散至枕部，或向同侧头角放射为佳，每隔 5 分钟重复手法 1 次，留针 20 分钟。针刺后进行刺血疗法，用三棱针天柱穴点刺出血 1 ml。每日治疗 1 次，经治疗 3 次后疼痛明显减轻，经 10 次治疗后症状消失，随访 6 个月，未发作。[张静．刺血疗法治疗枕大神经痛 35 例．上海针灸杂志，2011，30（7）：471]

第二十六节　面神经炎

面神经炎是因局部受风或寒冷刺激，引起面神经管及其周围组织的炎症、缺血、水肿，或自主神经功能紊乱，局部营养血管痉挛，导致组织水肿，使面神经受压而出现炎性变化。本病可发生于任何年龄，多见于冬季和夏季，发病急速，以一侧面部发病为多。

（一）病因病机

病因：外邪侵袭；劳作过度；素体虚弱等。

病机：气血痹阻，经筋功能失调，筋肉失于约束。

病位：面部。

病性：实证为多。

（二）辨证和诊断

1. 辨证

		风寒证	风热证	气血不足
	主症	以口眼歪斜为主要特点。常在睡眠醒来时发现一侧面部肌肉板滞、麻木、瘫痪，额纹消失，眼裂变大，露睛流泪，鼻唇沟变浅，口角下垂歪向健侧，病侧不能皱眉、蹙额、闭目、露齿、鼓颊。病程迁延日久，可因瘫痪肌肉出现挛缩，口角反牵向患侧，甚则出现面肌痉挛，形成"倒错"现象		
	兼症	多见于发病初期，伴恶寒发热、鼻塞流清涕、口淡不渴	见于发病初期，伴发热恶风、咽痛咳嗽、面色红赤、口渴多饮	伴头晕目眩，失眠健忘，肢倦乏力，面色淡白
	舌脉	舌淡，苔薄白，脉浮紧	舌红苔薄黄，脉浮数	舌淡白少苔，脉细数
治法	治则	活血通络，疏调经筋		
	取经	手太阳经、足阳明经穴为主		

2. 诊断要点

（1）多有受寒病史，起病前数日有同侧耳后、耳内、乳突区疼痛史。

（2）自觉面部僵硬，面颊动作不灵，食物残留病侧齿颊间隙，流涎，流泪。

（3）体检可见患侧额纹消失，眼裂扩大，鼻唇沟变浅，面部向健侧歪斜。不能完成皱额、蹙眉、闭目、露齿、鼓气或吹口哨等动作。患侧舌前 2/3 的味觉减退。

（4）除了面神经有病变体征外，其他颅神经检查无异常。肌电图检查多表现为单相波或无动作电位，多相波减少，甚至出现正锐波和纤颤波。

（三）治疗

1. 体穴治疗

【取穴】

主穴	配穴	
	分型	取穴
太阳、翳风、地仓、颊车、阳白、颧髎	风寒证	风池、风门
	风热证	大椎、曲池
	气血不足	足三里、脾俞

【方法】

用针罐法、割治法。

方法一 常规消毒后，先寻找翳风、尺泽、太阳穴附近有病变的静脉血管，一定要刺出血，总出血量在 5～10ml。大椎、翳风、地仓、颊车、阳白等穴，可用三棱针直接点刺，深度约 0.2～0.5cm，然后用各种不同口径火罐吸拔出血。第一次刺血后，根据病情可间隔 3～7 天，再进行下一次治疗，随着病情的好转可间隔 10～15 天再治疗，直至面瘫痊愈。

方法二 根据辨证选取穴位后，常规消毒局部皮肤，以刀片割破皮肤成"X"型，并挤出少许血液，然后把一小块有药粉（由麝香、全虫、白胡椒、白花蛇、蜈蚣研末而成）的胶布贴于穴位上，每周 1 次。或者选取颊黏膜，以手术刀切割患侧或健侧口腔黏膜，深约0.1～0.3cm，长约1～1.5cm，以少量血液渗出为度，再在面部按摩约20次即可，1～3次为1疗程。亦可配合用清水调芥末5～10g，敷于患侧面颊外部，胶布固定。

2. 耳穴治疗

【取穴】

主穴	配穴	
	分型	取穴
神门、面、口、面颊、皮质下、肾上腺	风寒	脾、额
	风热	耳尖、肝

【方法】

方法一　取患侧面颊为主的相应部位穴区（面、口、颊、额）行点刺放血，以刺破表皮为度，点刺15～20下，使出血如菜籽大小血珠。余穴行贴压治疗，或选敏感穴3～5个，行耳针、电针、艾灸、药线灸及维生素 B_1 或维生素 B_{12} 穴位注射。每日1次，10次为1疗程，疗程间隔5天。

方法二　选择患者耳背静脉处明显血管一根，先揉搓数分钟，使其充血，常规消毒后以手术尖刀划破血管，出血约0.5～3ml，然后消毒切口，加盖敷料固定。不愈者，可在上次手术之耳背上另选一根血管，进行放血，2次治疗时间可间隔1周。

（四）验案示例

康某，女，43岁，工人，1992年10月3日初诊。主诉：右眼流泪，口眼歪向左侧3天。查右侧额纹变浅，右眼闭合时露白约0.2cm，右侧鼻唇沟变浅，右耳后压痛明显。舌淡红、苔薄白，脉浮紧。诊断：口僻（周围性面神经炎），证属外感风寒，气血阻滞。治则：疏风散寒、活血通络。治疗：取右侧面颊部黏膜放血约2ml，肺俞穴常规消毒后用梅花针叩刺出血并留罐10分钟，商阳（左）放血少许，右侧阳白、下关、地仓刺血后闪罐约5分钟。隔日治疗1次，7次后右侧额纹全部出现，面部表情肌在静止时已看不出口眼歪斜，右眼露白消失，继续治疗3次而病愈。[张争昌. 刺血疗法临床应用撮要. 陕西中医，2001，22（6）：347]

（五）按语

（1）面神经麻痹有一个发展过程，针灸治疗面瘫具有良好疗效，是目前治疗本病安全有效的首选方法。刺血疗法可早期使用，但刺激强度要轻，拔火罐时也不宜久留。

（2）面部应避免风寒，必要时应戴口罩、眼罩；因眼睑闭合不全，灰尘容易侵入，故每日滴眼药水2~3次，以预防感染。

（3）周围性面瘫的预后与面神经的损伤程度密切相关，一般而言，由无菌性炎症导致的面瘫预后较好，而由病毒导致的面瘫（如亨特氏面瘫）预后较差。此外，本病应与中枢性面瘫相鉴别。

第二十七节　面肌痉挛

面肌痉挛又称面肌抽搐，是一种阵发性的不规则的一侧面部肌肉不自主抽搐为特点的疾病，属于中医学的"面风"、"筋惕肉

2. 诊断要点

（1）抽搐从眼睑开始，呈阵发性、痉挛性发作，逐渐加重和扩大，以至半侧面部肌肉抽搐。每因工作疲劳、精神紧张、过度刺激而诱发。

（2）发作时患侧眼裂缩小，口角向病侧偏歪，发作停止犹如常人，神经系统检查无阳性体征。

（3）本病的主要病理为面神经的损伤，出现异常兴奋，肌肉放电较随意运动时的频率为高；肌电图检查可出现肌纤维震颤和肌束震颤波。

（三）治疗

1. 体穴治疗

【取穴】

主穴	配穴	
	分型	取穴
太阳、颧髎、翳风、攒竹、风池、太冲	风寒阻络	列缺、风门
	风热袭络	曲池、内庭
	虚风内动	太溪、三阴交

【方法】

用针罐法。先取双侧主穴、单侧配穴，局部皮肤常规消毒后，用25~30号2寸毫针迅速刺入穴位，让针身、针柄垂吊，造成牵拉之势。然后用三棱针在上述部位快速点刺，再拔罐5分钟，每次放血2~3ml，擦净血迹后轻按患处。隔日1次，10次为1个疗程。

2. 耳穴治疗

【取穴】

主穴	配穴	
	分型	取穴
神门、面颊、眼、皮质下	实证	肝、交感
	虚证	肾、脾

【方法】

每次先取一侧耳穴神门、面颊放血 4~6 滴，隔日 1 次。然后取余穴以王不留行或绿豆行压丸治疗，3~5 天 1 次，嘱每日自行按揉 3~5 次，每次每穴 100 下，10 天为 1 个疗程；或者针刺、电针、埋针法治疗，留针 30~60 分钟，隔日 1 次，取单耳。10 次为1 个疗程。

（四）**验案示例**

余曾针治一面肌痉挛数年的患者，以前曾服药及针灸治疗，面肌痉挛一直未愈，来我处针灸数次，症状未见明显改善。后仔细观察患者局部痉挛以下眼睑四白穴为中心点，并隐约可见皮下瘀滞的静脉，遂以三棱针速刺四白穴出血数滴。而痉挛即刻停止，追访一年未见复发。〔刘翠英. 刺络放血疗法的临床应用. 北京中医，1999，（4）：24〕

（五）**按语**

（1）刺血法治疗面肌痉挛一般可缓解症状，减少发作次数和程度。但对于病程较长而症状较重者疗效差，可作为辅助治疗。

（2）患者应保持心情舒畅，防止精神紧张及急躁。

（3）癫痫小发作也可以引起局限性面肌痉挛，多见于口角部位，常伴有口眼转动，有时可有肢体抽搐，脑电图有异常放电现象，可作鉴别。

第二十八节 三叉神经痛

三叉神经痛是以三叉神经分布区出现放射性、烧灼样抽掣疼痛为主症的疾病，是临床上最典型的神经痛。本病多发于 40 岁以上的女性，有原发性和继发性之分。

（一）**病因病机**

病因：外感风邪；情志不调；外伤等。

病机：气血痹阻，经脉不通，不通则痛。

病位：面部。

病性：实证为主。

（二）辨证和诊断

1. 辨证

		风寒证	风热证	气滞血瘀
症状	主症	面部疼痛突然发作，呈闪电样、刀割样、针刺样、火灼样剧烈疼痛。伴面部潮红、流泪、流涎、流涕，面部肌肉抽搐，持续数秒到数分钟，常因说话、吞咽、刷牙、洗脸、冷刺激、情绪变化等诱发		
	兼症	恶风畏寒，面白肢冷，疼痛时作，遇风寒则剧，得暖则舒	痛处伴灼热感，遇热尤甚，身热多汗，口渴口臭	面痛剧烈，痛如锥刺，或如刀割，痛处拒按
	舌脉	苔薄白，脉浮弦	舌质红，苔黄，脉数	舌质紫暗，或边有瘀点，脉弦涩
治法	治则	祛风散寒，疏通经络	清热解表，疏通经络	理气活血通络
	取经	手阳明、足少阳经穴为主	手足阳明经穴为主	手阳明、足太阳经穴为主

2. 诊断要点

（1）病史：面部某一部位的瞬时、剧烈疼痛，发作常无预兆，疼痛呈电灼样、针刺样、刀割样或撕裂样，每次持续数秒钟至1~2分钟，反复发作，多因情绪紧张、进食、洗脸、说话、刷牙、打呵欠、吹风等而诱发。疼痛突然发生，又可突然停止，间歇期无任何症状。

（2）部位：第一支为眼支，疼痛部位在额部和上眼眶疼痛。第二支为上颌支，疼痛部位在上颌、下眼眶、颧部、上齿龈、面颊及上唇。第三支为下颌支，疼痛部位在颞区、下颌面部、耳廓前部。疼痛以单侧为多，第二、三支分布区比较多见。

（3）体征：患侧面部肌肉痉挛，咬牙，因疼痛剧烈，患者常以手掌按压面部。轻触或牵拉扳机点可以诱发疼痛，扳机点多在上、下唇等处。

（三）治疗

1. 体穴治疗

【取穴】

主穴	配穴	
	分型	取穴
太阳、四白、下关、地仓、翳风、尺泽、合谷	外感风寒	风池、列缺
	外感风热	曲池、大椎
	气滞血瘀	三阴交、膈俞

【方法】

用针罐法。常规消毒局部皮肤，先以毫针刺入上述穴位（面部以患侧取穴，其余经穴均要取双穴），得气后用捻转泻法，但刺激强度不宜过大，应柔和、适中。然后任选 2～4 穴，用三棱针点刺 2～3 点（刺入皮下或皮内），即拔火罐于点刺处，出血约 1～2ml。隔日 1 次，7 次为 1 疗程。注意：治疗期间，患者禁食辛辣刺激之品。

2. 耳穴治疗

【取穴】

主穴	配穴
神门、面颊、额、颌	肝、交感、皮质下

【方法】

每次选取一侧主穴，行点刺放血 3～5 滴治疗；再取 2～3 个配穴点刺出血，或用梅花针法治疗。隔 3 天 1 次，10 次为 1 疗程。

（四）验案示例

周某，男，51 岁。2 年前出现右侧牙齿酸胀不适，午餐中右侧牙槽突发闪电样剧烈疼痛，放射至右侧面颊部，不能张口、洗脸，冷热刺激均诱发疼痛，每次发作约 2～3 分钟，严重时呈连续性发作。口服扑巅痛等，病情有所缓解。1 周前因劳累及感受外寒而再次发作。诊为"三叉神经痛"。取四白、下关、合谷、地仓、颊车。每日针 2 次，留针 1 小时。针刺后并在下关、颧髎处刺络拔罐，出血量为每穴 3～5ml。经治 1 周后疼痛明显减轻，间断发作，持续时间明显缩短。经 3 周治疗后痊愈。半年后追访，未见复发。（天津中医

学院第一附属医院针灸科. 石学敏针灸临证集验. 天津科学技术出版社，1990：284）

（五）按语

（1）刺血治疗可在疼痛期进行，在缓解期治疗更好，对久病体虚者，以及年老体弱者，要卧位治疗。多数患者经 3～4 次治疗可终止发作，外科手术过的患者，有部分治疗效果不明显，临床上最多治疗 6 次即可痊愈。

（2）三叉神经痛是一种顽固性难治病证，刺血治疗有一定的止痛效果。对继发性三叉神经痛要查明原因，采取适当措施，根除原发病。

第二十九节　肋间神经痛

肋间神经痛是指一支或几支肋间神经分布区的经常性疼痛，呈束带样，每因呼吸或咳嗽、喷嚏时，肋间隙收缩而激发疼痛，偶因同时损害椎间脊神经节（神经节神经炎）而于相应皮节的皮肤发生带状疱疹。

（一）病因病机

病因：外感湿热之邪，情志内伤，跌仆闪挫等。

病机：经脉阻遏。

病位：两胁，与肝关系密切。

病性：实证为主。

（二）辨证和诊断

1. 辨证

<table>
<tr><th colspan="2"></th><th>肝气郁结</th><th>湿热蕴结</th><th>瘀血内停</th></tr>
<tr><td rowspan="4">症状</td><td>主症</td><td colspan="3">两胁肋胀痛或刺痛</td></tr>
<tr><td>兼症</td><td>走窜不定，胸闷不舒，嗳气频作，情绪抑郁，善怒烦恼，每因情志波动而加剧</td><td>发热恶寒，心烦口苦，面色红赤，小便短少</td><td>痛处不移，或有跌仆、损伤病史，肋下胀痛拒按</td></tr>
<tr><td>舌脉</td><td>舌质淡，苔白，脉弦</td><td>舌质红，苔黄，脉弦数</td><td>舌质紫暗，或边有瘀点，脉弦涩</td></tr>
<tr><td rowspan="2">治法</td><td>治则</td><td>疏肝理气止痛</td><td>清热利湿，理气止痛</td><td>活血化瘀，通络止痛</td></tr>
<tr><td>取经</td><td colspan="3">足厥阴、足太阳经穴为主</td></tr>
</table>

2. 诊断要点

（1）有一支或几支肋间神经分布区域的疼痛，并随呼吸、咳嗽、喷嚏而加剧，有时放射至同侧肩部和背部。

（2）检查时可以发现相应皮肤区域的感觉过敏。

（3）在相应的肋骨边缘可有压痛。

（三）治疗

1. 体穴治疗

【取穴】

主穴	配穴	
	分型	取穴
内关、阳陵泉、阿是穴	肝气郁结	太冲、期门
	湿热蕴结	中脘、三阴交
	瘀血内停	膈俞、血海

【方法】

用叩刺法、针罐法。

方法一　患者仰卧，消毒后先用捻转进针法刺双侧内关穴，待有感应后用提插法加大刺激量，使针感向上肢放散，同时令患者进行深呼吸；再刺入阳陵泉，并横向阴陵泉透刺，待有感应后用捻转法加大刺激量，使针感上下传导。刺毕毫针留置于所刺穴位，5分钟行针1次，最少留30分钟，最多留60分钟。取针后消毒疼痛处皮肤，取梅花针由轻而重地叩刺，至局部皮肤明显发红，微出血时，取大号火罐用投火法吸附于上，留罐10~15分钟使皮肤出血，呈紫红色时取罐。隔天1次，6次为1疗程。

方法二　先以毫针刺入肋间疼痛最明显处约1.5cm深，可顺肋间斜刺2~3针，刺后轻摇针孔，使之出血如绿豆大，不留针。起针后及时拔火罐，视拔罐部位充血发红及针孔少许出血后起罐，隔日1次，3~4次为1个疗程。注意事项：毫针不能深刺，特别是体瘦之人更应注意，以免引起气胸。

2. 耳穴治疗

【取穴】

主穴	配穴
神门、肝、胆、胸	交感、皮质下

【方法】

每次选取一侧主、配穴，行点刺放血 3~5 滴治疗，或用梅花针法治疗。隔 3 天 1 次，10 次为 1 疗程。

（四）验案示例

崔某某，女，78 岁。二十余日前，左胸背部疼痛伴发成簇疱疹，先后在外院及本院外科诊为"带状疱疹"，给予内服外敷中西药物，疱疹结痂脱落，但疼痛不减，外院予封闭、内服止痛安定类药物及针灸治疗罔效，收入我院针灸病房治疗。当时患者呻吟不已，寝食难安，疼痛沿 $T_{3~5}$ 肋神经放射，痛如锥刺，拒触按，局部皮肤暗红，舌暗有紫斑，脉弦。治拟祛邪通络。予梅花针中叩拔罐法，取穴以痛为输，沿 $T_{3~5}$ 肋神经叩刺后加拔火罐，吸出暗红色血。1 次治疗后疼痛明显减轻，维持时间 3~4 小时。连续 3 天治疗，疼痛大减，可持续 5~6 小时，夜眠能安。以后间日 1 次，共治 10 次而愈。[向谊. 叩刺拔罐法治疗顽固性经络病验案 4 则. 南京中医药大学学报，1995，11（4）：40]

（五）按语

（1）刺络治疗胁痛有较好的效果。但急性胁痛止痛后应注意查明病因，必要时采取综合治疗。

（2）本病多与情志有关，因此精神愉快，避免情绪过于激动，以及适当进行体育锻炼，增强体质，有一定的预防意义。

（3）患者要多注意休息，饮食宜清淡，忌食肥甘厚味，多吃蔬菜、水果、瘦肉、豆制品等清淡有营养的食物。

第三十节 坐骨神经痛

坐骨神经痛是指沿坐骨神经通路及其分布区域的疼痛，即在臀部、大腿后侧、小腿后外侧和足外侧的疼痛。

（一）病因病机

病因：外邪侵袭；饮食不节；久病体虚；跌仆瘀阻。

病机：经脉闭阻，不通则痛。

病位：邪在经脉，与肝、肾有关。

病性：虚实相兼。

（二）辨证和诊断

1. 辨证

		气滞血瘀	寒湿阻络	湿热流注	肝肾亏虚
症状	主症	腰部或臀部、大腿后侧、小腿后外侧及足外侧出现放射性、电击样、烧灼样疼痛			
	兼症	腰痛剧烈，痛处拒按，动则痛甚，卧则痛减	腰腿冷痛重着，遇冷痛剧，得暖则舒，夜间尤甚	腰腿灼热疼痛，伴面色红赤，口苦咽干，便秘尿黄，疼痛不分昼夜	腰酸腿软，肢体乏力，遇劳痛剧，卧则痛减
	舌脉	舌质紫暗或有瘀点，脉弦涩	舌质淡，苔白厚，脉沉迟	舌质红，苔黄腻，脉数	偏于阳虚者，舌淡苔白，脉沉迟；偏阴虚者，舌红干少苔，脉细数
治法	治则	行气化瘀，蠲痹通络	祛风通络，散寒除湿	清热通络，祛风除湿	培补肝肾，舒筋止痛
	取经	足太阳、足少阳经穴为主	足少阳、足太阳、任脉经穴为主	足太阴、足太阳经穴为主	足太阳、督脉经穴为主

2. 诊断要点

（1）症状及体征：沿坐骨神经通路剧烈疼痛，呈烧灼样或针刺样，直腿抬高试验阳性，拾物试验阳性，小腿外侧及足背疼痛、发麻，踝反射减弱或消失。

（2）辅助检查：腰骶部 X 线照片或"CT"断层扫描对本病诊断有重要意义，腰椎穿刺或椎管内造影可排除椎管内肿瘤。

（三）治疗

1. 体穴治疗

【取穴】

主穴	配穴	
	分型	取穴
腰夹脊、环跳、阳陵泉、委中	足太阳经型	秩边、承扶、昆仑
	足少阳经型	风市、悬钟、足临泣

【方法】

用针罐法。常规消毒锋利的中号三棱针，然后选取穴位周围显现的静脉血管，用75%酒精棉球常规消毒，用三棱针点刺出血，针刺深度可因取穴部位不同在0.2~1.5cm之间，碰到骨骼要避开，让血液自然流出。血止后用闪火法拔罐，视不同的穴位选用不同型号的火罐，5分钟左右起罐。再用2%碘酒棉球消毒针孔，让患者用湿毛巾擦干血迹，针刺后肢体不能用冷水洗浴。

（四）验案示例

杜某某，男，48岁。主诉：右侧腰腿后外侧疼痛二十余日，伴有酸胀感，活动及喷嚏时疼痛加剧，转侧不利，下肢有凉感，夜间痛甚，难入睡。先以足太阳、足少阳经穴为主治之，选穴 $L_{2~4}$ 夹脊、环跳、委中、阳陵泉等针刺泻法，配合艾灸。经治10余次后，疼痛缓解，但感腰部酸软，下肢酸楚无力，小腿至足外侧麻木，不可远行。又宗原法针治，10余次后病情仍不见好转，究其因腰乃肾之府，肾之精血亏损，气血不足，无以濡养经脉，充灌骨髓，故腰膝酸软、无力，小腿麻木，不耐劳累。拟补肾益气、养血和络，予循足太阳、足少阳二络轻叩拔罐，隔日1次，经治15次病愈。[向谊. 叩刺拔罐法治疗顽固性经络病验案4则. 南京中医药大学学报，1995，11（4）：40]

（五）按语

（1）刺络法治疗坐骨神经痛效果显著。如因肿瘤、结核等引起者，应治疗其原发病；腰椎间盘突出引起的可配合牵引或推拿治疗。

（2）急性期应卧床休息，椎间盘突出者须卧硬板床，腰部宜束阔腰带。

（3）劳动时须采取正确姿势，平时注意防寒保暖。

第三十一节　多发性神经炎

本病是由于各种因素引起的周围神经的对称性损害。主要表现为四肢远端呈手套、袜子型分布的感觉障碍，下运动神经元性瘫痪，以及自主神经功能障碍等。

（一）病因病机

病因：邪热内侵，脾胃损伤。

病机：筋脉失于濡养。

病位：筋脉，与脾、胃、肾关系密切。

病性：虚实相兼。

（二）辨证和诊断

1. 辨证

		肺胃热盛	湿热浸淫	脾胃虚弱
症状	主症	轻者仅有肢端麻木、疼痛、乏力，重者肢体痿软不用		
	兼症	身热汗出，咽干咳嗽，口渴引饮，小便黄赤，大便秘结	胸闷纳呆，手足麻木，扪之微热，喜凉恶热，小便混浊，大便稀烂	面色萎黄，神疲体倦，肌肉消瘦，短气懒言，食少便溏
	舌脉	舌质红，苔黄，脉数	舌质红，苔黄腻，脉濡数	舌质淡，苔薄白，脉沉细
治法	治则	清热泄肺，和解肠胃	清热利湿，通利经脉	补中益气，健脾升清
	取经	手足阳明、手太阴经穴为主	足阳明、足太阴经穴为主	足阳明、足太阳经、督脉穴为主

2. 诊断要点

（1）感觉障碍明显，均有肢体远端感觉障碍，其分布呈对称性的或长或短的手套、袜子型，早期多有感觉异常（蚁走、针刺、烧灼样）或过度，以后为感觉减退或消失，开始在四肢远端，以后向近端发展。

（2）肢体远端呈对称性的下运动神经元性瘫痪，表现为肌张力降低，腱反射迟钝或消失，日久肌肉萎缩，出现垂腕或垂足。一般不影响躯干及颅神经支配的肌肉。

（3）自主神经功能紊乱，四肢远端发热或发冷，无汗或多汗，皮肤光滑、菲薄、或干燥起裂、或色素沉着，指（趾）甲粗糙、增厚或脱落。

（三）治疗

体穴治疗

【取穴】

主穴	配穴	
	分型	取穴
上肢：曲池、曲泽、手三里、外关、八邪 下肢：伏兔、风市、足三里、阳陵泉、丰隆、八风	肺胃热盛	尺泽、内庭
	湿热浸淫	阴陵泉、三阴交
	脾胃虚弱	脾俞、胃俞

【方法】

用针罐法。常规消毒局部皮肤，先以毫针刺入上述穴位（面部以患侧取穴，其余经穴均要取双穴），得气后用捻转泻法，但刺激强度不宜过大，应柔和、适中。然后任选2～4穴，用三棱针点刺2～3点（刺入皮下或皮内），即拔火罐于点刺处，出血约1～2ml。隔日1次，7次为1疗程。

（四）验案示例

彭某，女，7岁。半月前因受凉而发热、腹泻，经某医院治疗后好转。9天前在走路时突然摔倒在地，不能站立，下肢不能活动，继而出现双手不能握物。体检：体温38.5℃，脉搏110次/分，营养发育中等，神志清，精神萎靡，被动体位，胸腹式呼吸，四肢呈弛缓性瘫痪，双上、下肢肌力1级，四肢远端对称性感觉迟钝，膝腱、跟腱反射消失。实验室检查：白细胞10.2×10^9/L，嗜中性粒细胞0.7%，淋巴细胞0.24%，血沉30 mm/h。诊断：急性感染性多发性神经炎。治疗：取背部11穴交替使用（身柱、至阳、脊中，以及3穴左右各旁开1寸处，另加腰阳关、长强穴），小宽针缓慢针刺后加火罐，拔出适量血液。每5天治疗1次，共刺5次，半月后肢体功能恢复正常，活动自如，无任何症状。（黄荣发．小宽针刺综合疗法．河南科学技术出版社，1989：102）

（五）按语

（1）刺络治疗本病有一定的疗效，但疗程较长。在治疗期间，应加强主动及被动的肢体功能锻炼，以助及早康复。

（2）本病在急性期应注意休息，饮食应富含营养和易于消化。

（3）本病可出现肢体瘫痪，卧床期间应经常翻身，防止褥疮，并注意肢体末端的防寒保暖。

第三十二节 神经衰弱

神经衰弱属神经官能性疾病，以失眠、头痛、四肢疲乏、感情激动、精神分散、忧郁苦闷等为主要表现。见于病后或体质虚弱的患者，与过度劳累、精神紧张、情绪波动有关。

（一）病因病机

病因：情志所伤、饮食不节。

病机：虚火或痰热上扰心神，心神不宁；或心血虚不能养神。

病位：心，与肝、脾、肾密切相关。

病性：实证多见。

（二）辨证和诊断

1. 辨证

<table>
<tr><th colspan="2"></th><th>肝郁化火</th><th>痰热内扰</th><th>阴虚火旺</th><th>心脾两虚</th></tr>
<tr><td rowspan="3">症状</td><td>主症</td><td colspan="4">失眠、头痛、自觉四肢乏力，容易疲劳，注意力不集中，记忆力减退，头晕眼花</td></tr>
<tr><td>兼症</td><td>急躁易怒，心烦失眠，焦虑不安，目赤口苦，口渴喜饮，大便秘结，小便黄赤</td><td>体倦困重，胸闷多痰，恶心嗳气，喉中有痰，心烦不寐</td><td>五心烦热，口干咽燥，或口舌糜烂，腰酸腿软，男子阳痿遗精，女子月经失调</td><td>神疲困乏，面色少华，心悸健忘；汗多气促，纳少便溏</td></tr>
<tr><td>舌脉</td><td>舌质红，苔黄，脉弦数</td><td>舌质偏红，苔薄黄，脉滑数</td><td>舌红少苔，脉细数</td><td>舌淡，边有齿印，苔薄白，脉细弱</td></tr>
<tr><td rowspan="2">治法</td><td>治则</td><td>清肝解郁</td><td>清热化痰，宽胸理气</td><td>滋阴降火</td><td>益气健脾，宁心安神</td></tr>
<tr><td>取经</td><td>足厥阴、手少阴经穴为主</td><td>手少阴、足阳明经穴为主</td><td>手足少阴经穴为主</td><td>督脉、手少阴、足阳明经穴为主</td></tr>
</table>

2. 诊断要点

（1）病史

①多见于青壮年或脑力劳动者，尤以神经质素质及体质衰弱者

居多，持续的精神刺激和过度的紧张工作易患本病。

②自觉四肢乏力，容易疲劳，注意力不集中，记忆力减退，容易头晕眼花，或头部发胀，用脑及睡眠差时更甚，学习和工作效率降低。

（2）体征

①情绪障碍：容易烦恼、激怒、兴奋，情绪紧张，心情苦闷，甚至疑病焦虑等。

②睡眠障碍：入睡困难，多梦易醒，醒后再难入睡，白天无精打采，昏昏欲睡，夜间却入睡艰难，甚至彻底不眠。

③自主神经功能障碍：胸闷，气促，心悸不宁，汗多，肢冷，便秘或腹泻，血压波动，月经紊乱，阳痿遗精。

（三）治疗

1. 体穴治疗

【取穴】

主穴	配穴	
	分型	取穴
神门、内关、涌泉、百会	肝郁化火	行间、肝俞
	痰热内扰	丰隆、中脘
	阴虚火旺	三阴交、太溪
	心脾两虚	足三里、心俞

【方法】

用刺罐法和叩刺法。

方法一　穴位局部常规消毒后，用三棱针在上述穴位快速点刺，放出血液少许；然后拔火罐，留罐10分钟。每日1次，中病即止。

方法二　患者俯卧位，用梅花针点刺双肩胛部和膀胱经在背部的第一侧线，重点叩击第一侧线上的敏感点、结节和条索状物，即阳性反应点或阳性反应物，可根据患者体质，采用轻、中、重3种不同叩击手法，阳性反应点和阳性反应物亦用重手法叩击。先沿肩胛冈由外向内叩击至膀胱经的第一侧线，再沿膀胱经的第一侧线由上向下叩击，每一叩击之间的距离为1~2cm，反复叩击5分钟。实证可叩至皮肤微出血，若虚证则以皮肤潮红为度。每天1次，10次为1疗程。

2. 耳穴治疗

【取穴】

主穴	配穴	
	分型	取穴
耳尖、神门、心、皮质下、枕、脑点	实证	肝、胃
	虚证	脾、肾

【方法】

以耳尖放血4~6滴，症状重者可放血8~10滴，余穴可作压丸法。顽固性失眠者，加耳背静脉放血5~10滴，必要时可放血1~3毫升。取双耳或单耳，轻症3~5日1次，重症1~2日1次。10次为1疗程。疗程间隔1周。

（四）验案示例

某男，26岁。因工作不顺心及家庭不睦，情志不遂，出现夜间失眠，头晕脑胀，耳内鸣响，咽部异物感，吐之不出，吞之不下。用中药治疗1月余，症状未能缓解。检查：精神抑郁，萎靡不振，咽部不充血，舌苔薄黄，舌质淡紫，脉弦细。予刺太阳穴出血治疗。10天后二诊见，头晕耳鸣显著减轻，睡眠有很大好转，自感头脑清醒，眼睛明亮，惟有咽部梗阻似蚁行。再予刺廉泉穴、足三里穴出血，诸症消失。（郑佩，等.刺血医镜.安徽科学技术出版社，1999：105）

（五）按语

（1）放血法具有良好的镇静、清脑、安神、利眠的作用，用于治疗失眠的一系列症状效果显著。对失眠的症状，往往在治疗当晚即可显效，效果明显优于服用安眠药物，且具有良性调节作用而无任何副作用。

（2）患者要保持心情愉快，不要贪欲妄想，消除恐惧及顾虑，顺其自然，避免情绪激动。睡眠环境宜安静，空气宜清新。

（3）饮食以清淡易消化为宜，多吃蔬菜、水果，忌烟酒、油腻、生冷、辛辣之品，不喝浓茶。

（4）适当参加体力劳动，加强体育锻炼，增强体质；作息有序，养成良好的生活习惯。

第三十三节　眩　晕

眩晕是一种症状，属于运动幻觉，病者自觉外境或自身在旋转，移动或摇晃，在眩晕的同时，常伴有平衡失调、站立不稳、眼球震颤、视物偏向、倾斜、恶心、呕吐、面色苍白、自汗出及血压脉搏的变化。临床上分前庭系统性眩晕，亦称真性眩晕，以及非系统性眩晕，亦称一般性眩晕两大类。

（一）病因病机

病因：饮食不当，或劳倦太过，情志失调，久病不愈。

病机：清窍受扰，或髓海空虚。

病位：脑，与肝、脾、肾密切相关。

病性：虚实皆有。

（二）辨证和诊断

1. 辨证

		痰浊上蒙	风阳上扰	气血不足	肝肾阴虚
症状	主症	头晕目眩、视物旋转为主			
	兼症	头重如蒙，胸脘痞闷，恶心呕吐，食少纳呆	心烦易怒，面色红赤，口苦急躁，或肢麻震颤，步履艰难	面色苍白，神疲乏力，食少纳呆，气短懒言，心悸怔忡，语音低微	眩晕耳鸣，遗精阳痿，腰酸膝软，步态蹒跚，视物模糊，齿摇发落
	舌脉	舌质淡，苔白腻，脉濡滑	舌质红，苔薄黄，脉弦数	舌质淡，有齿印，苔薄白，脉微细	舌质淡红，少苔，脉细数，尺脉弱
治法	治则	健脾祛湿化痰	平肝潜阳	补益气血	补益肝肾
	取经	足阳明经及任、督脉经穴为主	足厥阴经、足少阴经及手足阳明经穴为主	手足阳明经及任督脉经穴为主	足少阴、任脉及背俞穴为主

2. 诊断要点

（1）前庭系统性眩晕

①神经源性：常见病因是听神经瘤、桥脑肿瘤、脑干肿瘤等，多有明显的耳聋耳鸣史；前庭神经炎有感染发热，听神经损伤有外

伤史，椎基底动脉供血不良见于高血压、高脂血症、糖尿病、脑动脉硬化的患者。

②耳源性：比较常见的是梅尼埃病，见于30~60岁，每次发作数分钟至数小时，伴有耳鸣耳聋，眼球震颤，电听力检查示感音性耳聋；其次是迷路炎症、外伤、出血、中毒等，或见于耳部手术后，外耳道耵聍等。

③颈源性：肥大性颈椎骨关节炎由于骨赘压迫动脉而引起眩晕，X光检查可帮助诊断。颈肌痉挛，颈部外伤，颈神经受刺激，可根据病史及颈部体征明确诊断，两侧一般不对称。

（2）非前庭系统性眩晕

①眼性眩晕：见于眼外肌麻痹，屈光不正，先天性视力障碍等。

②全身性疾病：心血管疾病如冠心病、高血压、低血压、颈动脉窦过敏；血液病如严重贫血，各种出血性疾病；代谢性疾病如糖尿病、低血糖、甲状腺功能亢进、更年期综合征；其他如药物过敏、全身感染等。

（三）治疗

1. 体穴治疗

【取穴】

主穴	配穴	
	分型	取穴
太阳、风池、大椎、委中	痰浊上蒙	中脘、丰隆
	风阳上扰	太冲、阳陵泉
	气血不足	足三里、气海
	肝肾阴虚	肝俞、肾俞

【方法】

用针罐法。患者坐位，先取双侧太阳、委中穴附近曲张的静脉，用三棱针轻轻点刺血管壁，血喷射而出，血色暗紫，出血量计10~20ml；再用三棱针直刺大椎穴，进针深度约1cm，拔火罐后吸拔出10ml静脉血。其他穴位常规消毒后，用三棱针在所选穴位及其附近血络点刺2~3下，使之出血5~10ml，并于脾俞、肝俞、气海、丰隆穴位上拔火罐10分钟。隔日1次。

2. 耳穴治疗

【取穴】

主穴	配穴	
	分型	取穴
耳尖、枕、脑干、心、耳背静脉	实证	肝、皮质下
	虚证	脾、肾

【方法】

先取双侧耳尖消毒后，放血3~5滴；再取单侧耳背中上部明显的静脉一条，用刀片针或三棱针点刺出血，每次出血1ml以上，两耳交替。每周1~2次，症状重者每天或隔日1次。其他耳穴以王不留行或米粒大小的冰片行贴压治疗，贴压时嘱每日自行按压3~5次。10次为1疗程。

（四）验案示例

滕某某，女，43岁，1988年5月8日初诊。于21岁开始常突然出现眩晕，视物旋转，卧床不敢翻身，严重时伴恶心、呕吐、出汗、耳鸣。每次发作1~3天自愈，每年发作5~7次，间歇期长短不等，渐感听力下降。曾多方治疗效果不显，20多年来年年发作。在数家医院均诊断为梅尼埃病，长期治疗效果不显。于间歇期治疗。取穴阳交、曲泽、太阳、听宫、大椎穴，每穴刺出血再拔火罐，口服逍遥丸每次8粒，3次/日。后又于6月4日刺血治疗，取穴同上。经两次治疗后病情1年多无发作。到1989年7月初因生气后眩晕又发，但时间短症状轻，遂又于7月31日来刺血治疗，取穴仍如前，治疗后眩晕再未复发。（王峥，等.中国刺血疗法大全.安徽科学技术出版社，2005：338）

（五）按语

（1）放血治疗眩晕效果极佳，对有些病例常有针到病除之效，而症状越重往往治疗效果越显著，反复发作者要坚持治疗的时间长一些，以巩固疗效。但治疗时应分辨标本缓急。眩晕感重者，先治其标；眩晕较轻或发作间歇期，注意求因治本。

（2）为明确诊断，在治疗的同时应测血压，查血色素、红细胞计数及心电图、电测听、脑干诱发电位、颈椎X光片以及CT、磁共振等检查。

（3）眩晕发作时，令患者闭目安卧（或坐位），以手指按压印堂、太阳等穴，使头面部经气疏畅，眩晕症状可减轻。

（4）痰浊上蒙者，应以清淡食物为主，少食油腻厚味之品，以免助湿生痰，痰热生风。也应避免辛辣食品，戒除烟酒，以防风阳升散之虞。

第三十四节　癔　症

癔症又称歇斯底里，是在某种素质（歇斯底里性格）基础上，因精神因素而引起的行为紊乱或机体感觉、功能活动的异常。常因一些微小的刺激或暗示而产生，其症状往往是含糊而多变的。

（一）**病因病机**

病因：七情所伤。

病机：肝失条达，气机逆乱，蒙蔽清窍；心神受扰；痰迷心窍。

病位：心，与肝、脾、肾密切相关。

病性：实证、虚证均有，实证多见。

（二）**辨证和诊断**

1. 辨证

		郁证	脏躁	厥证	百合病	梅核气
症状	症状	精神抑郁，情绪不宁，胸闷，腹胀嗳气；或兼烦躁易怒，面赤溺黄，口苦咽干，心烦不寐	精神忧郁，烦躁不宁，喜怒无常，坐卧不安，周身疲惫，频频呵欠，大便秘结等	突然昏倒，不省人事，四肢厥冷；实证者呼吸气粗，口噤握拳；虚证者面色苍白，呼吸微弱，醒后尤如常人	精神恍惚，神志不宁，沉默少言，欲卧不能卧，欲行不能行，欲食不能食，似寒无寒，似热无热，口苦溺赤	自觉咽部如有梅核堵塞，吞之不下，吐之不出，兼见胸腔痞闷，呃逆恶心，气郁不畅
	舌脉	脉弦滑或弦数	舌红少苔，脉细数	舌暗苔白腻	舌红少苔，脉细数	舌淡苔白腻，脉弦滑
治法	治则	疏肝理气	滋阴补肾	理气活血	益气养阴	理气化痰
	取经	督脉、足厥阴、手厥阴经穴为主	督脉、手足少阴经穴为主	督脉、手厥阴经穴为主	督脉、手厥阴、足太阳经穴为主	督脉、足厥阴、手厥阴经穴为主

2. 诊断要点

发病前有一种特定的素质，称"癔症性格"，亦称"歇斯底里"性格，表现为情感脆弱，意志欠稳，喜爱夸张，富于幻想，好表现自己，尤其在人多的场合爱吸引别人注意。起病时往往有精神创伤，抑或因一些小事而引起。多见于青壮年及女性患者。

（1）精神障碍：亦称情感暴发，常突然发病，大喊大叫，哭笑无常，或倒地翻滚，或撕衣咬物，尤似演戏。有些像儿童哭闹，也有些像死者附体说话一样。

（2）运动障碍：主要是癔症性瘫痪，可以是单瘫、偏瘫或截瘫。常突然起病，检查时瘫痪肢体腱反射正常或增高，肌张力正常，肌肉一般不萎缩，病理神经反射不明显；癔症性失语是患者突然失去发音能力，但声带检查无异常，可以咳出声音，或发出喉音及耳语声。

（3）感觉障碍：癔症性失明是突感眼前发黑，诉说看不见东西，但单独行走却可以避开障碍物；癔症性耳聋常在剧烈气浪震荡或强烈精神刺激后发生，客观检查无耳部疾患；癔症球是患者感到一股气自下腹部上冲胸部、喉部，造成胸部紧迫、喉部梗塞，而喉部检查多无异常。

（三）治疗

1. 体穴治疗

【取穴】

主穴	配穴	
	分型	取穴
内关、神门、百会、风池、天突、心俞	郁证	太冲、劳宫、肝俞
	脏躁	大椎、涌泉
	厥证	虚证灸大敦、气海；实证可刺井穴
	百合病	肺俞、膈俞、神门
	梅核气	列缺、天突、照海

【方法】

用针罐法。常规消毒上述穴位，用三棱针在穴位上或者穴位附近血络上快速点刺，每处放血数滴，然后选择某些穴位施行拔罐10

分钟。虚证可再在配穴上用艾条各悬灸 10 分钟。每日 1 次，中病即止。

2. 耳穴治疗

【取穴】

主穴	配穴
神门、心、枕、脑点	肝、交感、内分泌

【方法】

每次选取一侧主、配穴，行点刺放血 3～5 滴治疗，或用梅花针法治疗。隔天 1 次，10 次为 1 疗程。

（四）验案示例

某女，43 岁。失眠、头痛、阵发性呃逆，全身抖动，用手捶头。病前在荒野拾粪，突遇恶狗狂叫追赶，受惊后出现以上症状，伴时哭时笑，时而哼小调，时而呼号，夜间不能入睡。每于生气后就发病倒地、打滚，四肢震颤，呃逆频频，有时一日发作 4～5 次，发作后全身酸痛无力。多家医院诊为癔症，虽给予电针、中药、溴化钙、冬眠灵等治疗，但仍经常发病。检查：神志清，仪表欠整，表情焦虑，未见明显幻觉妄想，腱反射、肌张力正常，血压 110/80mmlHg，心肺（－），舌苔薄，脉细数。治疗：刺太阳穴、曲泽出血（两对穴总出血量 15ml）。10 天后二诊：刺血后患者夜间睡眠很好，头痛已消除，呃逆、肢体抖动、哭笑等症状很少出现，近 3 日已停止发病。再予点刺太阳穴出血。治疗两次后，癔症证状未再出现。（郑佩，等．刺血医镜．安徽科学技术出版社，1999：126）

（五）按语

（1）本病是一种心因性的情志病，治疗时不能忽视语言的暗示作用，应该恰如其分地解除患者的思想顾虑，树立战胜疾病的信心。

（2）应作各系统检查和实验室检查以排除器质性疾病，注意与癫病、狂病以及脑动脉硬化、脑外伤等所产生的精神症状作鉴别。

第三十五节 晕 厥

晕厥是指因血液循环紊乱而引起大脑一时性缺血、缺氧所产生的急骤而短暂的意识丧失。表现为突然昏倒，不省人事，或伴有四肢逆冷，常在短时内逐渐清醒而无后遗症。

（一）病因病机

病因：情志过极、饮食不节、感受暑热之邪。

病机：气机突然逆乱，升降乖逆，气血运行失常。

病位：心、脑。

病性：实证为主。

（二）辨证和诊断

1. 辨证

		气厥	血厥	痰厥	食厥	热厥
症状	症状	突然昏倒，不省人事，颜面苍白，汗出肢冷，短时间内多能逐渐苏醒				
	兼症	实证：起病多与情志有关，呼吸气粗，或四肢躁动。虚证：面色苍白，呼吸微弱，汗出肢冷	实证：牙关紧闭，面赤唇紫，大便秘结，身热口臭。虚证：口唇无华，四肢震颤，目陷口张，呼吸微弱	突然昏厥，喉有痰声，或呕吐涎沫，呼吸气粗	暴饮过食之后，突然昏厥，气息窒塞，脘腹胀满	胸闷身热，口干唇燥，面色潮红，继而卒仆，不省人事，或有谵妄，烦躁不安
	舌脉	实证：舌苔薄白，脉代或沉弦。虚证：舌淡，脉沉微	实证：舌红，脉多沉弦。虚证：舌质淡，脉细数无力	舌苔白腻，脉沉滑	舌苔厚腻，脉滑实	舌红而干，脉洪数，或虚弦
治法	治则	实者平肝降逆，虚者升提阳气	实则泻其血逆，虚则补其血气	降气理气化痰	健脾消食，去湿化浊	泄热止痉，通脑醒神
	取经	足厥阴、任脉经穴为主	足厥阴、任脉、足少阴经穴为主	任脉、足阳明经穴为主	足阳明经穴为主	督脉，手厥阴经穴为主

2. 诊断要点

（1）病史

①发病诱因：直立性晕厥及颈动脉窦反射性晕厥常与起坐、体

位、站立或头部移动等有关；血糖过低常发作于饥饿时；血管抑制性晕厥常与疼痛、情绪紧张等有关；急性心源性脑缺血综合征多见于洋地黄中毒，锑剂中毒，心肌炎，原发性心肌病，冠状动脉硬化性心脏病，病窦综合征或心肌梗死等。注意有无贫血，呼吸增强，出血，创伤，久病初愈等病史。

②症状：短暂的意识丧失，面色苍白，冷汗，恶心乏力，重者有抽搐。

（2）体格检查

①脉搏缓慢者，考虑病态窦房结综合征、颈动脉窦过敏或房室性传导阻滞；脉搏不能扪及者，考虑心脏停搏或心室颤动；一般晕厥患者，脉搏大多增快，但脉搏极快者，应考虑阵发性心动过速。

②血压：常降低。

③有无急性感染（发热）、慢性消耗性疾病、贫血、内出血、肾上腺皮质功能减退的色素沉着等，这些情况易促发直立性低血压。

④紫绀，呼吸困难，甚至抽搐者，应检查心脏有无心律紊乱，心肌炎或瓣膜病；若心率过速或听不到心音，应想到心源性脑缺血综合征。必要时做心电图检查。可助诊断。

⑤颈动脉窦过敏试验：压迫胸锁乳突肌前缘，平甲状软骨上缘搏动最明显的颈动脉分叉处，向颈椎横突压 10~15 秒钟，如心率每分钟减低 6 次以上、或血压下降超过 10mmHg 为阳性，可诊断为颈动脉窦过敏性晕厥。但须注意勿使心跳过慢，如过慢或停跳时，应立即注射阿托品。

⑥血液常规检查、空腹血糖、大便潜血试验等有助于诊断。

⑦必要时做脑电图、脑血流图或颅脑 "CT" 检查，排除脑部实质性病变。

（三）治疗

1. 体穴治疗

【取穴】

主穴	配穴	
	分型	取穴
	气厥	实证配太冲、期门，虚证配足三里、气海

续表

主穴	配穴	
	分型	取穴
百会、内关、风池	血厥	实证配行间、涌泉，虚证配膈俞、关元
	痰厥	中脘、丰隆
	食厥	天枢、足三里
	热厥	中冲、大椎

【方法】

用针罐法。常规消毒上述穴位，用三棱针在穴位上或者穴位附近血络上快速点刺，每处放血数滴，然后选择某些适当的穴位施行拔罐10分钟。虚证可再在配穴上用艾条各悬灸10分钟。每日1次，中病即止。

2. 耳穴治疗

【取穴】

主穴	配穴
神门、心、脑、交感	下屏尖、脑点、肝、肾上腺

【方法】

每次选取一侧主、配穴，行点刺放血3～5滴治疗，或用梅花针法治疗。隔天1次，10次为1疗程。

（四）验案示例

刘某某，男，29岁。发热、呕吐、腹泻、大便黏液4小时，随即出现神志昏迷，烦躁不安。T 38℃，血压测不到，WBC 22.6×10^9/L，N 0.87，L 0.13。大便脓球（＋＋）。诊断为中毒型菌痢，用西药、吸氧抢救1小时未苏醒。请中医会诊时，患者重度昏迷，四肢厥冷，面色苍白，唇甲发绀，呼吸急迫。舌苔黄浊，舌质淡红，脉微细沉。随即用三棱针刺十宣出血，曲泽、委中双侧浮络刺出血，刺血约10分钟，患者清醒，脉象滑数，BP 110/70mmHg，病情好转。（司徒铃．刺血疗法应用实例．新中医，1988，（5）：21－23）

（五）按语

（1）晕厥是临床上常见的危重病证，应紧急救治。放血治疗部分晕厥能收立竿见影之效，但要注意原发病的治疗，以免贻误病情。

（2）晕厥和休克可以相互转化，厥证多为休克先兆，休克为厥证的进一步发展，治疗时应防病情的突变。

第三十六节　甲状腺功能亢进

简称甲亢，是由多种病因导致甲状腺激素（TH）分泌过多，引起以神经、循环、消化等系统兴奋性增高和代谢亢进为主要表现的一种临床综合征。

（一）**病因病机**

病因：情志内伤；饮食及水土失宜；素体阴虚等。

病机：气、痰、瘀三者互结于颈部而发。

病位：颈前喉结两旁，涉及肝、心、脾、胃、肾，与肝关系最密切。

病性：实证为多，久病由实致虚。

（二）**辨证和诊断**

1. 辨证

		气滞痰凝	阴虚火旺	气阴两虚
症状	主症	颈部逐渐粗大，漫肿或结块，皮色如常，不痛不溃，随吞咽而上下移动，缠绵难消		
	兼症	颈部漫肿，边缘不清，皮色如常，质软不痛，喜消怒长。见于气瘿初期	颈部轻度或中度肿大，急躁易怒，五心烦热，心悸多汗，头晕，目胀眼突，手、舌震颤	瘿肿日久，肿势加重，颈部明显增粗或结块，神疲乏力，胸闷气短，呼吸不利，声音嘶哑
	舌脉	舌白，苔薄腻，脉弦滑	舌红少苔，脉弦细数	舌淡苔薄腻，脉细弦
治法	治则	疏肝解郁，行气化痰	滋阴降火，化痰消瘿	益气养阴，理气散结
	取经	任脉、足阳明经经穴为主		

2. 诊断要点

（1）全身倦怠乏力，怕热汗多，低热，食欲亢进，但体重减轻，心烦失眠，急躁易怒，心动过速，睡眠多梦，眼球突出，两手震颤，腱反射亢进。男子可见阳痿，女子闭经，或月经不调。

（2）基础代谢率增高，大于15%；血清蛋白结合碘增高，大于7μg/100ml。

（3）甲状腺吸^{131}I试验：①24小时甲状腺吸^{131}I率增高，大于45%；②24小时尿^{131}I率减低，小于25%；③甲状腺吸^{131}I率高峰提前，3小时吸^{131}I率超过25%。

（4）血清总甲状腺素（T_4）增高（大于14μg/100ml）。

（三）治疗

1. 体穴治疗

【取穴】

主穴	配穴	
	分型	取穴
阿是穴、天突、平瘿穴（位于第4、5颈椎间旁开7分处，直刺0.8~1寸许）	气滞痰凝	太冲、丰隆
	阴虚火旺	三阴交、太溪
	气阴两虚	足三里、气海

【方法】

用针罐法。常规消毒上述穴位，用三棱针在穴位上或者穴位附近血络上快速点刺，每处放血数滴，然后拔罐10分钟。虚证可再在配穴上用艾条各悬灸10分钟。每日1次。

2. 耳穴治疗

【取穴】

主穴	配穴	
	分型	取穴
神门、内分泌、皮质下、颈、交感	实证	耳尖、对屏尖
	虚证	肝、脾

【方法】

取一侧耳部主穴，消毒后点刺放血3~5滴，急性期症状重者每日1~2次，症状缓解后可隔日1次。余耳穴以压丸法配合，3天换贴1次。不适宜放血者可全用压丸法治疗。

（四）验案示例

刘某，男，58岁，于1988年5月8日初诊。颈大、多食反瘦1

年半，伴心悸，心烦易怒，失眠，怕热多汗，便秘。查 T_3 16mg/L，T_4 180mg/L。曾服甲亢平等，初期有效，但不久诸症反剧。检查：体瘦，眼球稍突，双侧甲状腺肿大约 3.5cm×4cm，质中，无压痛，闭目伸手震颤，舌红绛，苔薄微黄，脉弦数。诊断为甲状腺功能亢进症。治疗：取双颈前阿是穴为主，兼用鸠尾、肝俞施行挑筋疗法。以 2% 普鲁卡因在挑点上打上皮丘，用大号缝衣针先挑破挑点皮肤，再把皮内纤维一条一条挑出拔去，直至皮下。每日挑 1 次，每次挑 2 点。挑 1 次则心悸、失眠等好转，肿块变软，3 次后症状减轻近半。共挑治 15 次后颈肿消失，眠安悸除，胃纳正常，体渐丰腴。1 个月后查复 T_3 8mg/L，T_4 120mg/L，治愈，随访 5 年未见复发。（程宝书.当代针灸名家临床经验集成.军事医学科学出版社，2003，192－193）

（五）按语

（1）刺络等针灸方法对单纯性甲状腺肿疗效较好，若能同时加用碘剂治疗，则疗效更佳。但甲状腺明显肿大而出现压迫症状时，则可考虑手术治疗。

（2）甲状腺功能亢进者出现高热、呕吐、谵妄等症状时，应考虑甲亢危象之可能，须采取综合抢救措施。

（3）在本病流行地区，除改善饮用水源外，应以食用碘化食盐作集体性预防，最好用至青春期以后。平时应多食海带、紫菜等含碘食物，发育期的青少年、妊娠期和哺乳期的妇女更应注意补碘。

第三十七节 糖尿病

糖尿病是因机体内胰岛素出现相对或绝对的分泌不足，引起糖代谢功能紊乱，蛋白质及脂肪的代谢也相继出现紊乱的一种疾病。主要临床表现为多饮、多食、多尿的三多症状，以及消瘦、尿糖与血糖增高，甚至出现酮症酸中毒等危急症候。

（一）病因病机

病因：禀赋不足；饮食失节；情志失调；劳欲过度等。

病机：阴津亏损，燥热偏胜。

病位：主要在肺、脾胃、肝肾，尤以肾为核心。

病性：虚实兼杂，阴虚为本，燥热为标。

（二）辨证和诊断

1. 辨证

		燥热伤肺	肺胃燥热	肝肾阴虚
症状	主症	以多饮、多食、多尿和体重减轻（所谓"三多一少"）为主要症状。病程较长或治疗不当的患者，易出现心脑血管、肾、眼及神经系统等的慢性损害		
	兼症	伴干咳无痰或痰少而黏，口干鼻燥，头痛发热，烦渴多饮	胃中嘈杂，多食善饥，烦热，汗多，形体消瘦，大便干结，小便量多、浑黄	小便频数、量多、浑浊，渴而多饮，头晕、颧红，虚烦，多梦，遗精，腰膝酸软，皮肤干燥，全身瘙痒
	舌脉	舌尖红，苔薄黄，脉数	舌质红，苔黄而燥，脉数	舌红，少苔，脉细数
治法	治则	清燥润肺，生津止渴	清泻肺胃，生津止渴	滋补肝肾，培元固本
	取经	足太阳经、足太阴经穴为主		

2. 诊断要点

（1）常有家族史，诱因为肥胖、精神刺激、多产妇、感染、手术、创伤及激素的应用等。出现三多症状，尤其是食欲亢进，体重反而日渐减轻者。

（2）辅助检查：空腹血糖高于 7.0mmol/L，饭后 2 小时血糖在 11.1mmol/L 以上，葡萄糖耐量试验呈阳性；并发酮中毒时，常见厌食，呕吐，腹痛，甚至昏迷。血酮浓度增高大于 4mmol/L（正常 0.1722mmol/L～1.0332mmol/L）。

（三）治疗

1. 体穴治疗

【取穴】

主穴	配穴	
	分型	取穴
胰俞、脾俞、足三里、太溪	燥热伤肺	肺俞、三阴交
	肺胃燥热	胃俞、内庭
	肝肾阴虚	肝俞、肾俞

【方法】

用点刺法、叩刺法和针罐法。穴位常规消毒后，用三棱针在上述部位快速点刺，每穴放血少许，或用梅花针在所选穴位散打至微出血，然后在背俞穴上拔罐10分钟。起罐后，再用艾条悬灸穴位各10分钟。隔日1次，5次为1疗程。

2. 耳穴治疗

【取穴】

主穴	配穴	
	分型	取穴
胰、肾、三焦、内分泌、皮质下	实证	神门、耳迷根
	虚证	肾、肝、心

【方法】

取一侧主耳穴点刺放血3~5滴，症状重者每日1~2次，症状缓解后可隔日1次。余耳穴以压丸法配合，3天换贴1次。不适宜放血者可全用压丸法治疗。

（四）验案示例

张某某，男，45岁。口渴、咽干、多饮、尿多3个月。疲乏无力，眼花、腰痛、面色微黄，精神欠佳，逐渐消瘦，全身皮肤干燥，大便2~3次/日，舌红、苔薄白，脉沉细。BP135/80mmHg，空腹血糖9.7mmoL/L，尿糖（＋＋＋）。西医诊为"2型糖尿病"，中医诊为"消渴"（肾气不足、脾失健运）。先取胃脘下俞、脾俞、足三里穴，消毒后用梅花针在所选穴位散打至微出血，然后在背俞穴上拔罐10分钟。然后取中脘、关元、肾俞、曲池、三阴交、支沟穴，肾俞、关元行捻转补法，余穴均用平补平泻法。放血隔日1次，针刺每日1次，15次为1个疗程。经治3个疗程后，自觉症状基本消失，空腹血糖4.6mmoL/L，尿糖转阴而告痊愈。半年后随访，血糖、尿糖均正常。[伦新．针刺放血结合治疗糖尿病15例疗效观察．新中医，2002，（8）：42－43]

（五）按语

（1）刺络等针灸方法治疗糖尿病，对早、中期患者及轻型患者效果较好，若病程长而病重者应积极配合药物治疗。

（2）糖尿病患者的皮肤极易并发感染，在放血治疗的过程中，应注意严格消毒。

（3）严格控制饮食，限制碳水化合物的摄入，饮食增加蔬菜、蛋白质和脂肪类食物。

（4）患者出现恶心、呕吐、腹痛、呼吸困难、嗜睡，甚至出现血压下降、循环衰竭、昏迷、呼吸深大而快、呼气中有酮味（如烂苹果味）者，是糖尿病引起的酸中毒，病情凶险，应采取综合措施及时抢救。

第三十八节　肥胖症

由于多种原因导致体内膏脂堆积过多，使人体重量超过标准体重20%时，称为肥胖症。临床可分为单纯性肥胖和继发性肥胖两类。

（一）**病因病机**

病因：过食肥甘；少动多睡；年老久病；禀赋不足等。

病机：脏腑失调，痰湿闭阻，痰湿浊脂滞留肌肤而形成。

病位：肌肉，与脾、肾关系密切。

病性：本虚标实，气虚为本，痰浊、膏脂、血瘀为标。

（二）**辨证和诊断**

1. 辨证

		痰湿闭阻	胃肠腑热	肝郁气滞	脾肾阳虚
症状	主症	体重超过标准者			
	兼症	肥胖以面、颈部为甚，按之松弛，头身沉重，心悸气短，胸腹满闷，嗜睡懒言，口黏纳呆，大便黏滞不爽，间或溏薄，小便如常或尿少，身肿	体质肥胖，上下匀称，按之结实，消谷善饥，食欲亢进，口干欲饮，怕热多汗，急躁易怒，腹胀便秘，小便短黄	胸胁胀满，连及乳房和脘腹，时有微痛，走窜不定，每因情志变化而增减，喜叹息，得嗳气或矢气则舒，纳呆食少	伴尿频，小便多，肢体倦怠，腰腿酸软，面足浮肿，纳差腹胀，大便溏薄
	舌脉	舌胖大而淡，苔腻，脉滑细	舌红，苔黄腻，脉滑有力	舌尖红，苔薄白，脉弦	舌淡，苔白，脉沉细无力

		痰湿闭阻	胃肠腑热	肝郁气滞	脾肾阳虚
治法	治则	健运脾胃，化痰除湿	清胃泻火，通利肠腑	疏肝解郁，调和脾胃	补益脾肾，温阳化气
	取经	任脉、足太阴经、足阳明经穴为主			

2. 诊断要点

（1）单纯肥胖症多有遗传史，可从幼年或中年发胖；继发性肥胖症可继发于脑部炎症后遗症、颅脑外伤、肿瘤，或内分泌功能失调（如糖尿病早期、甲状腺功能减退、皮质醇增多症、性腺功能减退症等）。

（2）按体重指数［体重（kg）/身高（m^2）］大于 28 者，称为肥胖症。但应除外由于蛋白质增多或水钠积聚而引起的体重增加。

（3）X 线照片估计皮下脂肪厚度。

（三）治疗

1. 体穴治疗

【取穴】

主穴	配穴	
	分型	取穴
天枢、中脘、水分、曲池、支沟、足三里、三阴交	痰湿闭阻	中脘、丰隆
	胃肠腑热	胃俞、合谷
	肝郁气滞	期门、太冲
	脾肾阳虚	脾俞、肾俞

【方法】

用点刺法。穴位常规消毒后，用三棱针在所选穴位上作快速点刺，使其自然出血数滴，然后再在上述部位拔火罐，留罐 10 分钟。虚证可用艾条于脾俞、足三里、气海穴上各悬灸 15 分钟。每日 1 次，中病即止。

2. 耳穴治疗

【取穴】

主穴	配穴	
	分型	取穴
口、饥点、三焦、胃、肺、内分泌	实证	皮质下、大肠
	虚证	肾、脾

【方法】

取一侧耳部主穴点刺放血 3~5 滴，隔日 1 次。余耳穴以压丸法配合，3 天换贴 1 次。不适宜放血者可全用压丸法治疗。

（四）验案示例

陈某某，女，38 岁。身体肥胖 8 年，身高 163cm，体重 86kg，腹围 107cm。餐后 2 小时血糖 14mmol/L，血清总胆固醇 9.8mmol/L，甘油三酯 4.1mmoL/L，低密度脂蛋白 4.86mmol/L。舌质红、苔黄厚，脉数有力。诊为"中度单纯性肥胖"。先取丰隆、三阴交、天枢、带脉、支沟穴，提插捻转泻法，产生较强针感，接电针治疗仪，用疏密波强刺激，留针 30 分钟。起针后，用三棱针在天枢、中脘、水分穴上做快速点刺，使其自然出血数滴，然后再在上述部位拔火罐，留罐 10 分钟。又取耳穴口、胃、肺、脾、三焦、皮质下、内分泌、饥点，用王不留行籽贴压，两耳交替。隔日 1 次，10 次为 1 个疗程。结果：1 个疗程后体重下降至 65kg，腹围减至 86cm；6 个月后体重下降至 56kg，腹围 80cm，空腹血糖 6mmol/L，餐后 2 小时血糖 10.2mmol/L，血清总胆固醇 5.8mmol/L，甘油三酯 1.65mmol/L，低密度脂蛋白 2.7mmol/L。（陈肖云．海南省针灸学会年会暨学术交流会．2006）

（五）按语

（1）饮食以清淡易消化为宜，多吃蔬菜、水果，忌烟酒、油腻、生冷、辛辣之品，不可暴饮暴食。

（2）保持精神乐观，情绪稳定，避免惊恐刺激及忧思恼怒等。

（3）适当参加体力劳动，加强体育锻炼，增强体质；作息有序，养成良好的生活习惯。

第三十九节 中 暑

中暑是高温环境或烈日暴晒引起的机体损害，以突然高热，皮肤干燥无汗及中枢神经系统症状为特征，是在高热环境中活动所产生的一种急性病，可分为虚脱型和高热型两种。

（一）病因病机

病因：感受暑邪；劳倦过度；饥餐空腹；年老体弱等。

病机：轻者暑邪郁于肌表，热不外泄；重者暑热炽盛，内陷心包，或气阴两伤。

病位：脑、心。

病性：实证。

（二）辨证和诊断

1. 辨证

		轻证	重证
症状	主症	在盛夏或高温环境下骤然起病，以高热汗出或无汗、心悸、头晕、烦渴，甚则神昏、抽搐等为主	
	兼症	头晕头痛，胸闷恶心，心烦、口渴，身热多汗，疲乏无力，面红溲赤，舌红、苔黄、少津，脉洪大，为中暑阳证。身凉无汗，肢厥困倦，胸闷气短，纳少便溏，恶心呕吐，渴不欲饮，面色垢腻，舌淡、苔薄白，脉洪缓，为中暑阴证	高热汗出，或壮热无汗，烦躁不安，胸闷呕恶，口唇干燥，甚则猝然晕倒，神志不清，手足抽搐，舌质红绛少津，脉洪数或脉伏欲绝。若热盛而气阴两伤，则面色苍白，烦躁不安，冷汗自出，汗出如珠，肢厥息促，不省人事，舌红绛、少苔，脉微细欲绝
治法	治则	清泻暑热，解暑宁心	
	取经	督脉、手厥阴经穴为主	

2. 诊断要点

（1）病史：有在高温环境活动，烈日下暴晒头部一定时间后出现不适病史。

（2）体格检查

①先兆中暑：体温正常或稍高（37.5℃以下），伴大量出汗、口渴、头晕、耳鸣、胸闷、心悸、恶心、无力等。

②轻证中暑：体温在38℃以上，颜面潮红，皮肤干燥灼热或有早期呼吸循环衰竭表现，如面色苍白、四肢冰冷、恶心呕吐、血压下降、脉搏细数等。

③重证中暑：体温在40℃以上，皮肤干燥无汗，可出现高热，昏迷，四肢痉挛抽搐，皮肤黏膜或消化道出血，循环衰竭等危重病证。

（3）辅助检查：血象检查见白细胞数和中性粒细胞数增高，嗜酸细胞和血小板减少。非蛋白氮升高，二氧化碳结合力降低，血钠和血氯降低。尿中可查见蛋白和管型。

（三）治疗

1. 体穴治疗

【取穴】

主穴	配穴	
	分型	取穴
百会、大椎、曲泽、内关	轻证	阳证加内庭、曲池，阴证加足三里、关元
	重证	水沟、委中

【方法】

用点刺法。穴位常规消毒后，用三棱针在所选穴位上作快速点刺，使其自然出血数滴，然后再在适当部位拔火罐，留罐10分钟。虚证可用艾条于关元、气海穴上各悬灸15分钟。每日1次。

2. 耳穴治疗

【取穴】

主穴	配穴
耳尖、神门、肾上腺	心、皮质下、枕

【方法】

每次选取一侧穴位2~3个，行点刺放血3~5滴，或用梅花针法治疗。每日1~2次，3天为1疗程。

（四）验案示例

魏某，女，32岁。夏秋之交，天气闷热，在田野收割，劳累不休。先觉头眩心悸，冷汗浑身；继则昏倒于地，寒战鼓颌，口唇青紫，手足冰冷，腹胸灼热无汗，脉象沉细而数。证属暑热湿浊壅遏经络，营卫阻滞。急针百会、水沟、合谷，神志略苏，但紫绀、寒战依然不解。遂用三棱针于十宣点刺出血，诸症悉平。嘱用温盐水频频饮之，休息半日而愈。(石学敏. 针灸治疗学. 上海科学技术出版社，1998：56)

（五）按语

（1）中暑发病急骤，变化快，需及时抢救。首先是离开高温环境，将患者移到阴凉通风处，再施以急救。

（2）放血治疗中暑疗效肯定，方法简便，可作为急救的首要措施。危重病例应严格观察病情的变化，采取综合措施治疗。

（3）夏季应做好防暑降温工作，备用清凉饮料，保持室内通风，注意劳逸结合。

第二章 >>>
骨伤科疾病

第一节　颈椎病

颈椎病又称颈椎综合征，是由于颈部长期劳损，颈椎及其周围软组织发生病理改变或骨质增生等，导致颈神经根、颈部脊髓、椎动脉及交感神经受到压迫或刺激而引起的一组复杂的症候群。

（一）病因病机

病因：素体虚弱；感受时邪。

病机：筋脉阻遏。

病位：筋脉，与肝、肾关系密切。

病性：实证、虚证兼有。

（二）辨证与诊断

1. 辨证

		风寒痹阻	肝肾亏虚
症状	主症	颈项疼痛，活动不利	
	兼症	椎旁压痛，痛连上臂，手指麻木，筋脉拘急，遇寒则剧，得暖则舒	兼头痛、眩晕、耳鸣、视物模糊、腰腿疼痛等
	舌脉	舌质淡，苔白，脉弦	舌质淡红，少苔，脉细，尺脉弱
治法	治则	祛风散寒、舒筋活络	补益肝肾、生血养筋
	取经	足少阳、督脉经穴为主	足厥阴、足阳明经穴为主

2. 诊断要点

（1）起病缓慢，以头枕、颈项、肩背、上肢等部疼痛，以及进行性肢体感觉和运动功能障碍为主症。轻者头晕，头痛，恶心，颈肩疼痛，上肢疼痛、麻木无力；重者可导致瘫痪，甚至危及生命。

（2）X线颈椎摄片可见颈椎体有唇状骨刺突出，小关节及椎间孔周围骨质密度增加，颈椎前突生理曲度消失。

（三）治疗

1. 体穴治疗

【取穴】

主穴	配穴	
	分型	取穴
大椎、颈夹脊、委中、尺泽	风寒痹阻	大杼、风门、外关
	肝肾亏虚	肝俞、肾俞、太溪

【方法】

用针罐法。患者先取站立位，常规消毒双侧委中穴处皮肤，用三棱针点刺腘后浅静脉，静脉血常常喷射而出，观察和掌握出血量，可用消毒纸或棉球加压止血。然后取坐位，消毒后点刺尺泽穴处的静脉，尽量让血液自然流淌和自然止血。嘱患者俯卧位休息10分钟，再用梅花针在大椎、颈夹脊及配穴上反复叩打，每穴都要尽量微出血，再拔火罐吸出瘀血数毫升。隔3天1次。

2. 耳穴治疗

【取穴】

主穴	配穴	
	分型	取穴
颈椎、颈、肩、神门、交感	实证	肾上腺、皮质下
	虚证	肝、肾

【方法】

每次选取一侧主、配穴3～4个，行点刺放血3～5滴治疗，或用梅花针法治疗。隔3天1次，10次为1疗程。

（四）验案示例

崔某某，女，51岁。颈肩部疼痛酸胀，伴右上肢麻木肿胀感5

年余，每于夜间疼痛加重，影响睡眠，天气变化时亦加剧，颈部活动时有弹响，劳累后头晕，颈痛，心情烦躁，平时易出汗。T 36.9℃，BP 126/80mmHg，臂丛神经牵拉试验右（＋），椎间孔挤压试验（＋），$C_{5,6}$棘突颈韧带上能触及条索状硬结，触之弹响，压痛（＋）。X线颈椎片示：颈椎生理曲度消失，$C_{5,6}$椎体唇样骨质增生。诊断为颈椎病（神经根型）。用三棱针在委中、尺泽、肩井、大椎和颈后压痛点直接点刺，刺后每穴均拔火罐多吸出血，出血量总计约100ml。3周后被告知，仅经1次刺血治疗，多年的颈肩部疼痛酸胀及右上肢麻木不适均治愈，精神好转，无急躁易怒，一次治愈。（王峥，等．中国刺血疗法大全．安徽科学技术出版社，2005：178－179）

（五）按语

（1）刺血治疗颈椎病有一定疗效，对于缓解颈项、肩背及上肢疼痛、头晕头痛等，效果尤为明显，若配合针灸、按摩、外敷，则疗效更佳。

（2）长期伏案或低头工作者，要注意颈部保健。工作1～2小时后要活动颈部，或自我按摩局部，放松颈部肌肉。

（3）落枕会加重颈椎病病情，故平时应注意正确睡眠姿势，枕头高低要适中，枕于颈项部。并注意颈部保暖，避免风寒之邪侵袭。

第二节　颈肌痉挛

颈肌痉挛俗称落枕，是急性单纯性颈项强痛、肌肉僵硬、颈部转动受限的一种病证，轻者4～5天可自愈，重者疼痛严重并向头部及上肢部放射，迁延数周不愈。本病多见于成年人，易反复发作。

（一）病因病机

病因：感受风寒；姿势不当；颈部扭伤。

病机：气血运行不畅，筋脉拘挛。

病位：颈项部（筋肉）。

病性：实证为主。

（二）辨证与诊断

1. 辨证

		风寒阻络	血瘀阻络
症状	主症	颈项、肩背部酸胀、强痛，不能俯仰转侧	
	兼症	颈肩部畏寒喜热，无汗，面色苍白	动则加剧，静则痛减，伴眩晕、体倦，时有胸闷
	舌脉	舌淡，苔白，脉浮弦	舌淡暗或有瘀斑，脉弦涩
治法	治则	疏风散寒，温经通络	行气活血，通络止痛
	取经	手足太阳经穴为主	手足少阳经穴为主

2. 诊断要点

（1）症状：颈项相对固定在某一体位，颈部疼痛，动则痛甚，颈部活动明显受限。

（2）体征：①颈活动受限，颈部呈僵硬态，活动受限往往限于某个方位上，强行使之活动，则加重症状。②肌痉挛伴压痛，胸锁乳突肌痉挛者，在胸锁乳突肌处有肌张力增高感和压痛；斜方肌痉挛者，在锁骨外 1/3 处、或肩井穴处、或肩胛骨内侧缘，有肌紧张感和压病；肩胛提肌痉挛者，在颈椎棘突旁和肩胛骨内上角处，有肌紧张感和压痛。

（三）治疗

体穴治疗

【取穴】

主穴	配穴	
	分型	取穴
大椎、后溪、落枕穴、阿是穴	风寒阻络	风门、颈夹脊穴
	血瘀阻络	风池、外关

【方法】

用针罐法。患者取俯卧位，常规消毒局部皮肤后，先用梅花针在所选取穴位及其附近重力反复叩打，或用三棱针点刺，每穴都要尽量微出血，并在大椎、阿是穴拔火罐吸出瘀血数毫升。风寒阻络者可配合阿是穴悬灸或温针灸。每天1次。

（四）验案示例

刘某，女，42岁，1996年9月12日初诊。患者自述就诊日起床后即感颈部疼痛，活动受限，头偏左侧，诊断为"落枕"。即取落枕穴（患侧），常规皮肤消毒，用3寸毫针直刺，以麻胀或触电样感上传为针感，快速捻转30秒后留针，每5~10分钟行针1次，同时嘱患者活动颈部，由慢到快逐渐加大幅度，反复进行。之后在患侧疼痛部位找到最疼点（即阿是穴），常规消毒皮肤，右手持三棱针直刺阿是穴使其出血，最后在阿是穴处行闪火法拔火罐留置5分钟，以看到拔出暗红色血液效果最显。治疗1次后，颈部症状消失，旋转活动自如。[刘玉岚. 针刺配合点刺放血治落枕76例. 国医论坛，2000，15（2）：41]

（五）按语

（1）刺络治疗落枕疗效快而显著，其关键在于局部取穴，强调"以痛为腧"，远端穴位要用强刺激，并令患者配合颈项部运动。

（2）注意保持正确的睡眠姿势；枕头高低适中，枕于颈项部；避免风寒等外邪的侵袭。

第三节　肩关节周围炎

肩关节周围炎简称"肩周炎"，是指肩部酸重疼痛及肩关节活动受限、强直的临床综合征。本病的发生与慢性劳损有关，患者可有外伤史，主要病理系慢性退行性改变，多继发于肱二头肌腱鞘炎、冈上肌肌腱炎或肩峰下滑囊炎。中医学根据其发病原因、临床表现和发病年龄等特点，而有"漏肩风"、"肩凝症"、"冻结肩"、"五十肩"之称，女性发病率高于男性。

（一）病因病机

病因：外伤劳累；外感风寒。

病机：气血阻滞，筋脉失养。

病位：肩部（经脉和经筋）。

病性：实证为主。

（二）辩证和诊断

1. 辨证

		漏肩风	肩凝症
症状	主症	肩关节疼痛，夜间加重，伴肩关节活动受限	
	兼症	突然起病，逐渐加重，向上臂、肩胛及前胸部放射，关节不能上举、外展及后伸，多发生于一侧，或双侧同时发病	肩部肌肉萎缩和松软无力，骨骼突出，若不及时治疗，关节进一步粘连，活动明显受限，但疼痛反而减轻
治法	治则	祛风散寒，通络止痛	疏通经络，行气活血
	取经	手足三阳经为主	近部取穴为主

2. 诊断要点

（1）症状：初期常感肩部疼痛，疼痛可急性发作，多数呈慢性，疼痛为阵发性，后期逐渐发展成持续性疼痛，并逐渐加重，昼轻夜重，夜不能寐。肩关节各方向活动功能明显受限，尤以外展、内旋及后伸功能受限为甚，特别是当肩关节外展时，出现典型的"扛肩"现象。严重时肘关节功能也受限，屈肘时手不能摸对侧肩部。日久，则可发生上臂肌群不同程度的废用性萎缩，使肩部一切活动均受限，此时疼痛反而不明显。

（2）体征：在肩关节周围可找到相应的压痛点。X 线检查一般无异常改变，后期可出现骨质疏松，冈上肌腱钙化，大结节处有密度增高的阴影，关节间隙变窄或增宽等现象。

（三）治疗

1. 体穴治疗

【取穴】

主穴	配穴	
	分型	取穴
肩髃、肩髎、肩井、阿是穴	漏肩风	天宗、承山
	肩凝症	肩前、肩贞

【方法】

用针罐法。患者取俯卧位，肩部肿胀疼痛明显而瘀阻浅表者，可用皮肤针中强度叩刺患部，使局部皮肤微微渗血，再加拔火罐；如瘀阻较深者用三棱针点刺 2~3 针致少量出血，再加拔火罐，使瘀血外出。然后嘱患者裸露患侧肢体，仔细观察肘部尺泽穴的头静脉血管和曲泽穴的肘正中静脉，呈较明显暗紫色或黑紫色状处，用小、中号三棱针直刺，进针深度为 0.3~0.5cm，出血量 10~15ml；再选颈椎 4~5 处患侧旁点刺，三棱针直刺 0.3cm 左右，点刺后重拔火罐。每周 2~3 次。

2. 耳穴治疗

【取穴】

主穴	配穴	
	分型	取穴
肩、肩关节、锁骨、神门	实证	肾上腺、皮质下
	虚证	肝、肾、脾

【方法】

每次选取一侧主、配穴 3~4 个，行点刺放血 3~5 滴治疗，或用梅花针法治疗，缓解后可用王不留行籽贴压。隔 3 天 1 次，10 次为 1 疗程。

（四）验案示例

谭某，男，51 岁。由于夏天坐空调车后，自觉肩关节疼痛，夜晚加重，自行购买"风湿膏"敷贴 1 个月后，效果不佳。昨日发现肩关节活动稍有受限，遂今日来我院就诊。肩臂可前伸，完成"梳头"动作，但外展抬举及后伸时略受限。无外伤史，平素饮食及生活习惯规律，但较易感冒。舌暗苔薄，脉细缓。中医诊断：肩痹。西医诊断：肩关节周围炎。治疗：先于患肩局部瘀络明显处，用三棱针点刺 2~3 针，致使少量放血，再加拔火罐吸血。然后配合肩部穴位穴位注射当归、川芎等注射液，每穴 0.5ml。每日 1 次，5 次为 1 个疗程，经 2 个疗程治疗后症状明显改善。（陈秀华. 刺血疗法. 人民卫生出版社. 2009，234-235）

（五）按语

（1）刺络治疗肩周炎有较好的疗效，但必须明确诊断，排除肩关节结核、肿瘤、骨折、脱臼等其他疾病，并与颈椎病、内脏病等引起的牵涉痛相区别。

（2）把握治疗时机，病程越短效果越好，对组织产生黏连、肌肉萎缩者，应结合推拿治疗，以提高疗效。

（3）自主锻炼和被动锻炼是配合针灸治疗、早日恢复肩关节功能不可缺少的环节。必须强调适当进行肩部功能练习，每日做 2~3 次"爬墙"活动。

（4）注意肩部保暖，避免风寒侵袭。

第四节 急性腰肌扭伤

急性腰肌扭伤指腰骶、骶髂及腰背两侧的肌肉、筋膜、韧带、关节囊等软组织，突然遭受间接外力或直接外力所致的急性损伤，从而引起腰部疼痛及活动功能障碍的一种病证。

（一）病因病机

病因：感受暴力；姿势不正，用力过度。

病机：血脉凝涩，经络壅滞。

病位：腰部。

病性：实证。

（二）辨证和诊断

1. 辨证

症状		腰部有剧烈的刺痛、胀痛或牵扯样痛，部位较局限，不能翻身、站立或行走，咳嗽或深呼吸时疼痛加重，常保持一定强迫姿势以减少疼痛
治法	治则	通络止痛、行气活血
	取经	足太阳、少阳经为主

2. 诊断要点

（1）有腰部外伤史，多见于青壮年。

（2）症状：腰部有刺痛、胀痛或牵扯样痛，疼痛一般较剧烈，部位较局限，且有局部肿胀，可牵掣臀部及下肢疼痛。同时，腰不能挺直，俯仰转侧均感困难，甚至不能翻身起床、站立或行走，咳嗽或深呼吸时疼痛加重。

（3）体征：单侧或双侧腰部肌肉痉挛，多发生在骶棘肌、腰背肌筋膜等处，这是疼痛刺激引起的一种保护性反应，站立或弯腰时加重。多数患者均表现为不同程度的脊柱侧弯畸形，一般是脊柱向患侧侧弯。直腿抬高试验阳性，骨盆旋转试验阳性有助于确诊。

（三）**治疗**

1. 体穴治疗

【取穴】

主穴	配穴
委中、腰阳关、阿是穴	肾俞、大肠俞

【方法】

用针罐法、点刺法。

方法一　患者取俯卧位，穴位常规消毒后，用三棱针在所选穴位上点刺放血，或以梅花针叩打局部压痛点，然后闪火拔罐，留罐5～10分钟。然后再嘱患者站立，做腰部前屈、后伸、旋转运动数次。每日1次，中病即止。

方法二　患者面壁而立，小腿伸直，可见委中穴附近有一怒张静脉，先常规消毒穴位皮肤，以三棱针刺入静脉血管内并立即退针，流出紫红色血液5～15ml，双侧同时进行。再在所选穴位上点刺，每次出血1～3ml。然后再嘱患者做腰部前屈、后伸、旋转运动数次。每日1次，中病即止。

2. 耳穴治疗

【取穴】

主穴	配穴
腰骶椎、肾、神门	肾上腺、皮质下

【方法】

每次选取一侧相应部位穴区，常规消毒后行点刺放血3～5滴，或用梅花针点刺以出血为度，其余耳穴用王不留行籽贴压。隔日1次。

（四）**验案示例**

辛某，女，28岁，于2001年3月12日因腰痛4个多小时来诊。

缘由 4 小时前在工作单位劳动不慎闪腰导致疼痛，不能活动，尚未经任何治疗。诊查：患者被背进诊室，呈痛苦面容，腰部活动困难，腰 4～5 及腰 5～骶 1 间压痛（＋），腰肌紧张，直腿抬高试验（－）。上唇系带显露"暴伤点"。X 片检查：脊柱腰段变直，各椎体未见明显异常。临床诊断：急性腰肌扭伤（瘀阻疼痛）。治法：患者取坐位，常规消毒"暴伤点"（位于上唇系带的中点，相当于米粒状的白色颗粒），医者用左手拇、示指掀挺其上唇翻即可显露"暴伤点"，右手持三棱针将"暴伤点"刺破，同时点刺龈交穴有少量出血。配合用毫针向上斜刺 0.5 寸人中穴，留针 20 分钟，每 5 分钟捻转 1 次，在留针过程中令患者站起深呼吸并活动腰部。以上操作结束后，腰痛立即减轻，腰部活动范围增大。（孙光荣，等．当代名老中医典型医案集——针灸推拿分册．人民卫生出版社，2009：144－145）

（五）按语

（1）注意腰部保暖，切勿当风而卧，或坐卧湿地，淋雨或工作汗出后，应及时擦拭身体，更换湿衣服。

（2）坐、卧、行保持正确姿势，劳动时量力而为，不可勉强力挣，避免跌仆闪挫。

（3）急性腰痛应及时治疗，适当休息，并加强腰部肌肉锻炼，进行适当的医疗体育活动。

第五节 慢性腰肌劳损

慢性腰肌劳损，主要指腰背部肌肉、筋膜、韧带等软组织的慢性损伤，导致局部无菌性炎症，从而引起腰背部一侧或两侧的弥漫性疼痛，是慢性腰腿痛中常见的疾病之一。

（一）病因病机

病因：感受外邪；跌仆损伤；劳欲太过。

病机：经络不通，筋肉不荣。

病位：腰部。

病性：实证或虚证。

（二）辩证和诊断

1. 辨证

		寒湿腰痛	瘀血腰痛	肾虚腰痛
症状	主症	有腰部外伤、慢性劳损或受寒湿史。其痛势绵绵，时作时止，遇劳则剧，得逸则缓		
	兼症	腰部有受寒史，天气变化或阴雨风冷时加重，腰部冷痛重着、酸麻，或拘挛不可俯仰，或痛连下肢	腰部有劳损或陈伤史，劳累、久坐时加重，腰部两侧肌肉触之有僵硬感，痛处固定不移	起病缓慢，腰部隐隐作痛（以酸痛为主），乏力易倦，伴耳鸣、眩晕，夜尿多
	舌脉	舌质淡，苔薄白，脉沉濡	舌暗或有紫斑，苔白，脉弦	舌淡红，苔薄白，脉沉细
治法	治则	温经散寒，行气活血	活血化瘀，通络止痛	益肾，壮腰，止痛
	取经	足太阳经穴为主	足少阳、足太阳经穴为主	督脉、足太阳经穴为主

2. 诊断要点

（1）症状：①长期反复发作的腰背部疼痛，呈钝性胀痛或酸痛不适，时轻时重，迁延难愈。②腰部活动基本正常，一般无明显障碍，但有时有牵掣不适感，常喜双手捶击，以减轻疼痛。不能久坐久站，不能胜任弯腰工作，弯腰稍久便直腰困难。③急性发作时，诸症明显加重，可有明显的肌痉挛，甚至出现腰脊柱侧弯，下肢牵掣作痛等症状。

（2）体征：①腰背部压痛范围较广泛，压痛点多在骶髂关节背面、骶骨背面和腰椎横突等处。重者伴随有一侧或双侧骶棘肌痉挛、僵硬。②X线检查，除少数可发现腰骶椎先天性畸形和老年患者椎体骨质增生外，多无异常发现。

（三）治疗

1. 体穴治疗

【取穴】

主穴	配穴	
	分型	取穴
委中、阿是穴、肾俞、大肠俞	寒湿腰痛	腰阳关、腰俞（加灸）
	瘀血腰痛	膈俞、太冲
	肾虚腰痛	命门、太溪

【方法】

用针罐法。患者先取站立位，选取腘窝委中穴处的浅静脉点刺出血，在静脉瘀血严重时血液多可喷射而出，且血色暗紫或黑紫；然后在腰背部阿是穴（肌肉痉挛处或压痛明显处）点刺，最好能寻找到有病变的浅静脉血管刺出血，腰背部的棘上韧带损伤也可就近直刺督脉上的穴位。患者再取俯卧位，其余穴位常规消毒后，用梅花针在局部反复叩刺，出血后再拔火罐10分钟。隔日1次，10次为1疗程。

2. 耳穴治疗

【取穴】

主穴	配穴
腰骶椎、肾、神门	肾上腺、皮质下

【方法】

每次选取一侧主穴，常规消毒后行点刺放血3~5滴，或用梅花针点刺以出血为度，其余耳穴用王不留行籽贴压。隔日1次。

（四）验案示例

陈某某，男，34岁，汽车修理工。1997年6月4日初诊。因左侧腰骶部疼痛3年，加重1周前来求治。腰骶部酸胀疼痛，俯仰活动时疼痛显著，以左侧为甚，3年来反复发作，工作劳累时加重，休息后稍减，遇阴雨天疼痛加剧。否认有外伤史。查体：左侧第三腰椎横突处及两侧骶脊肌压痛明显，肌肉痉挛性强直。舌暗红，苔白微腻。西医诊断：慢性腰肌劳损；中医诊断：痹证（辨证为寒凝气滞，经脉瘀阻）。立治法为放血通络，散寒止痛。取阿是穴、双侧委中穴，常规消毒后，用三棱针快速点刺各穴约0.2cm深，刺后立即在该处拔罐，放血约1~2ml。第一次治疗后即感胀痛明显减轻，再连续治疗4次，疼痛告愈。随访2年，未见复发。[周厚强.刺络放血为主治疗痹证32例.成都中医药大学学报，1999，22（1）：37]

（五）按语

（1）对于软组织损伤性腰背痛这组多发性的病证，用三棱针刺血治疗能达到较为满意的效果，而且在临床上常能使患者的痛苦立刻减退。平时常用两手掌根部揉按腰部，早、晚各1次，可减轻和防止慢性腰痛。

（2）腰痛因病因不同，其治疗疗效常有差异。风湿性腰痛和腰肌劳损疗效最好；腰椎病变和椎间盘突出引起的腰痛，配合推拿、牵引等疗法，则能明显缓解症状；腰部小关节周围的韧带撕裂疗效较差；内脏疾患引起的腰痛要以治疗原发病为主；因脊柱结核、肿瘤等引起的腰痛，则不属刺络治疗范围。

第六节　梨状肌损伤综合征

梨状肌损伤综合征又称梨状肌损伤或梨状肌孔狭窄综合征，是由于间接外力（如闪、扭、下蹲、跨越等）使梨状肌受到牵拉，造成撕裂而引起局部充血、水肿、痉挛，刺激或压迫坐骨神经，产生臀部疼痛和功能障碍等一系列综合征。

（一）**病因病机**

病因：外力损伤。

病机：气血不通，筋脉闭阻。

病位：臀部。

病性：实证。

（二）**辨证和诊断**

1. 辨证

症状		臀部深层呈牵拉样、刀割样或蹦跳样疼痛，且有沿坐骨神经分布区域出现下肢放射痛。患侧下肢不能伸直，跛行或呈鸭步移行，髋关节外展、外旋活动受限
治法	治则	舒筋、通络、止痛
	取经	足太阳、足少阳经穴为主

2. 诊断要点

（1）大部分患者有外伤史，如闪、扭、跨越、负重下蹲，部分患者有受凉史。

（2）症状：臀部有紧缩感及深层疼痛，呈牵拉样、刀割样或蹦跳样痛，沿坐骨神经分布区域出现下肢放射痛。偶有小腿外侧麻木，会阴部下坠不适。患侧下肢不能伸直，自觉下肢短缩，步履跛行，或呈鸭步移行，髋关节外展、外旋活动受限。

（3）体征：①沿梨状肌体表投影区有明显压痛，有时压痛点可扩散到坐骨神经分布区域。②在梨状肌处可触及条索样改变或弥漫性肿胀的肌束隆起，日久可出现臀部肌肉萎缩、松软。③患侧下肢直腿抬高试验，在60°以前疼痛明显，当超过60°时，疼痛反而减轻。④梨状肌紧张试验阳性。

（三）治疗
体穴治疗
【取穴】

主穴	配穴
阿是穴、环跳、居髎	承扶、风市、阳陵泉、委中、承山、昆仑

【方法】

用针罐法。患者取俯卧位，医者在压痛最明显处（阿是穴），用掌根揉按片刻以使该部络脉怒张，常规消毒局部皮肤后，以三棱针迅速点刺3～5下，并加拔火罐帮助瘀血外排，留罐10～20分钟。起罐后，根据循经取穴原则，在患肢下部选取1～2配穴，点刺出血加拔罐，出血5～10ml。隔日1次。

（四）验案示例

李某某，女，54岁。自述几年前腰臀部曾受过外伤，当时已作过治疗，最近由于工作劳累，臀部经常疼痛，其疼痛部位深，痛时呈锐痛，似刀割，并向下肢后侧放射，起坐稍不慎，就牵拉痛处，足跟不敢触地。曾在当地医疗站服过泼尼松、保泰松及中药均不见效，转来我所诊治。检查：臀部有压痛，尤其触到深部钝厚的梨状肌肌腹时明显，且有紧张肌性隆起，并向下肢后侧放射痛。梨状肌牵拉试验为阳性（即将患者屈髋并尽量使大腿内旋内收，使梨状肌受到牵拉，患者当即感觉疼痛加剧）。诊断：梨状肌损伤综合征。治疗时先取臀部压痛点刺血，次取环跳、承扶点刺出血，并加拔火罐。经治疗后痛稍减，隔日1次。三诊按上法取穴，并加刺委中。经3次治疗后，患者已能自行来治疗，除在局部刺血并拔火罐外，另加刺远道昆仑、承山等穴。经过8次治疗后，患者感觉臀部已不痛，行走轻快，弯腰及起坐亦无不适。嘱患者回家注意休息。数月后因

患者感冒来诊，告知自上次治疗后，一直未犯过。[李跃龙.刺血疗法偶拾.云南中医学院学报，2008，8（2）：47]

（五）按语

平时坐、卧、行要保持正确姿势，劳动时量力而为，不可勉强力挣，避免跌仆闪挫。

第七节　增生性脊柱炎

增生性脊柱炎又称肥大性脊柱炎、退行性脊柱炎，主要以脊柱边缘唇状增生或骨刺形成，脊柱小关节边缘锐利、关节面骨质致密、关节间隙变窄为主，使相应的神经根受压或受损而出现一系列功能障碍的病证。本病以腰椎发病率最高，其次为胸椎和颈椎，起病十分缓慢，一般状况良好，X线检查为重要诊断依据，多见于中年以上。

（一）病因病机

病因：感受外邪；跌仆损伤；劳欲太过。

病机：气血运行不畅，筋脉失养。

病位：脊柱，与肾关系密切。

病性：实证、虚证兼有。

（二）辨证和诊断

1. 辨证

		肾虚型	寒湿型	湿热型
症状	主症	腰背疼痛不甚严重，每因外伤、某些体位、受凉等因素而加剧，经长时间休息后或关节不活动时（晚间和睡眠时）疼痛较明显，常并发一侧或双侧神经根激惹症状。若颈、胸椎病变致神经根受刺激，则引起上肢痛与肋间痛		
	兼症	酸软为主，喜揉按或槌击，伴腰膝无力，屈伸不利，耳鸣眩晕，夜尿多	冷痛重坠，日轻夜重，阴天下雨加剧，伴形寒肢冷，面色苍白	腰部灼热感，痛连下肢，伴面色红赤，口苦咽干，小便短赤，大便干结
	舌脉	质淡红或少津，苔薄白，脉细数	舌淡，苔白腻，脉沉迟	舌质红，苔黄腻，脉滑数
治法	治则	补肾壮腰，强筋止痛	温通经络，散寒祛湿	清热祛湿，通络止痛
	取经	督脉、足少阴经穴为主	督脉、足太阳经穴为主	夹脊穴、足太阳经穴为主

2. 诊断要点

（1）早期症状典型，患者常感腰、颈背部酸痛不适，僵硬板紧，不能久坐久站，晨起或久坐起立时症状较重，稍加活动后减轻，但过度活动或劳累后加重。腰、颈部俯仰活动不利。

（2）体征：①椎体生理曲度减小或消失，甚或出现反弓。②局部肌肉痉挛，有轻度压痛，一般无放射痛。③下肢后伸试验常呈阳性，直腿抬高试验一般可接近正常。④X线检查，可见椎体边缘有不同程度增生，或有椎间隙变窄，生理弧度改变。

（三）治疗

1. 体穴治疗

【取穴】

主穴	配穴	
	分型	取穴
相应脊柱夹脊穴、阿是穴	肾虚型	肾俞、腰阳关
	寒湿型	大肠俞、命门（加灸）
	湿热型	三焦俞、大杼

【方法】

用叩刺法。患者取俯卧位，患处常规消毒后，先用30号毫针在患处、夹脊穴及其邻近背俞穴施行针刺，用泻法；然后用梅花针叩刺患处50～100次，至渗出血珠为止，再拔罐15分钟。最后嘱热敷患处。每日或隔日1次，10次为1疗程。

2. 耳穴治疗

【取穴】

主穴	配穴
颈椎、胸椎、腰椎、肾、神门	肾上腺、皮质下、肝

【方法】

每次选取一侧耳部主穴，常规消毒后行点刺放血3～5滴，或用梅花针点刺以出血为度，其余耳穴用王不留行籽贴压。隔日1次。

（四）验案示例

钱某，男，76岁，2005年11月16日初诊。背脊强直伴疼痛加剧，弯腰、端坐、起床困难2个月。自述有强直性脊柱炎史10年，近2月背脊强直伴疼痛加重，弯腰、端坐、起床困难，行走时僵硬，生活自理较为困难，时有咳嗽，痰少，胃纳一般，大便正常。X线提示：脊柱呈竹节样变。查体：舌略红，苔干黄，脉数。诊断：督阳不足之痹证（强直性脊柱炎）。此为湿阻督阳，脉络不和。治法：穴取百会、大椎、身柱、至阳、中枢、悬枢、命门、腰阳关、十七椎、肾俞，留针20分钟，每天温针2次。起针后在督脉经上（从颈部至腰骶部），用三棱针轻轻地叩刺，出血少许，再拔罐于督脉经上，留10分钟。每周2次。复诊：3天后患者自觉背脊疼痛略有减轻，舌淡，苔薄黄，脉缓，守法连续治疗30次，3个月后，背脊僵直疼痛消失，可以弯腰，生活可以自理。（孙光荣，等．当代名老中医典型医案集——针灸推拿分册．人民卫生出版社，2009：131）

（五）按语

（1）坐、卧、行保持正确姿势，劳动时量力而为，不可勉强力挣，避免跌仆闪挫。

（2）注意背部的保暖，切勿当风而卧，或坐卧湿地，淋雨或工作汗出后，应及时擦拭身体，更换湿衣服。

（3）急性颈胸腰部疼痛应及时治疗，适当休息，并加强脊柱锻炼，适当松弛背部肌肉。

第八节　肱骨外上髁炎

肱骨外上髁炎或称"肱骨外上髁综合征"，俗称"网球肘"。是以肘部疼痛、关节活动障碍为主症的疾病，常因前臂旋转用力不当而引起肱骨外上髁桡侧伸肌腱附着处劳损，是常见的肘部慢性损伤。多见于从事旋转前臂、屈伸肘关节和肘部长期受震荡的劳动者，如网球运动员、打字员、木工、钳工、矿工等。中年人发病率较高，男女之比为3:1，右侧多于左侧。

（一）病因病机

病因：扭伤或拉伤；寒湿侵袭。

病机：筋脉损伤，瘀血内停，经气不通。

病位：肘部。

病性：本虚标实。

（二）辨证和诊断

1. 辨证

症状		肘关节外侧逐渐出现疼痛，握物无力，用力握拳及做前臂旋转动作如拧毛巾时疼痛加剧，严重时疼痛可向前臂或肩臂部放射。肘关节活动正常
治法	治则	舒筋活血，通络止痛
	取经	局部手太阳经穴为主

2. 诊断要点

（1）症状：肘后、外侧酸痛为主要症状。多起病缓慢，其疼痛在旋转背伸、提拉、端、推等动作（如拧衣、扫地、端茶壶、倒水等）时更为剧烈，同时沿伸腕肌向下放射。轻者，轻微症状时隐时现，有的经数月数日自然痊愈。重者，可反复发作，疼痛为持续性，前臂旋转及握物无力，局部可微呈肿胀。

（2）体征：肘部红肿不明显，在肘关节外侧、肱骨外上髁、肱桡关节或桡骨头前缘等处可找到一个局限而敏感的压痛点，在腕关节背伸时于手背加压可引起疼痛。前臂伸肌紧张试验和密耳试验阳性。X线摄片有的无异常，有的可见钙化阴影或外上髁粗糙。

（三）治疗

1. 体穴治疗

【取穴】

主穴	配穴	
	分型	加减
肘髎、曲池、阿是穴	前臂内旋受限	尺泽
	前臂外旋受限	下廉
	肘内侧疼痛	少海
	肘尖疼痛	天井

【方法】

用针罐法。患者取仰卧位或坐位，常规消毒患侧局部皮肤后，可在肘髎穴和曲池穴周围寻找显露的静脉血管，或在压痛点直接点刺，进针深度0.5cm左右，出血量以10～30ml为宜；或者先用梅花针在局部叩刺至局部皮肤渗血，再选用小口玻璃瓶拔罐5～10分钟，使之出血少许。隔日1次。

2. 耳穴治疗

【取穴】

主穴	配穴
相应部位敏感点、神门、肾上腺、皮质下	耳尖、肾、肝

【方法】

每次选取一侧耳穴常规消毒后，用粗毫针或三棱针点刺相应部位敏感点和耳尖出血，其他穴位针刺并留针15～30分钟，或埋针24小时。

（四）验案示例

胡某，女，50岁，退休工人。因右肘部酸痛，痛及前臂1月余，不能负重，手持物常因疼痛掉落而来诊。检查见患者右肱骨外上髁及周围明显压痛，旋臂屈腕试验阳性。诊断：网球肘。采用下法治疗：重叩患侧肘髎、曲池、压痛点及周围至少量出血，用2号玻璃罐拔罐，肘部出血2ml左右，血色暗质稠，夹泡沫，其他部位出血少许，留罐10分钟取罐，患者即感疼痛减大半，第2天改用轻手法叩打，患者出血转鲜红，即告疼痛完全消失，肘臂活动自如。4个月后随访无复发。[林少贞．梅花针加拔火罐治疗网球肘32例．针灸临床杂志，1999，15（5）：34]

（五）按语

（1）刺络放血治疗本病的效果满意，一般2－3次多可见效。同时注意局部保暖，免受风寒。

（2）治疗期间应避免肘部过度用力，急性发作者应绝对避免肘关节运动。病程较长、局部肌腱或组织发生粘连者可配合推拿，并做适当的活动，有利于康复。

第九节　腱鞘囊肿

腱鞘囊肿是指常发生在肌腱附近的囊性肿物，囊肿呈单房性或多房性。其易发部位的顺序是：腕关节背部、腕关节的掌侧面、手指背面和掌面、足背部、趾背面、腕关节的侧面和腘窝。病因尚不完全明了，多见于青壮年女性。但与外伤、劳损有关。

（一）病因病机

病因：劳作伤筋；遭受外伤。

病机：经气阻滞，血行不畅，水液停积于骨节。

病位：腕关节为主。

病性：实证。

（二）辨证和诊断

1. 辨证

症状		腕关节、手指背侧或掌面、足及趾的背面等出现圆形肿块，突出体表，小如黄豆，大如核桃，表面光滑，边界清楚，与皮肤无粘连，推之能活动，触之有囊性感或较硬，压之稍有酸痛感
治法	治则	行气活血、化瘀散结
	取经	局部取穴为主

2. 诊断要点

（1）囊肿多逐渐发生，成长缓慢，一般呈半球状隆起，似蚕豆大或指肚大，外形一般光滑。患者自觉局部酸痛或疼痛，有时会向囊肿周围放射。若囊肿和腱鞘相连，患部远端就会出现软弱无力的感觉。有时囊肿可压迫其周围的神经和血管，从而出现相应的神经压迫症状。

（2）体征：①囊肿在皮下，高出皮面，或大或小，直径一般不超过2cm，成圆形或椭圆形。②触诊时质地较软，可有波动感，但周边大小可能发生变动，日久囊肿可变小、变硬。

（三）治疗

体穴治疗

【取穴】

主穴	配穴
局部阿是穴	阳溪、大陵等

【方法】

用点刺法。常规消毒患侧局部皮肤后，先用三棱针在囊肿高点处进针，直刺穿透囊壁，出针时摇大针孔，用手指由轻而重挤压囊肿片刻，将囊液尽可能全部挤出，然后选择合适的玻璃瓶用闪火法对准针孔拔火罐，又可拔出一些黏液和血水。然后在囊肿的周围，选择一处显现的静脉点刺出血，再拔火罐以增加出血量出血量5～15ml 即可，最后在局部置一消毒的硬币，用消毒纱布加压敷盖。许多患者治疗一次后即不再复发，针刺后不影响关节的功能活动。如不能彻底消除，视囊肿恢复情况，可于半个月后再针刺排黏液一次，多刺 2～3 次即可痊愈。

（四）验案示例

患者，男，48 岁，于 1979 年 9 月 5 日初诊。主诉：右手腕部包块 3 个月。患者 3 个月前偶然发现右手腕部背面正中，有一包块起于表面，如杏子（2cm×3cm）大，无甚痛苦，有碍活动。检查：肿块呈椭圆形，与筋骨无粘连，推之能动，表面光滑，质地较硬，局部轻度酸软压痛，影响劳作，但不红无热，二便尚可，脉舌无异常。诊断：胶瘤（腱鞘囊肿）。治则：通经活络，软坚散结。操作：先将包块局部阿是穴常规消毒后，医者左手拇、示指固定囊肿，右手持大号三棱针对准囊肿之最高点，迅速刺入，捣捻 2～3 次，以扩大针孔，立即出针，同时双手拇、示二指用力挤压，务使囊内胶性透明液体全部溢出，约 6ml，肿块即消退。针孔垫以酒精薄棉，5 分硬币覆盖，绷带包扎，3 个月后复诊已痊愈，半年后经随访未复发。（程宝书．当代针灸名家临床经验集成．军事医学科学出版社，2003，442－443）

（五）按语

（1）刺络法治疗本病有良效，可作为首选之法。

（2）操作时要注意局部严密消毒，防止感染。如囊肿复发，再予针治，依然有效。

（3）治疗期间和治愈之后 1 个月内应注意局部保暖，避免寒湿的侵入。

第十节　腱鞘炎

腱鞘炎是以手腕部（或足背部）的腱鞘受到外伤、劳损而逐渐肿胀、疼痛为主的常见疾病，是一种慢性劳损所引起的疾病，常与患者职业有关。临床以受损关节屈伸不利、局部肿痛，并向患侧肢体放射为主要症状。因其解剖部位不同，所以临床又有"桡骨茎突部狭窄性腱鞘炎"、"屈指肌腱狭窄性腱鞘炎"和"先天性拇长屈肌腱鞘炎"之分，前者为临床最常见者。

（一）病因病机

病因：劳伤过度；寒冷刺激。

病机：气血不畅，筋脉拘挛。

病位：腕部，拇指。

病性：实证或虚证。

（二）辨证和诊断

1. 辨证

症状		桡骨茎突部狭窄性腱鞘炎症见腕关节桡侧疼痛，不能提重物，疼痛可向前臂放射；握拳（拇指屈在掌心）尺屈时患处有剧痛。 屈指肌腱狭窄性腱鞘炎多发于指部，以拇指多见，局部疼痛，有时向腕部放射；手指伸屈时常发生弹响声，故又称"弹响指"
治法	治则	疏筋活络、消肿止痛
	取经	手太阴经、手阳明经穴为主

2. 诊断要点

（1）症状：起病多较缓慢。患者桡骨茎突部疼痛，初起较轻，逐渐加重，可放射至手或肩、臂部，严重时局部有酸胀感或烧灼感，遇寒冷刺激或拇指活动时痛剧。拇指无力，伸拇指或外展拇指活动受限，日久可引起大鱼际肌萎缩。

（2）体征：①桡骨茎突部明显压痛，并有肿胀。可触及硬结，拇指运动时有摩擦感或摩擦音。②握拳尺偏试验阳性。

（三）治疗

体穴治疗

【取穴】

主穴	配穴
阳溪、列缺、局部阿是穴	合谷、外关等

【方法】

用点刺法。桡骨茎突部狭窄性腱鞘炎，消毒后先用三棱针在患肢阳溪穴处显现的静脉点刺出血，然后再观察列缺、阿是穴处的静脉充盈情况，哪处明显就用斜刺法刺哪处血管出血，再选用小口玻璃瓶拔火罐5～10分钟，这样能提高疗效，一般刺血治疗1～2次即能痊愈。屈肌腱腱鞘炎，常规消毒局部皮肤，用三棱针在患指掌侧掌骨头触及结节处，直接点刺出血（最好能查找到局部显露的小静脉，斜挑刺出血），出血少时要用手轻轻挤压患处出血；然后要在手背静脉上选一条通向患指的浅静脉，点刺出血加拔火罐。

（四）验案示例

某女，51岁。左手腕桡侧疼痛不能持重已1月余，伸屈不利。诊断为左桡骨茎突腱鞘炎。检查：局部有一小结节微隆起，轻压痛。第一次治疗：刺血合谷。40天后病情无变化；第二次治疗：刺血曲泽、列缺。两个月后三诊时病情显著好转，腕关节伸屈基本不痛，小结节消散，刺血尺泽。半月后诸症消失，功能恢复。（王秀珍，等. 刺血疗法. 安徽科学技术出版社，1986：128）

（五）按语

（1）刺络法治疗本病有较好的效果。操作时要注意局部严密消毒，防止感染。

（2）治疗期间应注意保暖，避免感受寒湿。

第十一节　腕关节扭伤

腕关节扭伤是由于剧烈运动或持重过度、跌仆、牵拉以及过度扭转，使受外力的关节超越正常活动范围，引起关节周围韧带、肌肉、关节囊等软组织受到过度牵拉而发生的损伤，包括撕裂、出血、关节脱位，严重者可合并小片撕脱性骨折。

（一）病因病机

病因：急性损伤，慢性劳损。

病机：筋脉受损，气血凝滞。

病位：腕部。

病性：实证。

（二）辨证和诊断

1. 辨证

症状		急性损伤者，腕部疼痛，活动时痛剧，夜间常因剧痛而致寝不安，肿胀、皮下瘀斑明显，腕关节功能受限。 慢性劳损者，肿痛不甚，做较大幅度活动时可有痛感，无明显肿胀，腕部常有"乏力"、"不灵活"之感，反复发作
治法	治则	舒筋通络，消肿止痛
	取经	手三阳经穴为主

2. 诊断要点

（1）症状：①扭伤部位肿胀疼痛，皮肤呈现红、青、紫等色。新伤局部微肿、肌肉压痛，表示伤势较轻；如红肿、疼痛较甚，关节屈伸不利，表示伤势较重。②慢性劳损者，腕关节疼痛不甚，作较大幅度活动时，伤处可有痛感，无明显肿胀，腕部常有"乏力"、"不灵活"之感。

（2）体征：①受伤部位有明显的压痛及肿胀。②分离试验阳性，即做受累肌腱、韧带相反方向的被动活动，在损伤部位可出现明显的疼痛。③X线检查：单纯腕与手部扭伤及侧副韧带损伤，X线片除有局部软组织肿胀阴影外，其余无明显发现。

（三）治疗

1. 体穴治疗

【取穴】

主穴	配穴
阳溪、阳池、阳谷、局部阿是穴	太渊、外关、大陵等

【方法】

用针罐法。患者取仰卧位或坐位，常规消毒患侧局部皮肤后，可用三棱针快速点刺，进针深度 0.3cm 左右，或者用梅花针在穴位上叩刺至局部皮肤渗血，再选用小口玻璃瓶拔罐 5～10 分钟，使之出血少许。隔日 1 次。

2. 耳穴治疗

【取穴】

主穴	配穴
相应部位敏感点、神门、皮质下	耳尖、肝

【方法】

每次选取一侧耳穴常规消毒后，用粗毫针或三棱针点刺相应部位敏感点、神门、皮质下，其他穴位针刺并留针 15～30 分钟，同时让患者适度活动受伤部位的关节，或埋针 24 小时。

（四）验案示例

患者，男，24 岁。因"右手腕背侧疼痛 1 天"前来就诊。诉 1 天前因骑摩托车不慎跌倒在地，当时未予注意，回家后发现右手腕背侧疼痛肿胀，关节屈伸不能，遂来就诊。检查患者右手腕背侧红肿疼痛有瘀斑，约 3cm×3cm，活动后加重，予检查未发现骨折，凝血机制正常。诊断为腕关节扭伤。予阿是穴放血治疗。常规消毒后，以瘀斑中心为刺入点，针入 8 次再予火罐放出约 5ml 瘀血，色暗。起罐后患者当即感觉疼痛减少大半，腕关节活动后未见明显疼痛，嘱其第 2 天继续来院治疗。两次治疗后患者疼痛症状消失，已能正常活动，1 星期后随访未见任何异常。[张帆. 刺络放血疗法对外伤瘀血性疼痛的疗效观察. 上海针灸杂志，2007，26（4）：20]

（五）按语

（1）刺络法治疗腕关节扭伤效果良好。受伤后适当限制扭伤局部的活动，避免加重损伤。

（2）扭伤早期应配合冷敷止血，然后予以热敷，以助消散。局部要注意保暖，避免风寒湿邪的侵袭。

（3）病程长者要注意局部护理；运动宜适度，避免再度扭伤。

第十二节　骨性膝关节炎

骨性膝关节炎，是由于膝关节的退行性改变和慢性积累性关节磨损而造成的，以膝部关节软骨变性，关节软骨面反应性增生，骨刺形成为主要病理表现。本病多见于中老年人，女性多见。

（一）病因病机

病因：过度劳损；风寒湿侵袭。

病机：气血不足，筋骨失养。

病位：膝部。

病性：实证、虚证。

（二）辨证和诊断

1. 辨证

		寒湿型	风寒型	湿热型	肝肾亏虚型
症状	主症	在膝部改变姿势时疼痛加剧，活动后疼痛可减轻，早期有轻度压痛，活动时可触到摩擦感。当关节面出现变形时，其疼痛和肌肉痉挛加重，并变为持续性疼痛，休息后亦难以缓解，关节发生肿胀和畸形，活动关节时可出现明显的骨摩擦音			
	兼症	关节冷痛重着，或肿胀，阴雨天加重，局部畏寒，遇寒痛增，得热痛解	关节疼痛、游走不定、伴畏风惧寒，得热则舒	关节红肿热痛，有沉重感，局部触之发热，口渴不欲饮	关节头痛，局部肿大，僵硬畸形，肌肉瘦削，屈伸不利，畏寒喜暖，手足不温，腰膝酸软
	舌脉	舌淡，苔薄白，脉弦紧或弦缓	舌淡，苔白，脉浮紧	舌红，苔黄腻，脉滑数	舌红或淡，苔薄白，脉沉细
治法	治则	温经散寒，祛湿通络	祛风散寒，舒筋通络	清热化湿，通络止痛	滋补肝肾，温阳止痛
	取经	手厥阴经、足太阳经、任脉穴为主			

2. 诊断要点

（1）本病患者主要表现为发病缓慢，往往有劳损史。膝关节活动时疼痛，其特点是初起疼痛为发作性，后为持续性，劳累后加重，上下楼梯时疼痛明显。膝关节活动受限，跑、跳、跪、蹲时尤为明显，甚则跛行，但无强直，关节活动时可有弹响摩擦音，部分患者可出现关节肿胀，股四头肌萎缩。膝关节周围有压痛，活动髌骨时关节有疼痛感。

（2）体征：①X线检查：正位片显示关节间隙变窄，关节边缘硬化，有不同程度的骨赘形成；侧位片可见股骨内侧髁和外侧髁粗糙，胫骨髁间棘变尖，呈象牙状，胫股关节面模糊，髌股关节面变窄，髌骨边缘骨质增生及髌韧带钙化。②实验室检查：血、尿常规化验均正常，血沉正常，抗"O"及类风湿因子阴性，关节液为非炎性。

（三）治疗

1. 体穴治疗

【取穴】

主穴	配穴	
	分型	取穴
委中、膝眼、阳陵泉	寒湿型	膈俞、足三里
	风寒型	风门、血海
	湿热型	大椎、阴陵泉
	肝肾亏虚型	肝俞、肾俞

【方法】

用针罐法。常规消毒患侧皮肤后，委中穴站立取穴后再坐下来，其余穴位要坐位取穴，在这四个穴位的周围寻找充盈度增高的浅静脉血管（如委中穴处静脉不明显，可在委阳穴上寻找小隐静脉的分支刺出血），三棱针直刺，进针深度在 0.3~0.5cm，多能流出许多血液。在急性肿胀、炎症疼痛明显时，静脉血色可呈鲜红色；在疼痛日久、病程迁延不愈时，静脉血色多见暗紫。然后根据病情，按常规在配穴上点刺出血，加拔火罐。隔 3 天 1 次。

2. 耳穴治疗

【取穴】

主穴	配穴
膝、膝关节、神门、皮质下	肾上腺、耳尖、肾、肝

【方法】

每次选取一侧耳穴常规消毒后，用粗毫针或三棱针点刺相应部位敏感点和耳尖出血，其他穴位针刺并留针 15~30 分钟，或埋针 24 小时。

（四）验案示例

孙某，男，59 岁。40 年前因过河时被冷水浸渍，此后双膝关节发胀，逐年加重，1963 年以来疼痛加重，活动受限，下肢不能负重，行走困难，昼夜疼痛难忍。诊为"增生性关节炎"，经数家医院先后连续综合治疗，均无好转，反而日趋加剧。至 1978 年春双膝疼痛，下肢不能行走，终日卧床，生活不能自理，拄棍仅能勉强站立。体格检查：患者痛苦面容，拄棍站立十分困难。双膝关节伸屈活动均明显受限，内、外膝眼处压痛明显。X线摄片：双膝关节间隙均变窄，关节面有骨赘形成。治疗：两侧双膝眼穴小宽针针刺治疗，加火罐拔出血。二诊：不用拐杖可行走百余步，疼痛已明显减轻，再按上方治疗。后又治疗3次，双膝关节疼痛完全消失，活动自如，步履稳健。（黄荣发．小宽针针刺综合疗法．河南科学技术出版社，1989：131）

（五）**按语**

（1）刺络放血治疗本病的效果满意，可配合推拿，并作适当的活动，有利于康复。

（2）治疗期间应避免膝部过度用力，同时注意局部保暖，免受风寒。

（3）还可根据膝痛、肿胀的部位选穴，如膝内侧疼痛，加阴陵泉、曲泉或阴谷穴；膝外侧疼痛，加阳陵泉、膝阳关或风市穴；膝关节肿胀，充满积液，加鹤顶、梁丘和血海穴等。

第十三节　踝关节扭伤

踝关节扭伤多由从高处坠下，下楼梯落空，在不平坦道路上行走或奔跑等原因所致，尤其是当踝关节处于跖展位时，更容易发生扭伤。包括踝部韧带、肌腱、关节囊等软组织的损伤，但主要是指韧带的损伤，可分为内翻扭伤和外翻扭伤两类，以前者为多见。

（一）**病因病机**

病因：急性损伤，慢性劳损。

病机：筋脉受损，气血凝滞。

病位：踝部。

病性：实证。

（二）**辨证和诊断**

1. 辨证

症状	受伤后，踝部立即出现肿胀、疼痛，不能走路。在外踝或内踝的前下方，肿胀、压痛明显

治法	治则	行气活血，通络止痛
	取经	足太阳经、足少阴经穴为主

2. 诊断要点

（1）症状：①患者多有明显的外伤史。②损伤后局部疼痛，尤以内、外翻活动及行走时疼痛明显，轻者可见局部肿胀，重者则整个踝关节均肿胀。③踝部的软组织较少，损伤后常可引起局部血管破裂，见皮下瘀血明显，尤其是在伤后 2～3 天，皮下瘀血青紫更为明显。主要表现为跛行，走路时患足不敢用力着地，踝关节活动时损伤部位疼痛而致关节活动受限。

（2）体征：①踝关节被动内、外翻并跖屈时，局部疼痛剧烈。如足内翻跖屈时，外踝前下方发生疼痛，且有明显局部压痛。②X光片可除外踝部的撕脱骨折。被动强力使足内翻或外翻位，在此应力下拍摄 X 光片，可见踝关节间隙明显不等宽或距骨脱位的征象，则提示韧带完全断裂。

（三）治疗

1. 体穴治疗

【取穴】

主穴	配穴
申脉、照海、局部阿是穴	太溪、解溪、昆仑

【方法】

用点刺法。患者取仰卧位或坐位，常规消毒患侧皮肤后，以三棱针或 29 号 1 寸毫针，点刺穴位局部显露的络脉，出血 0.5～2ml。若络脉不明显者，点刺申脉或照海处皮肤出血；伴有波动性血肿者，用 7 号注射针抽净瘀血。无肿胀或轻微肿胀者，每日刺络 1 次；有血肿者，隔日 1 次。一般 2～4 次可愈。

2. 耳穴治疗

【取穴】

主穴	配穴
踝关节、神门、皮质下	耳尖、肾上腺、肝

【方法】

每次选取一侧耳穴常规消毒后，用粗毫针或三棱针点刺主穴出血，其他穴位针刺并留针 15～30 分钟，同时让患者适度活动受伤部位的关节，或埋针 24 小时。

（四）验案示例

患者，男，20 岁，以"不慎滑倒致右外踝疼痛肿胀、行走受限、活动加剧 3 小时"为主诉就诊。查体：右外踝肿胀明显，局部可见瘀青，外踝前下方压痛，未闻及骨擦音。X 线摄片排除骨折。诊断：急性踝关节扭伤。遂行刺络拔罐法治疗，即用三棱针于其疼痛及肿胀明显处点刺，后予拔罐，排出瘀血约 4ml，之后患者即感疼痛消失，肿胀消减，活动改善，后连续行刺络拔罐治疗 3 次而愈。[郑佳林．刺络拔罐法临床运用验案举隅．中国民间疗法，2011，19 (6)：15]

（五）按语

（1）刺络法治疗踝关节扭伤效果良好。受伤后适当限制踝关节的活动，避免加重损伤。

（2）扭伤早期应配合冷敷止血，24 小时后予以热敷，以助消散。局部要注意保暖，避免风寒湿邪的侵袭。

（3）病程长者要注意局部护理；运动宜适度，避免再度扭伤。

第十四节　跟痛症

跟痛症是以足跟部疼痛而命名的疾病，是指跟骨结节周围由急性或慢性损伤所引起的，以疼痛及行走困难为主的病证，常伴有跟骨结节部骨刺形成。本病一般多因从高处落下，强大暴力撞击足跟底部，或走路时足跟部被高低不平的路面或小石子顶挫致伤，临床症状虽然简单，但病因复杂，且多缠绵难愈。

（一）病因病机

病因：外伤；劳损；风、寒、湿邪侵袭。

病机：肝肾亏虚，气血阻滞，筋脉失养。

病位：足跟部。

病性：实证为主，虚实夹杂。

（二）辨证和诊断

1. 辨证

		气滞血瘀型	气血亏虚型	肝肾不足型
症状	主症	站立或走路时足跟及足底疼痛，不敢着地。疼痛可向前扩散到前脚掌，运动及行走后疼痛加重，休息减轻。检查见足跟部微肿，压痛明显		
	兼症	痛有定处，疼痛拒按，行走受限	局部疼痛，疼痛反复发作，日久不愈，伴头晕心悸，失眠多梦，面色无华，肢体倦怠	站立或行走时跟部酸痛，隐痛，乏力，疼痛喜按，触之痛减，伴腰膝酸软，五心烦热
	舌脉	舌紫黯，或边有紫斑，脉沉涩	舌淡，苔薄白，脉沉细	舌质红，少苔，脉细数
治法	治则	行气活血，通络止痛	补益气血，濡养筋脉	补益肝肾，强筋壮骨
	取经	足少阴经、足太阳经穴为主		

2. 诊断要点

（1）患者多在中年以上，有急性或慢性足跟部损伤史。

（2）站立或走路时足跟及足底疼痛，可向前扩散到前脚掌，运动及行走后疼痛加重，休息减轻。

（3）根据压痛点可以确定病变部位：跖腱膜炎和跟骨骨刺，其压痛点在跟骨结节前方；脂肪垫损伤与跟骨下滑囊炎，其压痛点在足跟中部或稍偏内侧。

（4）X线摄片，早期多为阴性，晚期可见跟底骨膜增厚，或跟骨结节前方骨刺，骨刺与跖腱膜方向一致。也有的患者虽有骨刺形成，但却无临床症状。

（三）治疗

1. 体穴治疗

【取穴】

主穴	取穴	
	分型	取穴
仆参、昆仑、阿是穴、悬钟	血瘀型	膈俞、太冲
	气虚型	脾俞、足三里
	肝肾不足型	肝俞、肾俞

【方法】

用点刺法。患者取仰卧位，常规消毒患侧皮肤后，以三棱针或29号1寸毫针，点刺穴位及其局部显露的络脉，出血0.5~2ml。无肿者，每日刺络1次；有肿胀者，隔日1次。一般2~4次可愈。

2. 耳穴治疗

【取穴】

主穴	配穴
跟、神门、皮质下	耳尖、脾、肾、肝

【方法】

每次选取一侧耳穴常规消毒后，用粗毫针或三棱针点刺主穴出血，其他穴位针刺并留针15~30分钟，或埋针24小时。

（四）验案示例

王某某，女，65岁，2000年5月4日初诊。患者诉左侧跟后疼痛已1年余，逐渐加重，行走活动不便，无明显外伤及其他诱因。查：左侧跟后有软骨样隆起，局部肿胀，压痛明显。诊为跟后滑囊炎。治疗在局部用梅花针叩刺，中等刺激，后用抽气罐拔罐5分钟，起罐后用艾条施回旋灸10分钟，每隔3日治疗1次。1次治疗后疼痛减轻，3次后疼痛消失，疾病得愈。［孟仕贵．刺血加拔罐法的临床应用．按摩与导引，2004，20（5）：34］

（五）按语

（1）刺络治疗本病疗效可靠，但对有些病例非一时能治愈，须坚持治疗或配合其他方法综合施治。

（2）急性期应注意休息，症状缓解后应减少站立和步行。平时宜穿软底鞋，或在患足鞋内放置海绵垫。

（3）注意劳逸结合，避免风冷潮湿。

第十五节 风湿、类风湿关节炎

风湿性关节炎与类风湿关节炎是两种比较常见的关节病变，都以关节疼痛、红肿、活动不利为表现。属于中医学"痹证"范畴，与外感风、寒、湿、热等病邪及人体正气不足有关。

（一）病因病机

病因：外感风、寒、湿、热病邪。

病机：气血运行不畅，关节经络闭阻不通。

病位：关节。

病性：实证为主。

（二）辨证和诊断

1. 辨证

		行痹	痛痹	着痹	热痹
	主症	关节肌肉疼痛、屈伸不利			
症状	兼症	疼痛游走，痛无定处，时见恶风发热	疼痛较剧，痛有定处，遇寒痛增，得热痛减，局部皮色不红，触之不热	肢体关节酸痛，重着不移，或有肿胀，肌肤麻木不仁，阴雨天加重	关节局部灼热红肿，痛不可触，关节活动不利，伴有发热、恶风、口渴烦闷
	舌脉	舌淡，苔薄白，脉浮	舌淡，苔薄白，脉弦紧	舌苔白腻，脉濡缓	舌红苔黄燥，脉滑数
治法	治则	活血、祛风、通络	温经、散寒、止痛	除湿、化浊、舒筋	清热，消肿，止痛
	取经	局部及循经取穴为主			

2. 诊断要点

（1）风湿性关节炎

①急性期呈多发性、游走性关节疼痛，以膝、踝、肩、腕、肘、髋等大关节多见，可伴有红、肿、热、痛等关节症状。一般1~4周内症状消失，不留后遗症，但常反复发作。

②全身症状可见发热、咽痛、乏力、心悸、纳呆等症状。

③急性期血沉增高，抗"O"在500U以上，抗链球菌激酶增高（80U以上）。

④X线照片，关节无明显病灶性改变。

（2）类风湿关节炎

①多见于中青年，女性居多，开始有受寒潮湿、感染等病史。

②常累及手足小关节，以关节肿痛、活动受限、"晨僵"为特

点。大多数呈对称性、游走性多关节炎，伴关节腔内渗液，近端指关节常呈棱形肿胀，最终导致关节僵硬、畸形，症状缓解与反复呈多次交替发作，本病可破坏骨质。

③类风湿因子试验阳性反应，抗"O"、血沉可以升高，免疫球蛋白 IgG、IgA、IgM 增高。

④X 线照片，关节有骨质疏松、关节腔狭窄等。

（三）治疗

1. 体穴治疗

【取穴】

主穴	配穴	
	分型	取穴
曲泽、尺泽、委中、大椎	行痹	膈俞、风门
	痛痹	阿是穴、肾俞
	着痹	阴陵泉、足三里
	热痹	大杼、曲池

【方法】

用点刺法、割治法。

方法一 在急性发作期、亚急性期，常规消毒主穴及其周围的静脉血管的皮肤，用三棱针在所选穴位上做快速直刺，进针深度 0.3~0.5cm，最好能刺在皮下浅静脉上，此时血管充血，血色可鲜红，流速较快，但宜注意控制出血量。治疗局部的肿胀疼痛可在局部直接点刺，最好能刺在局部的小静脉血管上，流出一定量的静脉血后，再加火罐吸拔。治疗时所选取穴位出血量加起来计算，儿童不要超过 50ml，成人以 100ml 左右为宜；治疗间隔时间，急性期可视病情和出血情况 4~7 天进行 1 次治疗，非急性期后一般间隔 15 天刺血治疗 1 次。

方法二 取阿是穴和局部穴位，或于脊柱旁开 2 寸处及指、趾关节处取点。严格消毒穴位皮肤后，用手术刀割破皮肤长约 1~2 寸，出血少许。割点数目，根据病情轻重而定。3 天割 1 次，8 次为 1 疗程，每疗程间隔 2~3 周。

2. 耳穴治疗

【取穴】

主穴	配穴	
	分型	取穴
肘、腕、膝、踝、指、趾、神门	实证	肺、肾上腺
	虚证	皮质下、肾

【方法】

每次选取一侧主穴 3~5 个，行点刺放血 3~5 滴治疗；配穴亦可点刺出血，或用梅花针法治疗。急性者每次取患侧或双侧敏感穴位 6 个左右，用毫针法，中强刺激，留针 30~60 分钟，配合病灶周围点刺放血则效果更佳。缓解期慢性者可用压丸或其他方法治疗。取穴同急性者，3 天换贴 1 次，20 次为 1 个疗程。

（四）验案示例

李某，女，23 岁，2003 年 10 月 20 日诊。四肢关节肿痛，屈曲不利，功能受限 1 年多，遇寒痛剧，舌质淡苔薄白，脉弦。ESR110mm/h，RF 阳性，X 线摄片示右手多个指关节改变，符合类风湿关节炎诊断。曾在多家医院用过中西药及激素，疗效不佳。取八邪穴，局部选取阿是穴，选取穴位及穴位周围显露的静脉血管，用消毒三棱针针刺放血，每周刺血 1 次。用刺血疗法治疗 4 次后，四肢关节无肿痛，屈伸自如，症状消失，RF 阴性，ESR15mm/h 恢复正常。[夏义仁. 刺血疗法治疗类风湿关节炎 43 例. 实用中医药杂志，2008，24（12）：784]

（五）按语

（1）刺血疗法可以控制风湿热的发热，使关节肿痛很快消退，能缩短急性风湿热的反应过程，而且使用刺血疗法治愈后，风湿热和关节肿痛不易再复发。但由于类风湿性关节炎病情缠绵反复，属于顽痹范畴，非一时能获效。

（2）对于长期的风湿性关节炎、类风湿性关节炎疼痛者，可选取肝俞穴和肾俞穴针刺放血后拔火罐，以达补肝肾、强筋骨的目的。

（3）患者平时应注意关节的保暖，避免风、寒、湿邪的侵袭。不宜服用对病情不利的食物和刺激性强的食品，如辣椒等，尤其是类风湿关节炎急性期最好忌用，糖类及脂肪也要少用。

（4）要注意选择高蛋白、高维生素和易消化的食物，也可以增加餐饮量或次数，以供给足够的热能。

第十六节　颞下颌关节功能紊乱综合征

颞下颌关节功能紊乱综合征又称"颞颌关节功能障碍综合征"，是指颞颌关节区疼痛、弹响、肌肉酸痛、乏力、张口受限、颞颌关节功能障碍等一系列症状的综合征。多为单侧患病，亦可双侧同病。情绪激动、精神紧张及愤怒时的咬牙切齿等，均可使颞颌关节周围肌群痉挛，导致颞颌关节功能紊乱。本病常见于 20 ~ 40 岁的青壮年。

（一）病因病机

病因：情绪不畅；外伤劳损；寒冷刺激。

病机：气血凝滞或气血虚弱，经筋失养。

病位：面部。

病性：虚实皆有。

（二）辨证和诊断

1. 辨证

		肝肾不足	寒湿痹阻
症状	主症	张口或闭口时颞颌关节区酸痛、强直、弹响，咀嚼无力，张口受限和下颌运动异常	
	兼症	咀嚼障碍，关节区有弹响，关节区时有酸痛，伴头晕耳鸣，腰膝酸软	咀嚼受限，咀嚼时关节区疼痛，平时酸胀麻木不适，遇寒湿风冷症状加重
	舌脉	舌淡红苔薄，脉细弱	舌淡苔薄，脉弦略紧
治法	治则	补益肝肾，舒筋通络	活血通络，散寒止痛
	取经	足少阴经、足太阳经穴为主	

2. 诊断要点

（1）咀嚼和张口时关节区出现尖锐的疼痛，有时可引起耳颞区反射性酸胀、疼痛，局部触诊多有压痛点。

（2）可伴有咀嚼肌酸胀，咀嚼无力，头痛，头晕，耳鸣，舌麻，口干等症状。

（3）面部两侧不对称，张口运动时，下颌偏向患侧，在髁状突、咀嚼肌、颞肌附着处有压痛。

（4）X线检查早期常提示髁状突位置不正常，后期可有关节头或关节凹改变和骨皮质不完整。

（三）治疗

1. 体穴治疗

【取穴】

主穴	配穴	
	分型	取穴
阿是穴、下关、听宫、颊车	肝肾不足	肝俞、肾俞
	寒湿痹阻	太阳、合谷（加灸）

【方法】

用针罐法。患者取仰卧位，常规消毒面部主穴及其周围的皮肤，用细三棱针在所选穴位上做快速直刺3~6针，进针深度0.1~0.2cm，最好能刺在皮下浅静脉上。然后取一个小号玻璃火罐，用闪火法吸拔于针刺处，出血5~10ml，10分钟后起罐，擦净瘀血。隔日治疗1次，3次1疗程。

2. 耳穴治疗

【取穴】

主穴	配穴	
	分型	取穴
颌、面颊、肾上腺、神门	耳鸣	内耳、颞
	面痛	面颊、额

【方法】

每次选取一侧主穴3~5个，行点刺放血3~5滴治疗；配穴亦可点刺出血，或用梅花针法治疗。缓解期可用压丸或其他方法治疗，3天换贴1次，10次为1疗程。

（四）验案示例

某女，36岁。1个月前出现进食张口时，左下颌关节酸胀感，咀嚼时下颌关节疼痛，症状不断加重，对侧肩部亦疼痛不适。检查：右下颌关节部外观无红肿，压痛（＋），张口弹响，开口度为2.7cm，诸牙及牙龈无炎症，乳突无压痛，舌苔薄黄，脉弦。治疗：刺太阳穴、下关穴出血。患者刺血后自感患部松懈，疼痛减轻，诸症逐渐消失而愈（郑佩，等．刺血医镜．安徽科学技术出版社，1999：126）

（五）按语

（1）刺络治疗颞颌关节功能紊乱疗效较好。若韧带松弛而发生关节半脱位，应适当限制下颌骨的过度运动；全脱位者应首先复位，否则难以奏效。

（2）先天性颞颌关节发育不良者，应避免下颌关节的过度活动。

（3）注意饮食，不吃干硬的食物，避免下颌关节的进一步损伤。避免风寒侵袭，平时可自我按摩，增强颞颌关节抵御外邪的能力。

第三章　>>>
外科皮肤科疾病

第一节　血栓闭塞性脉管炎

血栓闭塞性脉管炎是一种累及血管的炎症性、节段性和周期性发作的慢性闭塞性脉管疾病，主要侵袭四肢中、小动静脉，尤其是下肢血管。本病早期的肢端麻木、酸痛发凉，隶属于中医学"痹证"范畴；后期患肢肢端坏死、脱落，隶属于中医学"脱疽"、"脱骨疽"的范畴。本病好发于嗜好吸烟的男性青壮年，北方较南方多见。

（一）病因病机

病因：寒湿侵袭；饮食不节；素体阳虚。

病机：脉络闭阻，气血运行障碍。

病位：肢体。

病性：实证、虚证。

（二）辨证和诊断

1. 辨证

		寒湿阻络型（局部缺血期）	气滞血瘀型（营养障碍期）	热毒蕴结型（坏死期）	气阴两伤型（疾病后期）
症状	主症	肢体疼痛，怕冷，皮温降低，间歇性跛行，肢端动脉搏动减弱或消失，严重者有肢端溃疡或坏死			
	兼症	患肢酸痛麻木，喜暖恶凉，遇冷痛剧，轻度间歇性跛行，短暂休息后可缓解，皮色苍白	疼痛转为持续性，夜间更甚，患肢动脉搏动消失，足部不出汗，皮肤干燥，呈潮红、紫红色，小腿肌肉萎缩	患肢疼痛剧烈难忍，皮肤紫暗而肿，指、趾端发黑、干瘪，溃破腐烂，创面肉色不鲜。伴发热、口干、便秘、尿黄赤	患肢皮肤暗红，肉枯筋痿，疼痛剧烈，不得安卧，趺阳脉消失，伴面色萎黄、形瘦、神疲、心悸气短
	舌脉	舌质淡，苔薄白，脉沉细	舌质红或紫红，苔薄黄	舌红降，苔黄腻，脉弦数	舌质淡，脉沉细而弱

续表

		寒湿阻络型 （局部缺血期）	气滞血瘀型 （营养障碍期）	热毒蕴结型 （坏死期）	气阴两伤型 （疾病后期）
治法	治则	温经通络，化滞行瘀		清热解毒，化瘀散结	补气养阴，调和气血
	取经	足阳明经、足太阳经、足少阴经穴为主			

2. 诊断要点

（1）本病多见于青壮年，以男性居多，寒冷、潮湿、吸烟、精神刺激为发病诱因。

（2）起病隐匿缓慢，常呈周期性发作。患肢在发病前或发病过程中会出现游走性浅静脉炎，症见疼痛，怕冷，皮温降低，间歇性跛行，远端动脉搏动减弱或消失，严重者有肢端溃疡或坏死。临床上按肢体缺血程度可分为三期。

（3）超声多普勒、血流图、甲皱微循环、动脉造影、X 线胸部摄片、血脂、血糖等检查有助于了解动脉血管闭塞的程度。

（三）治疗

1. 体穴治疗

【取穴】

主穴	配穴	
	分型	取穴
委中、足三里、阳陵泉、肾俞、三焦俞	寒湿阻络	腰阳关、阴陵泉
	气滞血瘀	膈俞、太冲
	热毒蕴结	大椎、阿是穴
	气阴两伤	关元、太溪

【方法】

用针罐法。患者取仰卧位，每次取 4~5 穴，常规消毒局部的皮肤，用细三棱针在所选穴位上做快速直刺，进针深度 0.1~0.2cm；然后取适中的玻璃火罐，用闪火法吸拔于针刺处，出血 5~10ml，10 分钟后起罐，擦净瘀血。隔 5 日治疗 1 次，3 次为 1 疗程。

2. 耳穴治疗

【取穴】

主穴	配穴	
	分型	取穴
肢体相应点、皮质下、三焦、心、神门	实证	交感、肾上腺
	虚证	肝、肾

【方法】

每次选取一侧耳穴 3～5 个，行点刺放血 3～5 滴治疗，或用梅花针法治疗。缓解期可用压丸或其他方法治疗，3 天换贴 1 次，15次为 1 疗程。

（四）验案示例

某男，32 岁，右脚疼痛伴间歇性跛行已 5 年。右足发凉，腿发酸，不能走远路，经中西药物治疗及腰交感神经节切除，足痛未缓解。1 年前右大趾第二节破溃久不收口。现右足剧烈疼痛，昼夜不能入睡，抱足而坐。检查：右足皮色淡紫，足背动脉搏动消失，足大趾肿，第二节处溃疡面 3cm×2cm，伤口有脓性分泌物。右小腿腓肠肌萎缩，比健侧减少 3.5cm。治疗：刺血委中、临泣、太冲、腰俞、解溪。伤口清洁换药，内服红霉素片，每日 4 次，每次 0.2g，连服 5日。每隔 12 天刺血 1 次，50 天共刺血 4 次，右足疼痛缓解，足大趾肿消，伤口缩小，肉芽新鲜，夜间能正常入睡。六诊：刺血解溪、委中。治疗后，右足大趾伤口愈合，足背动脉已复跳，走路正常。（王秀珍，等．刺血疗法．安徽科学技术出版社，1986：128）

（五）按语

（1）刺血治疗血栓闭塞性脉管炎，对皮肤未溃烂者的止痛效果明显。如已发生溃烂，则需配合外科处理。

（2）应注意患肢保暖，避免感受风寒湿邪。

（3）戒烟，忌食辛辣刺激性食物。

第二节　胆石病

胆石病是指发生在胆囊或胆管的结石，为外科常见病、多发病，主要表现右上腹疼痛。属于中医学"胁痛"、"黄疸"、"胆胀"等范畴。一般认为，胆石形成，主要原因是胆道阻塞，如炎症性狭窄，胆道蛔虫，人体代谢障碍。本病多见于女性，病程可达数十年。

（一）病因病机

病因：嗜食肥甘；湿热虫毒蕴阻。

病机：肝胆气郁，胆汁瘀积，日久化热，煎熬胆液则成砂石。初期以气滞、血瘀、湿热为主；日久又可化热伤阴，致肝肾阴虚。

病位：肝胆。

病性：实证为主。

（二）辨证和诊断

1. 辨证

<table>
<tr><th colspan="2"></th><th>肝胆气滞</th><th>肝胆湿热</th><th>肝肾阴虚</th></tr>
<tr><td rowspan="4">症状</td><td>主症</td><td colspan="3">胆结石患者中约20%～40%可终身无症状，仅在体检时偶然发现。有症状的患者主要表现为：进食（尤其是进油腻食物）后上腹部不适或疼痛，伴嗳气、呃逆、恶心、呕吐，胆绞痛的部位在上腹部或右上腹部，呈阵发性，可向右肩胛部和背部放散</td></tr>
<tr><td>兼症</td><td>右胁及剑下胀痛或绞痛，疼痛每因情志而增减，伴口苦、胸闷、纳差</td><td>胁肋刺痛，呈持续性加剧，伴恶寒发热、口苦心烦、厌食油腻食物、恶心呕吐，或目黄、身黄、尿黄</td><td>胁肋隐痛，绵绵不已，遇劳加重，伴口干咽燥，头晕目眩，神疲乏力</td></tr>
<tr><td>舌脉</td><td>舌淡红、苔薄白，脉弦</td><td>舌红、苔黄腻，脉滑数</td><td>舌红、少苔，脉细</td></tr>
<tr><td></td><td></td><td></td><td></td></tr>
<tr><td rowspan="2">治法</td><td>治则</td><td colspan="2">疏肝理气，清热利湿</td><td>补益肝肾，利胆排石</td></tr>
<tr><td>取经</td><td colspan="3">足少阳经、足厥阴经穴为主</td></tr>
</table>

2. 诊断要点

（1）病史：发作多与饱食脂肪餐或过度劳累，与精神因素有关。或有肠道、胆道蛔虫病史，平时可无症状。

（2）症状：进食（尤其是进油腻食物）后上腹部不适或疼痛，呈阵发性，可向右肩胛部和背部放散。

（3）体格检查：发作时患者烦躁不安，身目黄染，胆囊肿大，有触痛，右上腹肌紧张。如有胆囊或胆管穿孔，可出现腹膜刺激征。

（4）检查：白细胞中中性粒细胞升高，黄疸指数、胆红素定量升高，凡登白试验直接反应阳性。十二指肠引流，"B"型超声波检查和X线造影，可协助诊断。

（三）治疗

1. 体穴治疗

【取穴】

主穴	配穴	
	分型	取穴
日月、期门、阳陵泉、胆俞	肝胆气滞	支沟、太冲
	肝胆湿热	侠溪、阴陵泉
	肝肾阴虚	肝俞、太溪

【方法】

用针罐法。患者取仰卧位，常规消毒穴位局部，医者用左手拇、示指捏起皮肤，右手拿细三棱针在所选穴位上做快速直刺，进针深度0.1~0.2cm，各穴分别出血数滴；然后取适中的玻璃火罐，用闪火法吸拔于针刺处，10分钟后起罐，擦净瘀血。隔日治疗1次，5次为1疗程。

2. 耳穴治疗

【取穴】

主穴	配穴	
	分型	取穴
耳背静脉	实证	胆、十二指肠、神门
	虚证	肝、肾、交感

【方法】

先选耳背较明显的血管1条（以耳轮边缘的血管为主），经揉搓充血后消毒，用手术刀划破放血数滴，贴以消毒敷料；再用梅花针点刺配穴，每周1次，两耳交替进行。

（四）验案示例

周某，女，39岁，1986年9月20日初诊。主诉：上腹部不定时出现疼痛6月余，近来呈绞痛持续发作1次。患者今年3月初因感受风寒，出现右上腹部阵发性疼痛，多于夜间和进食油腻食物后发作，持续 1~2 小时后自行缓解，4 天前出现腹部绞痛，呕吐后缓解。时有口苦和嗳气，无腹胀，大便干燥，自己按胃痛服药疗效不显。9 月 17 日 B 超示胆囊 55mm×33mm，壁厚 4mm，毛糙，胆囊内可见数枚增强光团，光团最大 21mm×22mm，伴声影，无胆汁透影。诊为慢性胆囊炎、多发性胆石症。胃镜示胆汁反流性胃炎。

治疗：三棱针刺血，取胆囊穴、曲泽、胆俞和肝俞穴。右侧胆囊穴血色黑紫，并呈喷射状涌出，四组穴位总出血量约 60ml。10 月 8 日二诊，刺血治疗后上腹部仅疼痛 1 次，疼痛程度缓解，继续按以上方法治疗，口服利胆片每次 4 片，3 次/日。1987 年 1 月 19 日复诊，3 个多月间右上腹部已无疼痛发作，饮食增加。B 超复查胆囊 70mm×22mm，壁厚 3mm，囊壁光整，胆囊回声好，胆囊内无光团声影（从仰卧、侧卧位均未探及结石）。提示胆囊、胆总管内未见结石。（王峥，等. 中国刺血疗法大全. 安徽科学技术出版社，2005：298）

（五）按语

（1）刺络治疗胆石症疗效满意，一般以直径在 1cm 以内的肝胆管结石疗效较好。如果结石直径超过 2~3cm，则应采取手术治疗。

（2）患者饮食应清淡，少进油腻食物。

第三节　急性阑尾炎

急性阑尾炎是最常见的急性腹部外科疾患，临床表现以转移性右下腹疼痛为主，可发生于任何年龄，好发于青壮年。其发病机制中，神经反射、管径梗塞和细菌感染都可能存在，而且互相影响。本病属于中医学"肠痈"的范畴。

（一）病因病机

病因：饮食不节；饱食后剧烈运动；寒温失调。

病机：气机壅塞，久则肠腑化热，热瘀互结，致血败肉腐而成痈脓。

病位：肠道。

病性：实证。

（二）辨证和诊断

1. 辨证

		早期（气滞血瘀）	成痈期（瘀滞化热）	恢复期（热毒酿脓）
症状	主症	腹痛发作始于上腹，逐渐移向脐部，6～8小时后移向右下腹并局限在右下腹，伴纳差、恶心、呕吐、乏力，体温升高		
	兼症	腹痛开始在上腹部或脐周，逐渐转移至右下腹，疼痛加剧，伴轻度发热恶寒、恶心呕吐	右下腹疼痛固定不移，呈跳痛或刺痛性质，可触及包块，有明显压痛和反跳痛，伴发热口干，脘腹胀满，便秘溲赤	疼痛剧烈，部位固定，压痛及反跳痛明显，可触及包块，伴壮热，恶心，呕吐，便秘或腹泻，小便短赤
	舌脉	苔白腻，脉弦紧	舌红苔黄腻，脉弦数	舌红绛而干，脉洪数
治法	治则	清热导滞，通腑散结		
	取经	足阳明经穴为主		

2. 诊断要点

（1）转移性右下腹痛，伴恶寒，发热，食欲减退，恶心呕吐，体温随着症状加重而升高，呈强迫性体位。

（2）腹部检查：右下腹局限性触痛，腹壁强直，右下腹麦氏点压痛及反跳痛，阑尾形成脓肿时可出现。

（3）结肠充气试验、腰大肌试验、闭孔内肌试验、肛门直肠指检均有助于诊断。实验室检查可见白细胞计数和中性粒细胞比例增高。

（三）治疗

1. 体穴治疗

【取穴】

主穴	配穴	
	分型	取穴
上巨虚、委中、阑尾穴	气滞血瘀	中脘、合谷
	瘀滞化热	大肠俞、曲池
	热毒酿脓	大椎、支沟

【方法】

用针罐法。取穴位或穴位周围显露的静脉血管，常规消毒局部皮肤后，以三棱针或 29 号 1 寸毫针，点刺穴位及其周围显露的静脉血管，出针后待出血自行停止，即拔火罐。每日 1 ~ 2 次。

2. 耳穴治疗

【取穴】

主穴	配穴
阑尾、耳尖、大肠、交感	神门、小肠、三焦

【方法】

常规消毒一侧耳廓，用粗毫针于耳尖放血 3 ~ 6 滴（热重放血 5 ~ 10 滴），阑尾穴最敏感点刺数下出血。再选取余穴中的敏感点 3 ~ 5 个，急性者用耳针或电针法强刺激，每次留针 1 ~ 3 小时；缓解期及慢性者用耳针、埋针、压丸法。每日 1 次，或隔日 1 次。

（四）验案示例

李某，女，29 岁。右下腹部疼痛 3 天，加剧 1 天。患者于 3 天前午饭后心窝部开始疼痛，4 小时后转到右下腹部。疼痛为持续性，阵发性加重。查：面色苍白，腹肌紧张，右下腹明显疼痛，麦氏点压痛阳性，舌红、苔黄厚，脉沉数。诊为"急性阑尾炎"（气滞血瘀型），治以行气活血、开瘀导滞。取大肠俞、三焦俞、足三里、阑尾穴、天枢、上巨虚、曲池、气海。每次选 2 ~ 3 穴，针用泻法，留针 30 分钟。其中，三焦俞、大肠俞二穴每次必选其一，用三棱针点刺出血，拔火罐 15 分钟。每日 2 次，交替运用。经 2 天治疗后腹痛消失而愈。（中国当代针灸名家医案. 吉林科学技术出版社，1991：23 ~ 24）

（五）按语

（1）刺络对急性阑尾炎未化脓者疗效较好，如已化脓、穿孔者，须转外科手术治疗。

（2）慢性阑尾炎局部，可配合艾条温和灸或隔姜灸。

（3）治疗期间，应以清淡流质饮食为主。

第四节　急性乳腺炎

急性乳腺炎是乳腺组织的急性化脓性炎症，以乳房红肿疼痛为主要特征。多发生于哺乳期产妇，尤以初产妇发病最多，好发于产后2～3周。属中医学"乳痈"的范畴（发于妊娠期的称为"内吹乳痈"；发于哺乳期的称为"外吹乳痈"）。

（一）病因病机

病因：忧思恼怒；恣食辛辣厚味；病菌侵入。

病机：乳络闭阻，郁而化热，积脓成痈。

病位：乳房，与胃、肝有关。

病性：实证为主。

（二）辨证和诊断

1. 辨证

		气滞热壅（初期）	热毒炽盛（成痈期）	正虚邪恋（溃脓期）
症状	主症	以乳房红肿热痛为主要症状，同时伴有恶寒、发热、口渴、便秘等		
	兼症	患侧乳汁积积，乳房局部皮肤微红，肿胀热痛，触之有肿块，伴有发热、口渴、纳差	乳内肿块逐渐增大，皮肤灼热焮红，触痛明显，持续性、波动性疼痛加剧，伴高热、口渴、小便短赤、大便秘结	脓肿形成，触之有波动感，经切开或自行破溃出脓后疮口渐愈合，或形成瘘管，肿势和疼痛不减，伴有全身乏力、面色少华、纳差
	舌脉	苔黄，脉数	舌红苔黄腻，脉洪数	舌淡、苔薄，脉弱无力
治法	治则	清热散结、通乳消肿	泻热解毒、通乳透脓	补益气血、调和营卫
	取经	足阳明经、足厥阴经穴为主		

2. 诊断要点

（1）有乳房损伤感染，或乳头发育不良病史。

（2）乳房肿胀，局部有搏动性疼痛，局部皮肤红、热。局部可扪及硬块、压痛，数天内肿块软化成脓肿，表浅层脓肿可有波动感。患侧腋下淋巴结肿大。

（3）实验室检查：白细胞明显增高。

（三）治疗

1. 体穴治疗

【取穴】

主穴	配穴	
	分型	取穴
阿是穴、乳根、膻中、曲泽	气滞热壅	曲池、太冲
	热毒炽盛	大椎、内庭
	正虚邪恋	胃俞、足三里

【方法】

用针罐法。患者取仰卧位，以细三棱针或 29 号 1 寸毫针直刺阿是穴（脓肿处），脓腔面积小可只刺一针，脓腔面积大可刺 2～3 针，让脓液顺针孔流出，用手轻轻挤压，帮助脓液排出；然后选择适当的火罐，面积大的用大、中号火罐，面积小的用小号火罐吸拔，能很快吸出脓腔中的大量脓液。再在乳根、膻中、曲泽等穴位处显现的静脉血管，消毒后用三棱针点刺出血，进针深度约 0.5cm，待出血自行停止即拔罐 10 分钟。每日 1 次。

2. 耳穴治疗

【取穴】

主穴	配穴
乳腺、内分泌、肾上腺、耳尖	神门、肝、胃

【方法】

先在耳尖点刺放血 3～5 滴，乳腺穴区点刺数点出血即可，必要时加肾上腺穴点刺放血数滴（热重者多放）。其他耳穴进行针刺，留针 15 分钟，中强度刺激约 5 分钟。每日 1 次，两耳交替。

（四）验案示例

范某，女，30 岁。左乳房肿痛 7 天。患者 1 周前左乳房发生肿胀疼痛，疼痛牵引左上肢，因其青霉素过敏，故改用针灸治疗。查：左乳房乳头外侧红肿，触之变硬，肿块如鸡卵大，无波动感，舌红、苔黄，脉数。诊为"乳痈"，证属肝郁胃热。治以疏肝清胃、通络散结。

取大椎、身柱、心俞、肝俞、膈俞、屋翳，每次选用3~5穴，均用三棱针点刺出血，并加拔火罐15分钟；另取肩井、极泉、内关毫针泻法，留针30分钟；阿是穴隔蒜灸。每日1次，7次而愈。（中国当代针灸名家医案.吉林科学技术出版社，1991：24~25）

（五）按语

（1）刺络治疗乳腺炎初期的效果良好，若配合按摩、热敷，疗效更佳。但溃脓期应切开排脓，综合治疗。

（2）饮食应清淡，忌辛辣油腻之品。并注意乳房的清洁卫生，保持心情舒畅。

第五节　乳腺增生病

乳腺增生病是以乳房疼痛、肿块为主要特点的内分泌障碍性疾病，主要由于女性激素代谢障碍，尤其是雌、孕激素比例失调，使乳腺实质增生过度和复旧不全，或部分乳腺实质成分中女性激素受体的质和量的异常，使乳房各部分的增生程度参差不齐所致。部分患者的病情与月经周期有关。本病属于中医学"乳癖"、"乳痰"、"乳核"范畴，多见于中年、老年妇女。

（一）病因病机

病因：忧郁思虑过度；房劳不节；病久体虚。

病机：冲任失调，痰瘀凝结而成。

病位：乳房，与肝、肾有关。

病性：实证为主。

（二）辨证和诊断

1. 辨证

		肝郁气滞	痰湿凝结	冲任失调
症状	主症	单侧或双侧乳房出现大小不等、形态不一、边界不清、推之可动的肿块，伴胀痛或触痛，与月经周期及情志变化密切相关		
	兼症	乳房肿痛随喜怒消长，伴急躁易怒、胸闷胁胀、心烦、口苦、喜叹息、经行不畅	肿块坚实，胸闷不舒，伴恶心欲呕、头身困重、胸闷便溏、咳吐痰涎	乳房肿块和疼痛在月经前加重，经后缓解，伴腰酸乏力、神疲倦怠、月经失调、色淡量少
	舌脉	苔薄黄，脉弦滑	苔腻，脉滑	舌质淡，脉沉细

续表

		肝郁气滞	痰湿凝结	冲任失调
治法	治则	疏肝理气，化痰散结		调理冲任，软坚散结
	取经	足阳明经、足厥阴经穴为主		

2. 诊断要点

（1）多见于中老年妇女，乳房出现大小不等、边界不清、推之可动的肿块为特征，肿块可一个或数个，伴胀痛或触痛。

（2）与月经周期及情志变化密切相关，往往在月经前疼痛加重，肿块增大、变硬，月经来潮后肿块缩小、变软，症状减轻或消失。

（3）乳腺红外线热图像扫描、乳房钼靶 X 线摄片有助于诊断。

（三）治疗

1. 体穴治疗

【取穴】

主穴	配穴	
	分型	取穴
乳根、膻中、曲泽、足三里	肝郁气滞	太冲、期门
	痰湿凝结	丰隆、中脘
	冲任失调	肝俞、肾俞

【方法】

用针罐法。患者取仰卧位，消毒后以细三棱针或 29 号 1 寸毫针，直刺乳根、膻中穴处显现的静脉血管，进针深度约 0.5cm，待出血自行停止即拔罐 10 分钟。再在患侧曲泽附近的肘正中静脉、足三里处的胫前静脉，用三棱针快速点刺出血，出血量控制在 30 ~ 50ml 左右。间隔半个月治疗 1 次。

2. 耳穴治疗

【取穴】

主穴	配穴
乳腺、垂体、卵巢、内分泌	交感、皮质下、神门、肝

【方法】

常规消毒一侧耳廓，可先用粗毫针于乳腺、垂体、卵巢穴最敏感处，点刺数点出血。再选取其余耳穴中的敏感点3~5个，急性者用耳针或电针法强刺激，每次留针1~3小时；缓解期及慢性者用耳针、埋针、压丸法。每周1次，两耳交替进行。

（四）验案示例

陈某，女，37岁，职员，2006年7月11日初诊。诉经前双侧乳房胀痛2年，加重4个月，患者2年前出现上述症状未经治疗，近4个月症状加重，要求针灸治疗。体检：双侧乳房可扪及明显肿块，左侧内上象限肿块大小2.3cm×4.1cm，右侧外上象限肿块大小2.7cm×2.3cm，质软可移动，与周围组织界限不清，与皮肤无粘连，压痛明显，皮色正常，苔薄黄，脉弦数。经彩超确诊为乳腺小叶增生病；中医诊断：乳癖（肝郁气滞）。取屋翳、膻中、足三里、肩井、太冲、三阴交，针用泻法，留针30分钟。针刺后患者俯卧，用梅花针在T_3至T_{10}脊柱两侧沿膀胱经，华佗夹脊穴叩刺，并重点叩刺背部褐色斑点两处至皮肤潮红微渗血，局部加拔火罐，留罐10分钟，拔罐隔日1次，经治疗9次后，患者两侧乳房疼痛及肿块全部消失，巩固治疗3次。复查彩超示，乳腺组织正常，随访1年未复发。[温萍. 针刺配合背部梅花针叩刺拔罐治疗乳腺增生病41例. 针灸临床杂志，2008，24（7）：19]

（五）按语

（1）刺络对本病有较好的疗效，能使乳房的肿块缩小或消失，并应及时治疗月经失调及子宫、附件的慢性炎症。

（2）少数患者有癌变的可能，必要时应手术治疗。

（3）患者要保持心情舒畅，控制脂肪类食物的摄入。

第六节 痔 疮

痔疮是指直肠下段黏膜和肛管皮肤下的静脉丛瘀血、扩张和屈曲所形成的柔软静脉团，根据其发病部位不同，可分为内痔、外痔、混合痔三种，临床以内痔为多。"痔"是最常见的肛肠疾病，以久坐办公的成人多见。

（一）病因病机

病因：饮食不节；久坐久立；劳倦体虚等。

病机：气血不调，络脉瘀滞，蕴生湿热而成。

病位：肛肠。

病性：实证或虚证。

（二）辨证和诊断

1. 辨证

		湿热瘀滞	气滞血瘀	脾虚气陷
症状	主症	便血，痔核脱出、疼痛、瘙痒等		
	兼症	便血鲜红，便时肛内有肿物脱出，可自行还纳，肛门坠胀或灼热疼痛，腹胀纳呆	肛内有肿物脱出，肛管紧缩，坠胀疼痛，甚或嵌顿，肛缘水肿，触痛明显，大便带血	便时肛内有肿物脱出，不能自行还纳，便血色淡，肛门下坠，少气懒言，面色少华，纳少便溏
	舌脉	舌红、苔黄腻，脉滑数	舌黯红，苔白或黄，脉弦细涩	舌淡、苔白，脉细弱
治法	治则	清热利湿，化瘀通络	行气活血，祛瘀通络	益气升陷
	取经	督脉、足太阳经穴为主		

2. 诊断要点

（1）有大便滴血，或喷射状，血液粘于粪便之上。

（2）患者久站，长时间行走，或排便时觉肛门发胀不适，有异物感。

（3）外观检验及肛门窥镜检查发现痔核。

（三）治疗

1. 体穴治疗

【取穴】

主穴	配穴	
	分型	取穴
长强、会阳、委中、承山、二白、龈交	湿热瘀滞	大椎、阴陵泉
	气滞血瘀	膈俞、曲泽
	脾虚气陷	脾俞、足三里

【方法】

用针罐法、割点法、挑刺法。

方法一　首先让患者站立，暴露出大腿后侧，在双侧委中穴或承山穴处仔细观察，寻找显现的浅静脉血管，如很明显时可直接刺入双侧血管，进针深度在 0.8 ~ 1cm，多能流淌出黑紫色血液，血止用大号火罐吸拔 10 ~ 15 分钟。然后患者取俯卧位，消毒后选刺长强、会阳、二白等穴，尽量在尾骶部的静脉丛中刺出血来，血止后重拔火罐使多出血。半个月治疗 1 次。

方法二　患者取仰卧位，翻起患者上唇，唇内正中与牙龈交界处的系带上有形状不同、大小不等的滤泡及小白疙瘩。用红汞消毒后，用止血钳将滤泡及疙瘩夹牢，用小剪刀或小手术刀将其剪掉或切除，出血少许即完成了整个割点手术。

方法三　在 1 ~ 5 腰椎间靠近脊柱处，寻找略带色素而压之不褪的丘疹样反应点，用三棱针挑破（深 0.5 ~ 1cm），将皮下脂肪挑断，挑出乳白色纤维物；然后在龈交穴处找到绿豆大小白疙瘩后，用三棱针挑破放血少许，然后以盐水漱口。

2. 耳穴治疗

【取穴】

主穴	配穴
直肠、肛门、神门、皮质下	脾、三焦、内分泌、交感

【方法】

常规消毒一侧耳廓，先用粗毫针于主穴上点刺数下出血；再选取上述配穴中的敏感点 3 ~ 5 个，用耳针或电针法强刺激，每次留针 1 ~ 3 小时。每周 1 次，两耳交替进行。

（四）验案示例

某男，58 岁。患痔疮已 20 余年，经常便血，时愈时发，有时肛门处脱出一堆痔核，并有瘘管，曾用药物和热敷等方法治疗均无效。检查：蹲位 1 点或 5 点处约有 2.0cm×1.3cm 青紫色、呈半圆形皮赘，并有瘘管。诊断：痔瘘。采用龈交穴割治法治疗，1 次治愈，1 年内痔核和瘘管全部被吸收，随访 2 年未发。［韩岗，等．中国针灸，1986，（6）：19］

（五）按语

（1）刺络对减轻痔疮疼痛和出血等症状有较好的疗效。

（2）要养成定时排便习惯，保持大便通畅，以减少痔疮的发生。平时多饮开水，多食新鲜蔬菜、水果，忌食辛辣刺激性食物。

第七节　皮肤瘙痒症

皮肤瘙痒症是指皮肤无原发性损害，仅以皮肤瘙痒为主的神经功能障碍性皮肤病，属于中医学"风痒"、"痒风"、"风瘙痒"、"血风疮"的范畴。临床上分全身性瘙痒和局限性瘙痒两大类。其发病原因十分复杂，局限性瘙痒多与局部摩擦刺激、细菌、寄生虫或神经官能症有关；全身性瘙痒多与慢性疾病如糖尿病、肝胆病、尿毒症、恶性肿瘤等有关。部分病例与工作环境、气候变化、饮食、药物过敏有关。

（一）病因病机

病因：禀赋不足，接触某些物质，或昆虫叮咬等。

病机：肝肾阴虚、血虚风燥、肌肤失养或因风湿蕴于肌肤不得宣发疏泄而致。

病位：皮肤，与肝、脾、胃有关。

病性：虚证为主。

（二）辨证和诊断

1. 辨证

		脾虚卫弱	肝肾亏损	气血两燔
症状	主症	仅有皮肤局部的显著瘙痒，无皮肤损害		
	兼症	阵发性瘙痒，遇风触冷瘙痒加剧，伴食欲不振，便溏，气短无力	夜间瘙痒为主，皮肤干燥多屑、肥厚呈草席状，伴腰酸膝软，夜寐不安	皮肤弥漫潮红，瘙痒剧烈，抓痕血迹斑斑，伴烦热口渴，小便短赤
	舌脉	舌淡，苔白，脉细弱	舌淡，少苔，脉沉细	舌红，苔黄，脉数
治法	治则	健脾化湿，养血润肤	补益肝肾，滋阴止痒	清热凉血，疏风止痒
	取经	手足阳明经、足太阳经穴为主		

2. 诊断要点

（1）初起时无皮损而以阵发性剧烈瘙痒为主要症状，饮酒之后、情绪变化、被褥过于温暖以及某些暗示，都可促使瘙痒发作及加重。

（2）由于经常搔抓，患处可出现抓痕、血痂，日久皮肤增厚，皮纹增粗，发生色素沉着、苔藓化等继发损害。

（三）治疗

1. 体穴治疗

【取穴】

主穴	配穴	
	分型	取穴
曲池、血海、风市、膈俞	脾虚卫弱	脾俞、肺俞
	肝肾亏损	肝俞、肾俞
	气血两燔	大椎、合谷

【方法】

用针罐法。常规消毒上述穴位，用三棱针在穴位上或者穴位附近血络上快速点刺，每处放血数滴，然后拔罐10分钟。虚证可再在配穴上用艾条各悬灸10分钟。每日或隔日1次。

2. 耳穴治疗

【取穴】

主穴	配穴	
	分型	取穴
神门、内分泌、肾上腺、交感	实证	耳尖、肺、风溪
	虚证	肝、脾、肾

【方法】

取一侧主穴点刺放血3～5滴，急性期症状重者每日1～2次，症状缓解后可隔日1次。余耳穴以压丸法配合，3天换贴1次。不适宜放血者可全用压丸法治疗。

（四）验案示例

田某，女38岁。1999年春节晚彻夜玩乐未眠，次日清晨6点赶去值班，骑车到单位后即出现面目浮肿，瘙痒，转日双手及前臂出现肿痒，后逐渐发展至周身肿痒，但自觉手足心怕凉，每当受寒后，瘙痒加重。2000 年 11 月来我科就诊，诊断：皮肤瘙痒症。取百会、风池、曲池、合谷、血海、足三里、三阴交，选 1.5 寸毫针常规针刺，泻法，得气后留针 30 分钟，每日 1 次，10 次为一疗程。再取大椎、风门、肺俞、膈俞，用三棱针点刺后，拔罐使出血，每次 2 穴，交替使用，隔日 1 次。治疗一疗程后，肿痒明显减轻，手足心及身上有汗出，遇风寒天气外出仅见头面和耳廓处红肿、瘙痒。休息 3 日行第二疗程治疗，诸症均消，惟上睑遇风后微肿。至第三疗程后，诸症全消，恢复如常，随访 2 年无复发。[宋嘉欣．针刺配合放血疗法治疗皮肤瘙痒症 36 例临床观察．光明中医，2006，21（9）：24]

（五）按语

（1）本病应与湿疹、皮炎、荨麻疹、疥疮、脂溢性皮炎等相鉴别。

（2）避免过度搔抓，以防抓破皮肤，继发感染。同时要避免用碱性强的肥皂洗浴，且忌热水烫洗。

（3）内衣要用柔软宽松的棉织品或丝织品，不宜穿用毛织品。

（4）忌食辛辣刺激性食物及浓茶，少食鱼、虾等海腥发物，多吃蔬菜、水果，戒烟酒。

第八节　神经性皮炎

神经性皮炎是一种皮肤神经功能障碍性疾病，以皮肤肥厚、皮沟加深、苔藓样改变和阵发性剧烈瘙痒为特征。根据皮损范围大小，临床分为局限性神经性皮炎和播散性神经性皮炎两种。西医学认为本病与大脑皮层兴奋与抑制过程平衡失调有关，精神因素被认为是主要的诱因，情绪紧张、神经衰弱、焦虑都可促使皮损发生或复发。本病属于中医学"牛皮癣"、"顽癣"范畴。

（一）病因病机

病因：情志不遂，外邪侵袭，久病体虚等。

病机：气郁化火，或血虚化燥生风，肌肤失去濡养而发病。

病位：皮肤，与肝、脾有关。

病性：实证为多。

（二）辨证和诊断

1. 辨证

		血虚风燥	肝郁化火	风湿热燥
症状	主症	圆形或多角形的扁平丘疹融合成片，搔抓后皮肤肥厚，皮沟加深，皮嵴隆起，极易形成苔藓化		
	兼症	丘疹融合，成片成块，表面干燥，色淡或灰白，皮纹加深，上覆鳞屑，有瘙痒，女性或兼有月经不调。病程长	皮损色红，伴心烦易怒或精神抑郁，失眠多梦，眩晕，口苦咽干	局部除有成片丘疹肥厚外，并伴有部分皮损潮红、糜烂、湿润和血痂，伴口干、便秘、尿赤等
	舌脉	舌淡白，苔薄白，脉濡细	舌红苔薄黄，脉弦数	舌红，苔薄黄或黄腻，脉濡数
治法	治则	养血祛风，滋阴润燥	疏肝理气，凉血化瘀	祛风清热，利湿止痒
	取经	足太阳经、手足阳明经穴为主		

2. 诊断要点

（1）皮损初起为正常皮色或淡红色扁平丘疹，呈圆形或多角形，密集成片，边缘清楚。日久局部皮肤增厚、干燥粗糙、纹理加深，形成苔藓样变，表面有少许鳞屑。

（2）自觉阵发性剧烈瘙痒，尤以夜间及安静时为重。好发于项后两侧、肘膝关节，上眼睑、会阴、大腿内侧等部亦可发生。

（3）本病病程缠绵，常迁延数年之久，虽经治愈，容易复发。

（三）治疗

1. 体穴治疗

【取穴】

主穴	配穴	
	分型	取穴
风池、大椎、曲池、委中、膈俞、皮损局部	血虚风燥	脾俞、血海
	肝郁化火	肝俞、行间
	风湿热燥	合谷、外关

【方法】

用针罐法、叩刺法。

方法一　先用三棱针在消毒的皮损最明显处快速点刺，视患者体质和皮损大小决定点刺针数，进针深度 0.2~0.5cm，出血后让其自然流出，然后在皮损处上拔火罐以增加出血量。然后在相应穴位或者穴位附近血络上快速点刺，每处放血数滴，然后拔罐 10 分钟。隔日 1 次。

方法二　常规消毒皮损区及其周围皮肤，以梅花针重叩该处至发红，并有轻微出血为度，隔日 1 次。

2. 耳穴治疗

【取穴】

主穴	配穴	
	分型	取穴
肺、神门、内分泌、肾上腺	实证	耳尖、风溪
	虚证	肝、脾

【方法】

每次选取一侧耳穴常规消毒后，可用粗毫针或三棱针点刺主穴相应部位敏感点和耳尖出血，其他穴位针刺并留针 15~30 分钟，或埋针 24 小时。

（四）验案示例

易某，男，60 岁，1984 年 8 月 23 日初诊。双手背、肘尖等处皮肤如牛皮伴奇痒 2 年。患者于 2 年前无明显诱因双手背发痒生癣，继之延及颈项，双肘尖，在某医院诊断为"神经性皮炎"，经各种治疗无明显效果。症见：夜不能寐，舌质暗红，苔薄白。辨证：禀赋不耐，风湿热邪客于肌肤，经络受阻所致。以疏风止痒，调和气血为治则。处方：风池、曲池、外关、合谷、八邪、血海、三阴交、郄门、劳宫、阴陵泉。手法：梅花针重叩颈项、肘尖、手背等患处。1984 年 9 月 3 日复诊，患者经治疗 8 次后，症状减轻，患者生癣处瘙痒可忍，夜能入寐。（孙光荣，等. 当代名老中医典型医案集——针灸推拿分册. 人民卫生出版社，2009：83）

（五）按语

（1）放血法对本病有较好的近期疗效，能通过调整神经系统的兴奋、抑制功能，起到明显镇静、止痒的作用。

（2）患者应保持精神安定，皮损处避免搔抓，忌用热水洗烫和用刺激性药物外搽。

（3）多食新鲜蔬菜、水果，忌食辛辣、海腥刺激之品，力戒烟酒。

第九节 湿 疮

湿疮又称"湿疹"，属于中医学"癣疮"范畴。是一种呈多形性皮疹倾向、湿润、剧烈瘙痒、易于复发和慢性化的过敏性炎症性皮肤病。本病病因复杂，目前多认为是过敏性疾病，属迟发型变态反应，外界因素如寒冷、湿热、油漆、毛织品等刺激均可导致发病。因其症状及病变部位的不同，名称各异，如发于面部的为"奶癣"（婴儿湿疹），耳部的为"旋耳疮"，阴囊的为"肾囊风"，四肢肘弯股弯的为"四弯风"。

（一）病因病机

病因：感受风、湿、热邪。

病机：禀赋不足，风湿热邪客于肌肤而成。

病位：皮肤，主要与脾关系密切。

病性：实证、虚实夹杂。

（二）辨证和诊断

1. 辨证

		湿热浸淫	脾虚湿蕴	血虚风燥
症状	主症	皮疹呈多形性损害，急性者常潮红、丘疹、水疱、脓疱、流滋、结痂并存，慢性者有鳞屑、苔藓化等损害。皮损有融合及渗出的倾向		
	兼症	发病急，初起皮损潮红灼热、肿胀，继而粟疹成片或水泡密集，渗液瘙痒不休，伴身热、心烦、口渴、便干尿赤	发病较缓，皮损潮红、瘙痒，抓后糜烂，可见鳞屑，伴纳少神疲、腹胀便溏	反复发作，皮损色黯或色素沉着，粗糙肥厚，呈苔藓样变，剧痒，脱屑，伴头晕乏力、腰酸、口干不欲饮
	舌脉	舌红，苔黄腻，脉滑数	舌淡胖、边有齿痕，苔白腻，脉濡缓	舌淡，苔白，脉弦细

		湿热浸淫	脾虚湿蕴	血虚风燥
治法	治则	清热，利湿，止痒	健脾，利湿，止痒	养血祛风，滋阴润燥
	取经	足太阴经、手足阳明经穴为主		

2. 诊断要点

（1）皮疹呈多形性损害，如丘疹、疱疹、糜烂、渗出、结痂、鳞屑、肥厚、苔藓样变、皮肤色素沉着等。

（2）根据湿疹症状和发病缓急可分为急性、亚急性和慢性三期。①急性湿疹起病较快，初起为密集的点状红斑及粟粒大小的丘疹和疱疹，很快变成小水泡，破溃后形成点状糜烂面，瘙痒难忍，并可合并感染，形成脓疱，脓液渗出。②亚急性湿疹为急性湿疹迁延而来，见有小丘疹，并有疱疹和水泡，轻度糜烂，剧烈瘙痒。③急性、亚急性反复发作不愈，则变为慢性湿疹，也可能发病时就为慢性湿疹，瘙痒呈阵发性，遇热或入睡时瘙痒加剧，皮肤粗糙、增厚，触之较硬，苔藓样变，色素沉着，有抓痕，间有糜烂、渗出、血痂、鳞屑。病程较长，可迁延数月或数年。

（三）治疗

1. 体穴治疗

【取穴】

主穴	配穴	
	分型	取穴
曲池、足三里、三阴交、阴陵泉、皮损局部	湿热浸淫	肺俞、水道
	脾虚湿蕴	脾俞、太白
	血虚风燥	膈俞、肝俞

【方法】

用针罐法。穴位常规消毒后，用三棱针在上述部位快速点刺，每穴放血 5～10ml，或用梅花针在所选穴位散打至微出血，然后拔罐10分钟。急性期可间隔 1～3 天刺一次，慢性期可间隔 6～8 天刺一次，在治疗后遗症时可 10～15 天进行下一次治疗，刺血治疗的次数，根据病情恢复状况而定。

2. 耳穴治疗

【取穴】

主穴	配穴	
	分型	取穴
肺、神门、耳背静脉	急性期	肾上腺、耳尖、风溪
	慢性期	肝、皮质下、内分泌

【方法】

每次选取一侧耳穴常规消毒后，用粗毫针点刺耳部主穴出血，其他穴位均用毫针刺法，快速捻转，留针 1~2 小时。

（四）验案示例

外宾某，女，61 岁。腘窝、肘部起疹子，瘙痒 3 年。初诊：诉 3 年来发现两肘、腘窝部瘙痒，起针头大小红疹子，抓痒后皮损变厚，皮肤粗糙，但无流液，大便结，小便可，夜睡多因瘙痒受影响，心烦。查体：舌边尖红，苔微黄，脉浮略数，两肘窝到前臂皮肤起红斑状丘疹，干糠、麸样皮屑。诊断：湿疹（湿热内蕴）。宜清热解毒利湿。治疗：先用梅花针轻叩患处微出血，擦净后敷蒜泥 10~30 分钟不等；然后常规针刺曲池、委中、血海穴。隔日 1 次。复诊：针至 4 次，斑疹区结痂、脱屑，皮肤变薄光滑，痒止，睡亦平。1 个月后症状无反复。2006 年春复诊，一切正常，疹没再发。（孙光荣，等 . 当代名老中医典型医案集——针灸推拿分册 . 人民卫生出版社，2009：85）

（五）按语

（1）刺血治疗湿疹效果明显，可以提高机体免疫反应的能力，是治疗本病的有效方法，特别是缓解症状较快，但根治有相当难度。

（2）患处应避免搔抓，忌用热水烫洗或用肥皂等刺激物洗涤，忌用不适当的外用药。

（3）避免外界刺激，回避致敏因素，如不穿尼龙、化纤内衣和袜子，忌食鱼虾、浓茶、咖啡、酒类等。

（4）畅达情志，避免精神紧张，防止过度劳累。

第十节　荨麻疹

荨麻疹又称"风疹块"、"风团疙瘩"，属中医学"瘾疹"范畴，是一种由于皮肤黏膜小血管扩张及渗透性增强，而引起的局限性、一过性水肿反应，以皮肤突起风团、剧痒为主要特征。一年四季均可发生，尤以春季为发病高峰。临床根据病程长短，一般把起病急、病程在 3 个月以内者称为"急性荨麻疹"，风团反复发作、病程超过 3 个月以上者称为"慢性荨麻疹"。

（一）病因病机

病因：外受风邪；饮食不节；情志不遂；久病体虚等。

病机：邪气客于肌肤，致使营卫不和而发；或营血不足，生风化燥，肌肤失养而成。

病位：皮肤，与肺、胃、肝有关。

病性：实证为主。

（二）辨证和诊断

1. 辨证

<table>
<tr><td colspan="2"></td><td>风热证</td><td>风寒证</td><td>肠胃实热</td><td>气血两虚</td><td>冲任不调</td></tr>
<tr><td rowspan="3">症状</td><td>主症</td><td colspan="5">散在性丘疹、风团，剧痒，伴随搔抓新的风团会陆续发生，风团时起时消，一日数变，不留痕迹</td></tr>
<tr><td>兼症</td><td>疹色赤红，皮肤灼热，剧痒，遇热加重，遇冷则减</td><td>皮疹色白，受风遇冷则加重，得热则减，冬季多发</td><td>风团成块成片，伴脘腹疼痛，恶心呕吐，便秘或泄泻</td><td>反复发作，迁延日久，劳累加重，伴神疲乏力，口干</td><td>疹常发于月经前，干净后即消失，伴痛经或月经不调</td></tr>
<tr><td>舌脉</td><td>舌红，苔薄黄，脉浮数</td><td>舌淡，苔薄白，脉迟缓</td><td>舌红，苔黄腻，脉滑数</td><td>舌红，少苔，脉细数无力</td><td>舌淡红，苔薄白，脉数有力</td></tr>
<tr><td rowspan="2">治法</td><td>治则</td><td>疏风，清热，止痒</td><td>散寒解表调和营卫</td><td>清热解表通调腑气</td><td>调补气血养血润燥</td><td>调摄冲任祛风止痒</td></tr>
<tr><td>取经</td><td colspan="5">手阳明经、足太阴经穴为主</td></tr>
</table>

2. 诊断要点

（1）病史：发病前有外感风邪，或吃入特殊食物（包括药物），接触过敏原，有过敏病史。

（2）急性荨麻疹发病急骤，皮肤突然出现大小不等的风团，融合成片或孤立散在，边界清楚，周围有红晕，瘙痒不止。数小时内水肿减轻，变为红斑而渐消失，但伴随搔抓新的风团会陆续发生，此伏彼起，一日之内可发作数次。一般在2周内停止发作。严重者可出现胸闷，气喘，呼吸困难，甚至引起窒息而危及生命。

（3）慢性荨麻疹一般无明显全身症状，风团时多时少，有的可有规律，如晨起或晚间加重，有的则无规律性。病情缠绵，反复发作，常多年不愈。

（三）治疗

1. 体穴治疗

【取穴】

主穴	配穴	
	分型	取穴
曲池、尺泽、血海、膈俞	风热证	大椎、曲泽
	风寒证	风门、肺俞
	肠胃实热证	内关、支沟
	气血两虚证	足三里、脾俞
	冲任不调证	关元、三阴交

【方法】

用针罐法。先用手在所选取穴位上揉按至充血，常规消毒后，再用三棱针在上述部位快速点刺，每穴放血5～10ml，或用梅花针在所选穴位散打至微出血，然后用闪火法拔罐10分钟。急性期可间隔1～2天1次，慢性期可间隔5～7天1次，在治疗后遗症时可10～15天进行下一次治疗，刺血治疗的次数，根据病情恢复状况而定。

2. 耳穴治疗

【取穴】

主穴	配穴	
	分型	取穴
肺、胃、大肠、神门、风溪、耳背静脉	急性期	肾上腺、耳尖、皮质下
	慢性期	肝、肾、内分泌

【方法】

每次选取一侧耳穴常规消毒后，用粗毫针点刺耳部主穴出血，其他穴位均用毫针刺法，快速捻转，留针 1~2 小时。

（四）验案示例

姚某某，女，12 岁，2000 年 8 月 12 日初诊。平日喜冷饮，于 1998 年夏季起，常突发全身红色风团，伴奇痒难耐，2~6 小时消退，皮肤无破损，每于 10~20 天即复发一次。渐全身风团缠绵不愈，时多时少，每于遇风和进食冷饮后瘙痒剧烈，全身遍起直径 1~2cm 的红色扁平圆形风团，越抓挠越起得多，皮肤划痕试验阳性，心、肺（-），肝功能正常。诊断为慢性荨麻疹。第一次治疗予三棱针刺血，取穴委中、尺泽、太阳、肺俞，出血约 80ml。8 月 29 日二诊时，全身泛发风团已基本平复，17 天中间仅有一次复发，在半个小时后平复。继续按以上穴位刺出血加拔罐治疗。2 年后追访，经 2 次刺血治疗，在进食冷饮和吹风后，再也没有出现荨麻疹的症状。（王峥，等．中国刺血疗法大全．安徽科学技术出版社，2005：273）

（五）按语

（1）刺血治疗本病效果良好，一般通过 1~4 次的治疗即能退疹止痒。若出现胸闷、呼吸困难等，应采取综合治疗。

（2）对慢性荨麻疹应查明原因，针对慢性感染灶、肠道寄生虫、内分泌失调等原因给予相应治疗。

（3）在治疗期间应避免接触过敏性物品及药物，忌食鱼腥、虾蟹、酒类、咖啡、葱蒜及辛辣等刺激性饮食，保持大便通畅。

第十一节 痤 疮

痤疮又称"粉刺"、"青春痘"，是青春期男女常见的一种毛囊及皮脂腺的慢性炎症。好发于颜面、胸背，可形成黑头粉刺、丘疹、脓疱、结节、囊肿等损害，常伴有皮脂溢出，青春期以后大多自然痊愈或减轻。其发病机制尚未完全清楚，初步认为与遗传因素密切相关，与内分泌因素、皮脂分泌过多、毛囊内微生物等也有一定的关系。

（一）病因病机

病因：外感热邪；情志失调；饮食失节等。

病机：肺脾胃三经积热，湿热内生郁于肌肤，熏蒸面部而发；

或冲任不调，肌肤疏泄失畅而致。

病位：皮肤，与肺、脾、胃关系密切。

病性：实证为主。

（二）辨证和诊断

1. 辨证

		肺经风热	湿热蕴结	痰湿凝滞	冲任失调
症状	主症	病变多发生在皮脂腺丰富的部位，如面部、胸部、背部等。初起为粉刺（黑头粉刺较为常见，表现为毛孔中出现小黑点，用手挤压可挤出黄白色脂栓；白头粉刺呈灰白色小丘疹，无黑头，不易挤出脂栓），在发展过程中可演变为炎性丘疹、脓疱、结节、囊肿、瘢痕等			
	兼症	多发颜面、胸背上部，色红或有痒痛，伴发热、口干欲饮等	丘疹红肿疼痛，或有脓疱，伴口苦、口臭、便秘、尿黄	丘疹以脓疱、结节、囊肿、瘢痕等损害为主，伴有纳呆、便溏	经期皮疹增多或加重，经后减轻。伴有月经不调
	舌脉	舌红，苔薄黄，脉浮数	舌红，苔黄腻，脉滑数	舌淡，苔腻，脉滑	舌红，苔腻，脉象浮数
治法	治则	疏风宣肺，清热解表	清热化湿，凉血通腑	健脾、除湿、化浊	调理冲任，行气活血
	取经	手阳明经穴为主			

2. 诊断要点

（1）好发于颜面、上胸、背部，毛囊口可挤出呈黄白色带黑头栓子。其发展过程是：丘疹、脓疱、结节、甚则脓肿。

（2）若炎症明显时，可引起局部疼痛及触痛。

（三）治疗

1. 体穴治疗

【取穴】

主穴	配穴	
	分型	取穴
太阳、颧髎、曲泽、尺泽、大椎	肺经风热	少商、风门
	湿热蕴结	三阴交、内庭
	痰湿凝滞	阴陵泉、丰隆
	冲任失调	血海、肾俞

【方法】

用针罐法、挑刺法、叩刺法。

方法一　当粉刺和黑头形成后，可先消毒局部，用三棱针轻轻刺入黑头 2～3mm，然后用针头慢慢挑拨出其中干酪样内容物，若有的毛囊皮腺导管中皮脂堆积过多不能溢出，可用手帮助挤压排出。而当小脓疱、结节和囊肿形成后，只要其中充满脓液时，也可先用三棱针直接点刺脓疱、结节或囊肿，并用手轻轻挤压排脓，再用小口径玻璃瓶在脓肿处拔火罐，以彻底吸拔出其中的脓血。然后消毒穴位，用左手提起局部皮肤，右手持三棱针以稳、准、快的手法点刺皮肤 2～3 点，深 2～3mm，两手挤压使血液外出，再用闪火法将大号玻璃罐拔于其上，留罐 15 分钟，使其出血 5～8ml。间隔 10～15 天刺血治疗 1 次，一般经刺血 2～4 次后，面部痤疮可得以控制而逐渐转愈。

方法二　在患者距脊柱正中线旁开 3～5cm 处，双手拇指腹用推法从第十二胸椎到第一胸椎作自下而上的推动，要求稳定、均匀、速度不宜过快，并能达于深部组织，见皮肤出现暗红色且压之不褪色的红点即可。在红点出现处用 2.5% 的碘酒消毒，然后用 75% 的酒精棉球脱碘，左手拇指和示指将红点夹起，右手执三棱针，针尖斜向红点迅速刺入皮下 5mm 左右，然后针尖向前上方用力挑起，将部分纤维组织挑断，若无血液渗出，可用双手拇指、示指挤压 1～2 滴即可。1 周 1 次，一般 1～2 次见效，3～4 次显效或痊愈。

方法三　先将大椎、至阳消毒后，以七星针弹刺其表皮，并分别拔罐 20 分钟，再将血擦净即可。然后用七星针叩打至局部微出血，反复 2～3 遍，多用于根深未成熟、成簇生疮面或隐疹局部处。最后涂以 2% 碘酊即可。

2. 耳穴治疗

【取穴】

主穴	配穴
肺、内分泌、面颊区或额、耳背静脉	心、胃、子宫（精宫）、皮质下、肾上腺

【方法】

方法一　患者自己轻揉一侧耳廓 15 分钟，至其充血发红，常规消毒后，医者一手固定耳廓，一手持手术刀，用其刀尖在选定的穴位（主穴取 2~3 个，配穴 3 个，交替选用）上，划破皮肤 0.1~0.2cm 长，以不伤及软骨为度，每次以血液浸湿 3~4 个干棉球为宜。隔天在另一耳施术，10 次为 1 疗程，一般需 1~2 个疗程。

方法二　选患者双侧耳背近耳轮处明显的血管一根，揉搓数分钟使其充血，常规消毒后，医者右手拇、示指将耳背拉平，中指顶于其下，右手持消毒好的修面刀片划破选好的静脉血管，使血自然流出 5~10 滴，流血少者可轻轻挤压，消毒切口，盖上消毒敷料。10 次为 1 疗程，间隔 1 周后另选血管再刺。

方法三　用三棱针在两侧耳轮刺血点直刺约 0.1cm，用手挤出如球状血滴；又在一侧耳轮脚处，用眉毛刀刺破长约 0.3cm 表皮，见有渗血即可，并埋入药粉（大蒜与胡椒 2:1）如绿豆大，胶布固定。两侧交替埋药，2~3 天 1 次，10 次为 1 个疗程。

（四）验案示例

某患者，男，22 岁，未婚。面部、胸背部生痤疮迁延不愈 2 年余，经用抗生素及市售多种治疗痤疮药物，症情无改善。诊见面部有密集之痤疮，有的为米粒大毛囊性丘疹，顶部有脓疱，胸背部可见散在的毛囊性丘疹，有的形成豌豆大之结节，并可见许多结节融合。诊断：痤疮。用三棱针快速点刺耳背一根小静脉 1~3 次，挤出 1ml 血，再点刺大椎、肺俞、脾俞穴位处皮肤 3~5 次，至有血液渗出，然后在各体穴闪火法拔罐。留罐 15 分钟，出血约 3ml。两侧交替使用，大椎穴间隔 1 次。每 3 天治疗 1 次，7 次为 1 个疗程，治疗 2 个疗程后，未再出现新的病灶，面部及躯干部痤疮尽愈，随访 2 年无复发。［柳刚. 刺络放血拔罐治疗痤疮 50 例. 上海针灸杂志，2004，23（2）：38］

（五）按语

（1）刺血对本病有一定的疗效，部分患者可达到治愈目的。

（2）本病以脂溢性为多，治疗期间禁用化妆品及外擦膏剂，宜用硫黄肥皂温水洗面，以减少油脂附着面部，堵塞毛孔。

（3）轻证注意保持面部清洁卫生即可，无需治疗。严禁用手挤压丘疹，以免引起继发感染，遗留瘢痕。

（4）忌食辛辣、油腻及糖类食品，多食新鲜蔬菜及水果，保持大便通畅。

第十二节　带状疱疹

带状疱疹，中医称之"缠腰火丹"、"蛇丹"、"蛇串疮"，是水痘－带状疱疹病毒引起的急性疱疹性皮肤病。疱疹多沿某一周围神经分布，排列成带状，出现于身体的某一侧，好发于肋间神经、颈神经、三叉神经及腰神经分布区域。若不经治疗，一般2周左右疱疹可结痂自愈，愈后可以终身免疫，很少复发。

（一）病因病机

病因：外感毒邪；情志失调；饮食失调等。

病机：肝气郁结，久而化火妄动，脾经湿热内蕴，外溢皮肤而生；偶因兼感毒邪，以致湿热火毒蕴积肌肤而成。

病位：皮肤，与肝、胆、脾有关。

病性：实证为主。

（二）辨证和诊断

1. 辨证

<table>
<tr><td colspan="2"></td><td>肝经郁热</td><td>脾经湿热</td><td>瘀血阻络</td></tr>
<tr><td rowspan="4">症状</td><td>主症</td><td colspan="3">沿某一周围神经分布的红色疱疹排列成带状，皮损部神经痛为本病的主症之一，但疼痛程度不一，且不与皮损严重程度成正比</td></tr>
<tr><td>兼症</td><td>皮损鲜红，疱壁紧张，灼热刺痛，伴口苦咽干，烦躁易怒，大便干，小便黄</td><td>皮损色淡，疱壁松弛，口渴不欲饮，胸脘痞满，纳差，大便时溏</td><td>皮疹消退后局部仍疼痛不止，伴头痛、心烦不寐、肢体麻木等</td></tr>
<tr><td>舌脉</td><td>舌红，苔黄，脉弦滑数</td><td>舌红，苔黄腻，脉濡数</td><td>舌紫黯，苔薄白，脉弦细</td></tr>
<tr><td>治则</td><td>疏肝理气，泻火解毒</td><td>健脾益气，清热利湿</td><td>活血通络，化瘀止痛</td></tr>
<tr><td>治法</td><td>取经</td><td colspan="3">足厥阴经、手足少阳经穴为主</td></tr>
</table>

2. 诊断要点

（1）主要表现为皮肤发红，继则为密集成簇的绿豆或黄豆大的丘疱疹，迅即变成小水泡。水泡聚集，三五成群，排列成带状。

（2）常发于身体一侧，沿着周围神经分布区排列，不超过正中线，以肋间神经、三叉神经分布较多。

（3）疱疹好发于腰腹之间，其次是颈项、面部。呈带状排列，刺痛，有些患者在皮疹完全消退后仍遗留神经痛。

（三）治疗

1. 体穴治疗

【取穴】

主穴	配穴	
	分型	取穴
支沟、行间、阴陵泉、夹脊穴、皮损局部	肝经郁热	肝俞、太冲
	脾经湿热	脾俞、三阴交
	瘀血阻络	膈俞、血海

【方法】

用针罐法、叩刺法。

方法一　常规消毒后，以毫针或三棱针在带状疱疹最先发生处周围进行点刺出血，点刺部位与疱疹之间的距离为 0.1~1cm 处，呈马蹄形点刺出血，使周围皮肤有散在出血点为度，必要时在针刺部位用手挤出少许血液，并用酒精棉球擦净该处，不需包扎。或加用闪火法速将玻璃罐吸在刺络部位上，留罐 10 分钟，出血 2~3ml。每天 1 次，多在 1~3 天内治愈。

方法二　用碘酊和酒精棉球做常规消毒，用梅花针以重手法点刺患处局部，将疱疹顶端全部刺破，使疱疹中液体及部分血液流出；然后取火罐滴入 95% 酒精 5~10 滴，投火点燃待其正旺时，迅速将火罐扣在已刺破的疱疹上，须罐内皮肤隆起，有少量血液渗出，待 3~5 分钟后将火罐取下，擦干和清洁局部，再涂以紫金锭，并用无菌纱布覆盖。如疱疹溃破感染化脓者，不宜用此法，孕妇的腹部、腰部应慎用。

2. 耳穴治疗

【取穴】

主穴	配穴
肺、肝、胆、相应部位、耳尖	心、皮质下、内分泌、肾上腺

【方法】

每次选取一侧耳穴常规消毒后，用粗毫针点刺耳部主穴出血，其他穴位均用毫针刺法，快速捻转，留针1～2小时。

（四）验案示例

王某，78岁，2004年10月12日初诊。左侧腹股沟部、臀部及大腿前外侧丘疹疼痛21天。初诊：素体健康，9月下旬因腹胀就诊于某医院，服中药2剂后出现左腹股沟部、臀部及大腿前外侧灼热、疼痛，呈大片不规则红色丘疹，并有大小不等水疱高于皮表，局部刺痛难忍，不得触碰，曾在卫生站外敷"雷夫奴尔纱条"后有所好转，今来我科求治，收入住院。现精神好，浅表淋巴结未触及，在腹股沟部及臀、大腿前外侧大片不规则、淡红色丘疹，有数枚结痂，触之疼痛不已。心肺（－），肝脾正常，神经系统查体未见异常。体温36.5℃，舌红，苔黄厚腻，脉弦细。诊断为湿疮。治法：先在丰隆穴直刺进针1～1.5寸，施捻转提插泻法1分钟；再直刺阴陵泉1～1.5寸，施捻转平补平泻法1分钟，两穴施术后均留针20分钟。然后常规消毒局部皮肤，以三棱针在疱疹间隙处（轻者皮内，重者皮下），点刺4～5点，加以闪火罐放血5～10ml（注意不要点在疱疹上，拔罐部位应交替进行），留罐时间不得超过8分钟。复诊：经1次治疗后，刺痛减轻，丘疹减少。复诊再治疗1次后痛止，疹消而愈。（孙光荣，等．当代名老中医典型医案集——针灸推拿分册．人民卫生出版社，2009：77－78）

（五）按语

（1）刺血治疗本病有明显的止痛效果，并且能减少神经痛的后遗症状。若早期采用治疗，多数患者可在1周内痊愈。

（2）若疱疹处皮损严重，可在患处用2%龙胆紫涂擦，防止继发感染。组织病或恶性肿瘤合并本病时，应采取中西医综合治疗措施。

（3）本病应与湿疹、单纯疱疹、接触性皮炎、虫咬皮炎等相鉴别。

第十三节 斑 秃

斑秃又称"圆秃"，是一种突然发生的头部局限性脱发。一般认为属自身免疫性疾病，与高级神经活动障碍有关，也可能与内分泌障碍、局部病灶感染、中毒、遗传因素等有关。发病机制可能是血管运动中枢功能紊乱，交感神经及副交感神经失调，引起局部毛细血管持久性收缩，毛发乳头供血障碍，引起毛发营养不良而致本病。精神创伤常为本病的诱发因素，多见于青年人。

（一）病因病机

病因：神志不遂；饮食失调；房劳不节；禀赋不足等。

病机：气血化生不足，或肝肾精血亏损，或津液失于敷布，或气滞血瘀，均可导致头皮毛发失于濡养而成片脱落。

病位：头发，与肾、肝、脾有关。

病性：虚证、实证。

（二）辨证和诊断

1. 辨证

		气血两虚	肝肾不足	血热生风	瘀血阻络
症状	主症	突然出现圆形或椭圆形秃发斑，数目不等，大小不一。局部皮肤无炎症现象，平滑光亮，无任何自觉症状			
	兼症	多于病后、产后脱发，范围由小而大，数目由少而多，呈渐进性加重，能见到散在的残余头发，但轻轻触摸就会脱落。伴有心悸、气短语微、头晕、嗜睡、倦怠	多见于中年以上者，平素头发焦黄或花白，发病时头发常大片而均匀地脱落，严重时还会出现眉毛、腋毛、阴毛乃至毳毛的脱落。伴面色苍白、肢体畏寒、头晕耳鸣、腰膝酸软	突然脱发，进展较快，常大片大片的头发脱落。伴心烦易怒、急躁不安，个别患者还会相继发生眉毛、胡须脱落的现象，偶有头皮瘙痒	脱发前先有头痛或头皮刺痛等自觉症状，继而出现斑块脱落，时间一久便成全秃。伴有夜多恶梦、烦热不眠等全身症状
	舌脉	舌淡，苔薄白，脉细弱	舌质淡，苔少，脉沉细无力	舌红，苔少，脉细数	舌质暗红，有瘀点，苔少，脉涩
治法	治则	健脾益气，补血生发	补益肝肾，养血生发	祛风泻热，凉血养发	行气活血，化瘀通窍
	取经	足太阳经、督脉穴为主			

2. 诊断要点

（1）头顶部突然出现数目不等的圆形或椭圆形秃发斑，秃发边缘的头发松动，很容易脱落或拔出，拔出时可见其近端萎缩。

（2）个别患者病损区可不断扩大，以致整个头发全部脱光（称为"全秃"），或周身毛发包括眉毛、胡须、腋毛、阴毛、毳毛等全部脱落（称为"普秃"）。

（3）多数患者在一年内脱落的毛发可以重新生出。新生的毛发细软，呈黄白色，且可随生随脱，以后逐渐变黑变粗而恢复正常。

（三）治疗

体穴治疗

【取穴】

主穴	配穴	
	分型	取穴
脱发区、百会、太阳、大椎、肾俞、肝俞	气血两虚	脾俞、足三里
	肝肾不足	太溪、太冲
	血热生风	风池、曲池
	瘀血阻络	膈俞、血海

【方法】

用叩刺法。患者取坐位，先取脱发区常规消毒，用梅花针从脱发边缘呈螺旋状向中心区叩刺，再叩刺夹脊穴，范围在 0.5~1cm，至局部皮肤微出血。然后用细三棱针在所选穴位上做快速直刺，进针深度 0.1~0.2cm，必要时在针刺部位用手挤出少许血液，并用酒精棉球擦净该处。脱发区在叩刺后，用生姜片外擦或外搽斑蝥酊剂、旱莲草酊剂、侧柏叶酊剂等，能提高生发效果。隔日治疗 1 次，一般需 3~4 个月。

（四）验案示例

某患者，男，26 岁。查：脱发边界清楚，皮肤光滑，无任何自觉症状。诊断：斑秃。用梅花针叩打患处，强度以患者能够耐受为度，先从脱发边缘开始作圆形呈螺旋状向中心区叩刺，中度刺激，局部以皮肤潮红，轻微渗血为度，叩刺治疗完毕，嘱患者取鲜生姜切成 2~3mm 薄片涂搽患处，以局部发热为度。每日 2 次。1 周后脱发部位长出新毛发，纤细柔软，以后逐渐变粗，恢复正常。［卢文秀. 梅花针

叩刺治疗斑秃6例．宁夏医学杂志，2000，22（10）：595]

（五）按语

（1）梅花针治疗本病有较好的疗效，可调整神经系统功能，改善局部血液循环和局部毛发营养，增强毛囊活性，促使毛发新生。但对"全秃"疗效欠佳。

（2）治疗有效后到毛发长出皮肤有一段过程，一般要2～4个月生长时间，若可看见头皮上有黑色小点状头发露出，即为新发已恢复生长能力。

第十四节　丹　毒

丹毒是指皮肤突发灼热疼痛、色如涂丹的急性感染性疾病。生于下肢者称"流火"；生于头面者称"抱头火丹"；新生儿多生于臀部，称"赤游丹"。相当于西医的急性网状淋巴管炎。多在皮肤损伤、足癣、溃疡等情况下，为皮内淋巴管性乙型溶血性链球菌侵袭所致。常见于儿童和老年人，春、秋季多发。

（一）病因病机

病因：外受火毒，可夹有风热、肝火、湿热等。

病机：火邪侵犯，血分有热，郁于肌肤而发。

病位：多发于下肢、头部。

病性：实证。

（二）辨证和诊断

1. 辨证

		风热上扰	湿热蕴结	胎火蕴毒
症状	主症	起病突然，局部皮肤忽然变赤，色如丹涂脂染，焮热肿胀，迅速扩大，发无定处，数日内可逐渐痊愈		
	兼症	通常发于头面部，伴恶寒发热、骨节疼痛、溲赤便秘、眼胞肿胀难睁	多发生于下肢，局部红肿热痛，亦可见水疱紫斑，伴胸闷、心烦、口渴、关节肿痛、小便黄赤	常见于新生儿，多发生于脐周、臀腿之间。皮损局部红肿灼热，呈游走性，伴壮热、烦躁、呕吐
	舌脉	舌红，苔薄黄，脉浮数	舌红，苔黄腻，脉数	舌红苔黄，指纹紫黑
治法	治则	泻火解毒，凉血化瘀		
	取经	手足阳明经穴为主		

2. 诊断要点

（1）多发生于下肢，其次为头面部，新生儿丹毒则常呈游走性。

（2）多有皮肤、黏膜损伤病史。开始可见恶寒、发热、头痛、纳呆等全身症状。

（3）病损局部皮肤发红，压之褪色，放手即恢复，皮肤稍隆起，境界清楚。严重者红肿局部可见有瘀点、紫癜，逐渐转为暗红色或橙黄色。

（4）它蔓延很快，一般不化脓，很少有组织坏死，5～6天后发生脱屑，逐渐痊愈。

（三）治疗

1. 体穴治疗

【取穴】

主穴	配穴	
	分型	取穴
合谷、曲池、血海、委中、阿是穴	风热上扰	大椎、风门
	湿热蕴结	阴陵泉、内庭
	胎火蕴毒	中冲、水沟

【方法】

用针罐法、点刺法。

方法一　先常规消毒患处（阿是穴），用三棱针点刺10～20针，沿病变外缘环向中心刺，深度2～4 mm为宜，出血后用闪火法迅速将火罐拔于红肿严重部位，病灶范围超过10cm时同时拔2罐，放血量5～10ml，留罐约10分钟。其他所选穴位，用细三棱针作快速直刺，进针深度0.1～0.2cm，必要时在针刺部位用手挤出少许血液即可。每日1次，5天为1疗程。

方法二　用碘酊和酒精棉球作常规消毒，用圆利针（或28号半寸毫针）于患部周围皮下呈现暗紫色小血管怒张处，快速刺入，缓慢出针，待黑血自行溢出，每次刺4～5针。小血管怒张不显著者，可刺周围静脉。同时刺血海、委中穴，摇大针扎，挤血数滴。余穴常规针刺，用提插捻转泻法。每日或隔日1次。

2. 耳穴治疗
【取穴】

主穴	配穴
神门、皮质下、肾上腺、相应部位	肝、耳尖、枕

【方法】

每次选取一侧耳穴常规消毒后，用粗毫针点刺耳部主穴出血；其他穴位均用毫针中强度刺激，留针 1 ~ 2 小时，或用王不留行籽贴压。

（四）验案示例

安某，男，61 岁。左下肢小腿灼热肿胀、痛痒兼作，伴烦躁、失眠 1 个月。查：小腿皮肤鲜红，扩展面为 18cm×19cm，边缘清楚且高于皮肤，行步艰难。肌内注射青霉素 2 周无效，用哌替啶、安定仅能暂时止痛。诊断为丹毒。予用三棱针于患部周围皮下暗紫色小血管怒张处刺破血管（每次刺 4 ~ 5 针），待黑血自行溢出。每日 1 次，3 次后隔日 1 次，并加刺血海、隐白，摇大针孔，挤血数滴。结果：2 次消肿，3 次止痛，6 次痊愈。2 个月后随访无异常。（王雪苔. 中国当代针灸名家医案. 吉林科学技术出版社，1991：670 ~ 671）

（五）按语

（1）刺血治疗本病有较好的疗效，但多用于下肢丹毒，头面部及新生儿丹毒病情一般较重，应采用综合疗法。

（2）治疗中被污染的针具、火罐等应严格消毒，专人专用，防止交叉感染。

第四章 >>>
妇科疾病

<h1 style="text-align:center">第一节 痛 经</h1>

痛经又称"经行腹痛"，是指经期或行经前后出现的周期性小腹疼痛，以青年女性较为多见。西医学将其分为原发性和继发性两种，原发性系指生殖器官无明显异常者，后者多继发于生殖器官的某些器质性病变，如子宫内膜异位症、子宫腺肌病、慢性盆腔炎、子宫肌瘤等。

（一）病因病机

病因：情志不舒；外感邪气；起居不慎；素体虚弱。

病机：冲任不调，脉络受阻，导致胞官的气血运行不畅，"不通则痛"；或胞宫失于濡养，"不荣则痛"。

病位：少腹部，与肝、肾、胞宫关系密切。

病性：虚证、实证均有。

（二）辨证和诊断

1. 辨证

		气滞血瘀	寒湿凝滞	气血不足
症状	主症	经期或行经前后小腹疼痛，随着月经周期而发作		
	兼症	经前或经期疼痛拒按，色紫黯有血块，经行不畅，伴有经前胸胁、乳房胀痛	经前或经期冷痛，色紫黯有血块，经血量少，得热则舒，伴形寒肢冷、小便清长	经期或经后隐痛喜按，且有空坠不适之感，量少色淡质稀，伴面白乏力、头晕眼花、心悸气短
	舌脉	舌质紫黯或有瘀点，脉沉弦	舌淡，苔白，脉细或沉紧	舌淡，苔薄，脉细弦
治法	治则	疏肝理气，活血止痛	温经散寒，化瘀止痛	益气养血，调补冲任
	取经	任脉、足太阴经穴为主		

2. 诊断要点

（1）下腹疼痛随着月经的周期而反复发作，疼痛可放射到胁肋、乳房、腰骶部、股内侧、阴道或肛门等处。重者疼痛难忍，面青肢冷，呕吐汗出，周身无力甚至晕厥。

（2）一般于经期来潮前数小时即已感到疼痛，成为月经来潮之先兆。

（3）妇科检查：有无盆腔器质性病变，以及子宫发育、位置，子宫颈口情况，以明确痛经原因。

（三）治疗

1. 体穴治疗

【取穴】

主穴	配穴	
	分型	取穴
关元、三阴交、地机、十七椎	气滞血瘀	血海、太冲
	寒湿凝滞	水道、命门（加灸）
	气血不足	脾俞、足三里

【方法】

用针罐法。常规消毒穴位局部，先用三棱针做快速直刺，进针深度 0.1~0.2cm，必要时在针刺部位用手挤出少许血液即可。再用梅花针在十七椎处弹刺出血，火罐吸拔 10 分钟。每日 1 次，3 次为 1 疗程。

2. 耳穴治疗

【取穴】

主穴	配穴	
	分型	取穴
神门、内分泌、内生殖器、皮质下	实证	耳尖、交感
	虚证	肝、肾

【方法】

每次选取一侧耳穴常规消毒后，用粗毫针点刺耳部主穴出血；

其他穴位均用毫针中强度刺激,留针 1~2 小时,或用王不留行籽贴压。

(四) 验案示例

张某,女,38 岁,中学教师。痛经 10 年,加重 1 年。10 年前因紧张、过于劳累,每遇月经来潮前 1 周开始小腹疼痛,以后日益加重,发展至每次月经来潮必须服止痛片或注射哌替啶才得缓解。曾做妇科检查示:子宫、附件无器质性病变。来诊时:小腹疼痛,得温则减,月经量少不畅,夹有紫色血块,平素怕冷喜暖、腰酸无力。望诊:面部鼻梁两侧褐色斑点满布,舌质淡紫苔薄白,脉细弦。诊断:痛经。治疗取穴:膀胱俞与次髎之间的局部区域。方法:消毒局部皮肤,用梅花针以腕力叩打双侧腰骶部膀胱俞与次髎之间,以隐性出血,量逐渐增多至布满局部皮肤为度,然后用玻璃火罐叩拔出血区域,留罐 15~20 分钟。每次月经来潮前一周治疗,每日 1 次,7 次为 1 个疗程。1 个疗程后,当月经至时,疼痛明显减轻,无须用药。4 个疗程后经行再无腹痛发生,随访 3 年无复发。[车建丽."祛瘀生新"法在针灸临床的应用.上海中医药杂志,2004,38 (7):46 ~47]

(五) 按语

(1) 刺血对原发性痛经有显著疗效,治疗宜从经前 1~3 天开始,直到月经期末。连续治疗 2~3 个月经周期。一般连续治疗 2~4 个周期能基本痊愈。

(2) 对继发性痛经,运用针灸疗法减轻症状后,应及时确诊原发病变,施以相应治疗。

(3) 经期应避免精神刺激和过度劳累,防止受凉或过食生冷。

第二节 闭 经

闭经是指年逾 18 周岁,月经尚未来潮者或月经周期建立后,停经 6 个月以上者,前者为原发性闭经,后者为续发性闭经。青春期前,妊娠期,哺乳期,绝经后的"停经",均属生理现象。先天性无子宫、无卵巢、阴道闭锁等器质性病变也可以导致闭经,非针灸、药物治疗所能解决,均不详述。

（一）病因病机

病因：禀赋不足；久病体虚；忧思恼怒；饮食不节等。

病机：虚者因肝肾不足，气血虚弱，血海空虚，无血可下；实者由气滞血瘀，寒气凝结，阻隔冲任，经血不通。

病位：胞宫，与肝、肾、脾关系密切。

病性：虚证、实证。

（二）辨证和诊断

1. 辨证

		肝肾亏虚	气血不足	气滞血瘀	寒湿凝滞
症状	主症	3 个周期以上无月经来潮，有月经初潮来迟和月经后期病史			
	兼症	月经超龄未至，或由月经后期、量少逐渐至闭经，伴头晕耳鸣、腰膝酸软	月经逐渐后延、经量少而色淡，继而闭经，伴面白、头晕目眩、心悸气短、体倦	月经数月不行，小腹胀痛拒按，伴精神抑郁、烦躁易怒、胸胁胀满	月经数月不行，小腹冷痛拒按，得热则减，伴寒肢冷、面色青白
	舌脉	舌红，少苔，脉沉弱或细涩	舌淡，苔薄白，脉沉缓或细弱	舌紫黯，边有瘀点，脉沉涩	舌紫黯，苔白，脉沉迟
治法	治则	补益肝肾，养血调经	健脾益气，补血调经	理气行滞，活血通经	温经散寒，化痰通经
	取经	任脉、足太阴、足太阳经穴为主			

2. 诊断要点

（1）病史：原发性闭经具有一定家族遗传病史；继发性闭经，月经周期建立，停经 6 个月以上。

（2）由于病因不同，临床表现各异，一般是月经超龄未至，或先见月经周期延长，经量少，终至停闭。

（3）可伴有体格发育不良、绝经前后诸症、肥胖、多毛或结核病等。

（4）妇科检查可见子宫体细小、畸形或过早退化，第二性征缺乏，附件炎性粘连或肿块等异常改变。甲状腺、肾上腺、卵巢激素等指标的测定，对闭经亦有诊断意义。

（三）治疗

1. 体穴治疗

【取穴】

主穴	配穴	
	分型	取穴
关元、三阴交、天枢、肾俞	肝肾亏虚	肝俞、太溪
	气血不足	脾俞、足三里
	气滞血瘀	血海、太冲
	寒湿凝滞	命门、阴陵泉

【方法】

用针罐法。患者取适当体位，常规消毒穴位及其周围的皮肤，用细三棱针在所选穴位上做快速直刺 3～4 针，进针深度 0.1～0.2cm，最好能刺在皮下浅静脉上。然后取一个小号玻璃火罐，用闪火法吸拔于针刺处，出血 3～5ml，10 分钟后起罐，擦净瘀血。隔日治疗 1 次，7 次 1 疗程。

2. 耳穴治疗

【取穴】

主穴	配穴	
	分型	取穴
肝、脾、肾、内分泌、内生殖器	实证	交感、皮质下
	虚证	心、枕、肾上腺

【方法】

每次选取一侧耳穴常规消毒后，用粗毫针点刺耳部主穴出血；其他穴位均用毫针中强度刺激，留针 15～30 分钟，或用王不留行籽贴压。

（四）验案示例

孙某，女，36 岁，已婚，1996 年 2 月 10 日初诊。自述月经史 14 岁开始正常来潮，于 28 岁夏天因贪凉，经期下冷水中洗澡，经量渐少后停经。29 岁结婚后一直无月经来潮，曾用雌、孕激素人工周期治疗，有两次少量月经后，再服药治疗无效。时常头胀痛，四肢无力，常有失眠，体形肥胖，面部大片褐色斑沉着。妇科检查：生殖系统发育正常，第二性征发育良好。基础体温测定为单相体温，T 37℃，BP112/74 mmHg，舌质淡红，苔薄白，脉沉细。给予刺血治疗，取阴陵泉、曲泽、太阳、次髎，用三棱针点刺出血，血色暗紫，量约80ml。内服妇科十味片，每次5片，3次/日；金水宝胶囊，每次2粒，3次/日。2月27日二诊，上次刺血后自觉浑身轻松，睡眠好转，阴道有湿润感，继以上法治疗。后又于当年3月20日、4月26日、5月28日刺血治疗3次，至7月11日、8月13日自然来月经两次，经量、经色均正常。但当年9月份又闭经，遂于10月10日复来刺血治疗一次，取穴同初诊一样，出血约60ml，血色已转暗红。到当年11月12日月经复来，以后经期规律，多年的闭经治愈。（王峥，等. 中国刺血疗法大全. 安徽科学技术出版社，2005：233）

（五）按语

（1）闭经病因复杂，治疗难度较大，刺血治疗的效果各异。对感受寒邪、气滞血瘀、气血不足和精神因素所致的闭经疗效较好，而对严重营养不良、结核病、肾病、子宫发育不全等其他原因引起的闭经效果较差。

（2）必须进行认真检查，以明确发病原因，采取相应的治疗。因先天性生殖器官异常或后天器质性损伤所致无月经者，不属于本书治疗范围。

（3）生活起居要有规律，经期忌受凉和过食冷饮。注意情绪调节，保持乐观心态。

第三节　月经不调

月经不调是指月经周期、经量、色质上的改变而发生的病理变化，包括月经先期、后期、先后无定期，以及月经过多或过少等病证。正常月经有赖于大脑皮层、下丘脑、垂体、卵巢、子宫之间的功能协调，若其中任何一个环节发生异常，都会导致月经不调。

（一）病因病机

病因：郁怒忧思；饮食不节；感受寒湿；多病久病等。

病机：脏腑功能失职，冲任气血不调，血海蓄溢失常所致。

病位：胞宫，与肝、脾、肾及冲、任二脉关系密切。

病性：虚证、实证。

（二）辨证和诊断

1. 辨证

		气虚	血虚	肾虚	气郁	血热	血寒
症状	主症	月经周期异常改变，并伴有月经量、色、质的异常					
	兼症	经期多提前，月经色淡质稀，神疲肢倦，小腹空坠，纳少便溏	经期多错后，月经量少、色淡、质稀，小腹隐痛，头晕眼花，心悸少寐，面色苍白或萎黄	经期或前或后，月经量少、色淡、质稀，伴头晕耳鸣，腰骶酸痛	经行不畅，量或多或少，色紫红、有血块，伴胸胁、乳房胀痛	经期提前，月经量多，色深红或紫红，经质黏稠，伴心胸烦热，面赤口干，大便秘结	经期错后，量少、色黯红、有血块，小腹冷痛，得热痛减，伴畏寒肢冷、口淡
	舌脉	舌淡，苔白，脉细弱	舌淡，苔少，脉细弱	舌淡，苔薄，脉沉细	舌黯，苔黄，脉弦	舌红，苔黄，脉滑数	舌淡，苔白，脉沉紧
治法	治则	益气，调经	补血，调经	补肾，调经	行气，和血	清热，凉血，调经	温经，散寒，调经
	取经	任脉、足太阴经穴为主					

2. 诊断要点

（1）月经正常周期一般以 28 天左右一次，如超前或落后 1 周以上分别为先期、后期，忽先忽后做为先后无定期。

（2）月经过多，持续时间长，则须考虑为有排卵功能性出血。其次应考虑子宫肌瘤、子宫内膜息肉。应做妇科检查，或血小板计数，及凝血时间等，以排除血液病。

（3）月经过少，需考虑有无子宫内膜结核，贫血及慢性消耗性疾病。

（三）治疗

1. 体穴治疗

【取穴】

主穴	配穴	
	分型	取穴
关元、血海、三阴交	气虚	足三里、气海
	血虚	膈俞、脾俞
	肾虚	肾俞、太溪
	气滞	期门、太冲
	血热	行间、地机
	血寒	归来、命门

【方法】

用针罐法、挑刺法。

方法一　患者取适当体位，常规消毒穴位及其周围的皮肤，用细三棱针在所选穴位上做快速直刺3~4针，进针深度0.1~0.2cm，最好能刺在皮下浅静脉上。然后取一个中号玻璃火罐，用闪火法吸拔于针刺处，出血3~5ml，10分钟后起罐，擦净瘀血。于月经来潮前3~5日开始治疗，若行经时间不能掌握，可于月经干净之日开始，隔日1次，直到月经来潮时为止。

方法二　在脊柱正中督脉的阳关穴到腰俞穴之间任选一点（以低位效果较好），常规消毒后用三棱针将表皮横行挑破0.2~0.3cm，深约0.1~0.15cm，自上而下连续挑3针，间隔0.1cm，碘酒消毒后沙布覆盖固定。挑时患者有似注射进针般感觉，且以皮肤略有出血为度。挑治时机：一般于月经来潮后即可挑治，但以月经血量开始增多（多数是月经来潮第2天）时效果较好，多数可1次见效，不效者可连续挑2~3个月经周期。

2. 耳穴治疗

【取穴】

主穴	配穴	
	分型	取穴
肝、脾、肾、内分泌、子宫	实证	交感、皮质下
	虚证	心、肾上腺

【方法】

每次选取一侧耳穴常规消毒后，用粗毫针点刺耳部主穴出血；其他穴位均用毫针中强度刺激，留针 15～30 分钟，或用王不留行籽贴压。

（四）验案示例

陈某，女，26 岁，已婚。婚后月经不调 2 年多，往往提前 10 天左右，量多、色紫红，少腹疼痛连及胁肋，两乳作胀，纳差，未孕，舌紫暗，脉弦数。曾服中西药物治疗未效，乃求治于针灸。证由肝气郁结、冲任失调所致，治以疏肝理气、清热调经。先取关元、血海、三阴交，配行间、太冲，行徐疾泻法，留针 20 分钟。再按上法挑刺，出血少许，拔罐约 10 分钟。隔 3 天 1 次，经 7 次治疗，经期、经色、经量等均趋于正常，3 个月之后怀孕，后生一子。（刘冠军 . 现代针灸医案选 . 人民卫生出版社，1985：201）

（五）**按语**

（1）刺血对功能性月经不调有较好的疗效，如是生殖系统器质性病变引起者应采取综合治疗措施。

（2）把握治疗时机有助于提高疗效，一般多在月经来潮前 3～5 天开始治疗，直到月经干净为止。

（3）注意生活调养和经期卫生，如畅达情志、调节寒温、适当休息、忌食生冷和辛辣食物等。

第四节　功能性子宫出血

功能性子宫出血系指由于卵巢功能障碍而生殖系统无明显器质性病变引起的子宫出血，分为无排卵性及有排卵性。前者最为常见，多见于青春期及更年期；后者多由黄体功能不全引起，常见于生育期妇女，也可见于更年期。

（一）**病因病机**

病因：外感热邪；忧思过度；饮食失调；劳倦久病；禀赋不足等。

病机：冲任损伤，不能固摄，以致经血从胞宫非时妄行。

病位：胞宫，与肝、脾、肾及冲、任二脉关系密切。

病性：虚证、实证。

（二）辨证和诊断

1. 辨证

		血热内扰	气滞血瘀	气血不足	肾阳亏虚
症状	主症	月经周期紊乱，出血时间长短不定，有时持续数日甚至数十日不等，出血量多如注或淋漓不断			
	兼症	经血量多或淋漓不净，血色深红或紫红，质黏稠夹有少量血块，面赤头晕，烦躁易怒，渴喜冷饮，便秘尿赤	月经淋漓不绝或骤然暴下，色暗或黑，小腹疼痛，血下痛减，伴胸胁胀满	经血量少，淋漓不净，色淡质稀，神疲懒言，面色萎黄，动则气短，头晕心悸，纳呆便溏	经血量多或淋漓不净，色淡质稀，精神不振，伴面色晦暗，畏寒肢冷，腰膝酸软，小便清长
	舌脉	舌红，苔黄，脉滑数	舌紫黯或有瘀斑，脉沉涩或弦紧	舌胖淡或边有齿痕，苔薄白，脉细	舌淡、苔薄，脉沉细无力
治法	治则	清热泻火，凉血止血	活血祛瘀，调理冲任	健脾补血，益气摄血	温肾助阳，摄血止血
	取经	任脉、足太阴经穴为主			

2. 诊断要点

（1）一般先有短期停经（40～50天），来潮时血量特别多，持续时间延长，不规则，甚至可达数周。多有失血性贫血。

（2）妇科检查可无明显器质性病变，或有炎症体征、肿瘤等；卵巢功能的测定，对功能失调性子宫出血的诊断有参考价值；盆腔B超扫描，对子宫及附件的器质性病变有诊断意义。

（3）查血液常规、血小板计数、出凝血时间等，与因凝血功能不良所致出血作鉴别，并可明确贫血程度。

（三）治疗

1. 体穴治疗

【取穴】

主穴	配穴	
	分型	取穴
关元、三阴交、隐白、血海、膈俞	血热内扰	行间、大椎
	气滞血瘀	合谷、太冲
	气血不足	脾俞、足三里
	肾阳亏虚	命门、肾俞

【方法】

用针罐法、叩刺法、挑刺法。

方法一 患者取适当体位，常规消毒穴位及其周围的皮肤，用细三棱针在所选穴位上做快速直刺，最好能刺在皮下浅静脉上，进针深度 0.1 ~ 0.2cm。然后用闪火法将玻璃火罐拔于穴位处，出血 3 ~ 5ml，10 分钟后起罐，擦净瘀血。每日 1 次，直至血止。

方法二 用梅花针叩刺腰骶部督脉、足太阳经，下腹部任脉、足少阴经、足阳明经、足太阴经，下肢足三阴经，由上向下反复叩刺 3 遍（出血期间不叩打腹股沟和下腹部），中度刺激。每日 1 ~ 2 次。

方法三 在腰骶部督脉或足太阳经上寻找红色丘疹样反应点，每次 2 ~ 4 个点，常规消毒后用三棱针挑破皮肤 0.2 ~ 0.3cm 长、0.1cm 深，将白色纤维挑断，令其出血少许即可。每月 1 次，连续挑刺 3 次。

2. 耳穴治疗

【取穴】

主穴	配穴	
	分型	取穴
肝、脾、子宫、内分泌、卵巢	实证	神门、皮质下
	虚证	心、肾

【方法】

每次选取一侧耳穴常规消毒后，用粗毫针点刺耳部主穴出血；其他穴位均用毫针中强度刺激，留针 15 ~ 30 分钟，或用王不留行籽贴压。

（四）验案示例

宋某，女，22 岁，未婚，于 1984 年 4 月 24 日初诊。主诉：此次月经淋漓不尽已半月余。自述 14 岁初潮，继之经期紊乱，经量时多时少。16 岁时因经期考试过于紧张，随即出现经血过多，而后淋漓不尽 30 余天，诊为功能性子宫出血而收住院，经治疗病情好转。而后又不断出现月经周期延长，经来时血色淡紫，经期持续 7 ~ 20 天不等，曾采用三合激素、安络血、仙鹤草、维生素 K 等药物治疗，病情时好时复已6年。本次月经出血16天未尽，自觉头晕，四肢无力，气短心悸，下腹坠胀感。治疗：用三棱针刺腰阳关出血10ml，刺太阳穴出血10ml，均拔火罐。因贫血严重未多取穴，配以归脾丸和补肾强身片内服。刺血治疗2天后血止，饮食增加，面色转润，自觉有力。此后月经周期规律，经期4～5天，再未出现月经衍期、经血不止的状况。（王峥，等．中国刺血疗法大全．安徽科学技术出版社，2005：235－236）

（五）按语

（1）刺血对本病有一定疗效，但对于血量多、病势急者，应采取综合治疗措施。

（2）绝经期妇女如反复多次出血，应做妇科检查，排除肿瘤致病因素。

（3）患者应注意饮食调摄，加强营养，忌食辛辣及生冷饮食，防止过度劳累。

第五节　慢性盆腔炎

盆腔炎系指内生殖器炎症，包括子宫、输卵管、卵巢、子宫旁结缔组织及盆腔腹膜炎。由急性盆腔炎治疗不当迁延而来，但亦可开始发现时即为慢性，称为慢性盆腔炎，是妇科常见的疾病，常见于中年妇女。

（一）病因病机

病因：外感邪气；忧思过度；饮食失调；劳倦久病；禀赋不足等。

病机：湿邪影响任、带，以致带脉失约，任脉不固而形成。

病位：肝、脾、肾三脏，涉及冲任二脉。

病性：实证。

（二）辨证和诊断

1. 辨证

	湿热下注	气滞血瘀
主症	下腹部坠胀、疼痛，腰骶部酸痛，有时伴肛门坠胀不适、月经不调、带下增多	

续表

		湿热下注	气滞血瘀
症状	兼症	小腹胀痛，带下量多、色黄、质稠腥臭，头眩而重，身重困倦，胸闷腹胀，口渴不欲饮，痰多，或有发热恶寒，腰酸胀痛，尿道灼痛，大便秘结，小便赤热	小腹胀痛而硬，按之更甚，带下量多、色白、质稀薄，腰骶酸痛，月经失调，色深黑有瘀血块。严重者面色青紫，皮肤干燥，大便燥结
	舌脉	舌质红，苔黄腻或白腻，脉濡数或弦滑	舌质黯红或有瘀斑，苔白腻，脉沉涩
治法	治则	清利湿热，行气活血，化瘀止痛	
	取经	任脉、足太阴经穴为主	

2. 诊断要点

（1）主症为下腹部持续性疼痛，以及阴道分泌物增多、月经不调等。

（2）部分患者可有全身症状，如低热、易于疲劳、周身不适、失眠等。

（3）妇检：阴道分泌物增多，子宫活动受限。如属输卵管炎症则于子宫的一侧或两侧可扪及增粗的条索状物，并有压痛。如形成输卵管积液，或输卵管囊肿，可触到囊性肿块，活动多受限。若为盆腔结缔组织炎，则在子宫两旁有弥漫性增厚及压痛，尤其宫底韧带多增粗，且有压痛。

（三）治疗

1. 体穴治疗

【取穴】

主穴	配穴	
	分型	取穴
带脉、中极、归来、三阴交	湿热下注	阴陵泉、次髎
	气滞血瘀	太冲、膈俞

【方法】

用针罐法。患者取适当体位，常规消毒穴位及其周围的皮肤，用细三棱针在所选穴位上做快速直刺，最好能刺在皮下浅静脉上，进针深度 0.1~0.2cm。然后用闪火法将玻璃火罐拔于穴位处，出血 3~5ml，10 分钟后起罐，擦净瘀血。隔日 1 次，直至血止。

2. 耳穴治疗

【取穴】

主穴	配穴
子宫、内分泌、卵巢、盆腔、内生殖器	神门、皮质下、肝、肾

【方法】

每次选取一侧耳穴常规消毒后，用粗毫针点刺耳部主穴出血；其他穴位均用毫针中强度刺激，留针 15~30 分钟，或用王不留行籽贴压。

（四）验案示例

邹某某，女，34 岁，已婚。主诉：腰部酸重，白带增多近 1 年。患者自去年夏季因贪凉吃冰棒和冷饮，引发急性胃肠炎，经治疗好转，继后出现月经周期延长，白带增多，阴部瘙痒，白带如水样大量排出，长期用卫生巾防护。现自觉小腹部发凉，腰部酸重，头晕乏力，食欲不振，肢体怕冷。24 岁结婚，丈夫身体健康，生育 2 人，子宫放环已 6 年。经妇科检查诊为宫颈炎和宫颈中度糜烂，给予药物和物理治疗，疗效不显，带下不止，十分痛苦。舌质淡，苔薄白，脉沉细。治宜温补肾阳，健脾利湿。用三棱针点刺穴位，取阴陵泉、曲泽、肾俞、白环俞、关元、带脉，阴陵泉和曲泽穴处静脉出血较多，其余数穴均点刺拔火罐出血，总出血量约70ml。口服健脾丸每次 8 粒，3 次/日；止带丸每次 6g，2 次/日。治疗 4 天后，患者高兴告知带下和腰酸明显好转，已不需垫卫生巾，饮食增加，精神愉快。半个月后为巩固疗效，又于阴陵泉穴和白环俞穴上刺血拔罐，以达彻底治愈。（王峥，等. 中国刺血疗法大全. 安徽科学技术出版社，2005：241）

（五）按语

（1）刺血治疗慢性盆腔炎效果较好。对于急性盆腔炎病情较急，要注意针药并治，以提高疗效，缩短疗程，防止转为慢性。

（2）注意个人卫生，保持外阴清洁，尤其是经期、孕期和产褥期卫生。

第六节 更年期综合征

更年期综合征属内分泌 - 神经功能失调导致的功能性疾病，指妇女在自然绝经前后或因其他原因丧失卵巢功能以后，出现以绝经或月经紊乱、情绪不稳定、潮热汗出、失眠、心悸、头晕等为特征的症状和体征，统称为更年期综合征。绝经的年龄因先天禀赋和后天生活、工作条件及环境而有差异，一般在 45～55 岁之间，其病程长短不一，短者 1～2 年，长者数年至 10 余年，需要系统治疗。

（一）病因病机

病因：年老体虚；情志失调等。

病机：肾气渐虚，精血不足，冲任亏虚，阴阳失衡。

病位：与肝、肾、脾关系密切。

病性：虚证。

（二）辨证和诊断

1. 辨证

		心肾不交	肝肾阴虚	脾肾阳虚
症状	主症	月经紊乱至闭经，伴情绪不稳定、潮热汗出、失眠心悸等		
	兼症	心悸怔忡，失眠多梦，潮热汗出，五心烦热，情绪不稳，易喜易忧，腰膝酸软，头晕耳鸣	头晕目眩，心烦易怒，潮热汗出，五心烦热，胸闷胁胀，腰膝酸软，口干舌燥，尿少，便秘	头昏脑胀，忧郁善忘，脘腹满闷，嗳气吞酸，呕恶食少，神疲倦怠，腰酸肢冷，肢体浮肿，大便稀溏
	舌脉	舌红，少苔，脉沉细而数	舌红，少苔，脉沉弦细	舌胖大，苔白滑，脉沉细弱
治法	治则	益肾宁心，调和冲任	滋补肝肾，养阴宁神	温补脾肾，调补冲任
	取经	任脉、足太阴经、足少阴经穴为主		

2. 诊断要点

（1）常发生于 45 岁以上的妇女，少数在 40 岁左右。

（2）绝经前可有月经周期紊乱，表现为月经周期延长或缩短，经量增加，甚至来潮如血崩，继之以月经不规则，经量逐渐减少而停止（少数妇女月经骤然停止）。外阴、阴道、子宫、输卵管、卵巢、乳腺等组织逐渐萎缩。

（3）精神、神经症状：情绪不稳定，易激动、紧张，忧郁，烦躁，易怒、好哭，常有失眠、疲劳、记忆力减退、思想不集中等。有时感觉过敏或感觉减退，出现头痛、关节痛或皮肤麻木、刺痒、蚁行感等。

（4）自主神经、心血管症状：阵发性潮热，汗出，时冷时热，伴有胸闷、气短、心悸、眩晕或短暂的血压升高或降低等。

（三）治疗

1. 体穴治疗

【取穴】

主穴	配穴	
	分型	取穴
百会、关元、肾俞、三阴交	心肾不交	心俞、神门
	肝肾阴虚	肝俞、太溪
	脾肾阳虚	脾俞、命门

【方法】

用针罐法。常规消毒穴位局部，先用三棱针做快速直刺，进针深度0.1~0.2cm，必要时在针刺部位用手挤出少许血液即可。再用梅花针在十七椎处弹刺出血，火罐吸拔10分钟。每日1次，3次为1疗程。

2. 耳穴治疗

【取穴】

主穴	配穴
神门、内分泌、内生殖器、肾	交感、肝、心

【方法】

每次选取一侧耳穴常规消毒后，用粗毫针点刺耳部主穴出血；其他穴位均用毫针中强度刺激，留针1~2小时，或用王不留行籽贴压。

（四）验案示例

黄某某，女，53岁，于2000年5月18日初诊。主诉：烦躁失眠近半年，近 3 天出现躁狂失控感，不能进食。患者自 1999 年 11 月份绝经后，渐出现心中烦躁，四肢肌肉震颤，时常潮热自汗，伴失眠多梦、胸闷、焦虑、坐卧不宁。经县市省数家医院诊为更年期综合征，给予雌激素替代疗法、镇静及调节神经等药物治疗后，渐不能进食，厌油、恶心和呕吐，近几日烦躁欲狂，已 3 天不能进食，大便干燥 3 日未排。舌质红，苔厚腻微黄，脉浮数。

治疗：停服雌激素等药物，用三棱针刺足三里穴，出黑紫色血 20ml，刺曲泽穴，亦出黑紫色血 20ml。因 3 天未进饮食，加服藿香正气胶囊每次 1 粒，3 次/日，炎得平每次 2 片，3 次/日，舒乐安定 1mg，睡前服。5 月 19 日复诊，昨日上午治疗后烦躁不安即感好转，中午已能进食稀饭，服药后已能安睡。再予三棱针刺血，取太阳、下髎、腰阳关穴，出血总计约 20ml，并配以清利湿热、开胸理气之中药 5 剂，内服。于 6 月 4 日再诊，已能正常进食，无厌油恶心感，精神好转，每晚能自然入睡，面部潮热自汗减退。为巩固疗效，再刺血阳陵泉、曲泽、太阳穴，出血约 40ml；口服逍遥丸每次 4 粒，3 次/日，维生素 C 每次 200mg，3 次/日。经以上治疗后，未再出现烦躁、胸闷、失眠等症状，精神愉快，饮食正常。（王峥，等．中国刺血疗法大全．安徽科学技术出版社，2005：239）

（五）按语

（1）刺血对本病效果良好，但治疗时应对患者加以精神安慰，畅达其情志，使患者乐观、开朗，避免忧郁、焦虑、急躁情绪。

（2）劳逸结合，保证充足的睡眠，注意锻炼身体，多进行室外活动，如散步、打太极拳、观赏花鸟鱼虫等。

（3）以食疗辅助能提高疗效。如伴有高血压、阴虚火旺者，宜多吃芹菜、海带、银耳等。

第七节　不孕症

不孕症系指育龄妇女在与配偶同居 2 年以上、配偶生殖功能正常、未采取避孕措施的情况下而不受孕；或曾有孕育史，又连续 2 年以上未再受孕者。前者称"原发性不孕症"，后者称"继发性不孕症"。西医学认为临床上本病有绝对不孕和相对不孕之分，因生理因素造成终生不能受孕者称"绝对不孕"；经治疗后受孕者称"相对不孕"。导致不孕的因素很多，有中枢性的影响、全身性疾患、免疫因素、卵巢局部因素、输卵管因素、子宫因素、阴道因素等。

（一）病因病机

病因：禀赋不足；忧思过度；饮食失调；劳倦久病等。

病机：气血不和，冲任不调、痰湿内生，经脉不畅，胞脉受阻。

病位：胞宫，与肾、肝关系密切。

病性：虚证、实证均有。

（二）辨证和诊断

1. 辨证

		肾虚胞寒	冲任血虚	气滞血瘀	痰湿阻滞
症状	主症	排除男方不育和女方自身生殖系器质性病变等因素，女性在与配偶同居并未避孕的情况下2年未孕			
	兼症	月经不调，量少、色淡，带下清稀，伴腰酸腹冷，性欲淡漠	月经推后，量少色淡或经闭，伴面黄体弱，疲倦乏力，头晕心悸	月经推后或先后不定期，量少色暗有血块，伴乳房及胸胁胀痛，腰膝痛	月经推后，量少、色淡，白带量多、质稠，伴形体肥胖，面色白，口腻纳呆，大便稀溏
	舌脉	舌淡，苔薄白，脉沉细而弱	舌淡，少苔，脉沉细	舌紫黯或有瘀斑，脉沉涩或弦紧	舌胖色淡、舌边有齿痕，苔白腻，脉滑
治法	治则	温肾暖宫，调补冲任	滋阴养血，调冲益精	活血化瘀，调和冲任	化痰导滞，理气调经
	取经	任脉、足太阴经、足太阳经穴为主			

2. 诊断要点

（1）女性婚后在未采取避孕措施的情况下2年未孕，可伴有月经不调或痛经、闭经等。

（2）体查：营养情况，第二性征，毛发分布情况，阴道、输卵管检查，注意子宫位置、大小，有无炎症、肿瘤。基础体温测定，基础体温呈单相型。

（3）子宫内膜检查：在经前或月经来潮24小时内刮取内膜看有无分泌期变化，如为增殖期变化，则无排卵；如有增殖期、分泌期子宫内膜同时存在，则考虑为黄体萎缩不全。如子宫内膜分泌现象不良，亦可影响孕卵的着床。

（4）性交后宫颈黏液检查：适用于各种检查均未见异常而仍未孕者，在排卵期性交后 2 小时，最迟不超过 16 小时，取子宫颈黏液检查。高倍镜下每视野有 10~15 个活动的精子为正常，低于此数为不正常。

（三）治疗

1. 体穴治疗

【取穴】

主穴	配穴	
	分型	取穴
关元、子宫、归来、三阴交、次髎、秩边	肾虚胞寒	命门、肾俞（加灸）
	冲任血虚	气海、血海
	气滞血瘀	太冲、膈俞
	痰湿阻滞	脾俞、阴陵泉

【方法】

用针罐法。患者取适当体位，常规消毒穴位及其周围的皮肤，用细三棱针在所选穴位上做快速直刺，最好能刺在皮下浅静脉上，进针深度 0.1~0.2cm。然后用闪火法将玻璃火罐拔于穴位处，出血 3~5ml，10 分钟后起罐，擦净瘀血。隔日 1 次，7 次为 1 个疗程。

2. 耳穴治疗

【取穴】

主穴	配穴	
	分型	取穴
内分泌、内生殖器、肾、子宫、皮质下	实证	神门、交感
	虚证	肝、脾

【方法】

每次选取一侧主穴 2~3 个，行点刺放血 3~5 滴治疗；配穴亦可点刺出血，或用梅花针法治疗。或毫针法行弱刺激，或施埋针法、压籽法等。3 天治疗 1 次，7 次为 1 个疗程。

（四）验案示例

刘某某，女，32 岁，婚后 9 年未孕，月经失调，色暗不鲜，经量时多时少，经前乳胀，腰腿酸痛，月经后诸症消失。妇科检查：子宫发育不全，小于正常。诊断为原发性不孕症，久治无效。治疗经过：取穴腰阳关、曲泽，三棱针刺出血。复诊，本次月经来潮时，两乳房已不胀痛，腰酸亦轻，经色经量正常，惟经前小腹仍有隐痛，刺血阴陵泉，再加火罐。经二次刺血治疗后即停经受孕，妊娠 4 胎，产育 2 胎，人流 2 次。（王秀珍，等. 刺血疗法. 安徽科学技术出版社，1986：138）

（五）按语

（1）刺血治疗不孕症有一定疗效。但治疗前必须排除男方或自身生理因素造成的不孕，必要时做有关辅助检查，以便针对原因选择不同的治疗方法。

（2）对不孕症患者应重点了解其性生活史、月经、流产、分娩、产褥，是否避孕及其方法，是否长期哺乳，有无过度肥胖和第二性征发育不良，以及其他疾病（如结核病）等情况。

（3）刺血治疗本病难度较大，疗程较长，需要坚持治疗。

第八节　产后缺乳

产后缺乳又称"乳汁不足"、"乳汁不行"，以产后哺乳期初始就乳汁甚少或乳汁全无为主症。哺乳中期月经复潮后乳汁相应减少，属正常生理现象。产妇因不按时哺乳，或不适当休息而致乳汁不足，经纠正其不良习惯，乳汁自然充足者，亦不能作病态论。

（一）病因病机

病因：禀赋不足；产后体虚；七情失调；劳逸失常等。

病机：气血亏虚，乳汁化生不足而发；或气机不畅，乳络不通，乳汁不行而成。

病位：乳房，与肝、脾、胃关系密切。

病性：虚证、实证。

（二）辨证和诊断

1. 辨证

		气血虚弱	肝郁气滞
症状	主症	产后出现乳汁少或乳汁不行	
	兼症	乳汁清稀，乳房柔软，无胀感，伴面色无华，头晕目眩，心悸怔忡，神疲食少	乳少而浓稠或乳汁不通，乳房胀满而痛，时有嗳气，善太息，胸胁胀痛、胃脘胀闷、纳呆
	舌脉	舌淡白，少苔，脉细弱	舌苔薄黄，脉弦细
治法	治则	补益气血，通络下乳	疏肝理气，活血通络
	取经	足阳明经穴为主	

2. 诊断要点

（1）产后哺乳期初始，乳汁分泌量少或乳汁全无，乳房发育正常，无明显器质性病变。

（2）突然乳汁不行，注意是否产后精神受刺激，或乳房局部有无红肿热痛现象。

（三）治疗

1. 体穴治疗

【取穴】

主穴	配穴	
	分型	取穴
膻中、少泽、足三里	气血虚弱	脾俞、气海
	肝郁气滞	太冲、期门

【方法】

用针罐法。患者取适当体位，常规消毒穴位及其周围的皮肤，用细三棱针在所选穴位上做快速直刺，最好能刺在皮下浅静脉上，进针深度0.1~0.2cm。然后用闪火法将玻璃火罐拔于穴位处，出血3~5ml，10分钟后起罐，擦净瘀血。

2. 耳穴治疗

【取穴】

主穴	配穴	
	分型	取穴
肝、脾、肾、内分泌、皮质下	实证	肝、交感
	虚证	胃、胸

【方法】

每次选取一侧耳穴常规消毒后，用粗毫针点刺耳部主穴出血；其他穴位均用毫针中强度刺激，留针 15～30 分钟，或用王不留行籽贴压。

（四）验案示例

某女，28 岁，乳少 10 天来诊。10 天前剖腹产术后，乳汁分泌不足，不能满足婴儿的需要，曾口服乳泉颗粒、中药及鲫鱼汤等多种方法催乳，效果欠佳来诊。现患者乳汁不行，乳房无胀感，婴儿每晚仅可吃一次母乳。患者面色萎黄，精神倦怠，纳差，舌淡，脉细弱。诊断：缺乳。以乳头上下左右各旁开 2.5 寸处取穴，用三棱针对准已消毒的部位，刺入 1～2 分，随即将针迅速退出，用两手拇、示指沿乳腺管分布方向轻轻挤压针孔周围，出血 5～8 滴，日 1 次，10 天为 1 个疗程。体针取膻中、乳根、足三里、脾俞、膈俞，常规消毒皮肤后，先从膻中稍下方沿皮进针，针尖向上捻入 0.8～0.9 寸，再退出 0.5 寸，针再转向左上方捻入 0.8 寸，退出 0.5 寸，这样反复 3 次，然后针尖向上、拇指向患者右侧捻转，针感明显时留针；乳根向上斜刺 0.5～1 寸，轻刺激，乳房有麻木胀感时留针；足三里、脾俞、膈俞常规针刺用补法，留针 30 分钟，日 1 次，10 天为 1 个疗程。嘱多喝汤水，注意休息，3 天后乳房有胀感，婴儿白天可进食 2～3 次母乳，治疗 10 次后痊愈。［薛维华．三棱针点刺加体针治疗缺乳 78 例．山东中医杂志，2002，21（11）：673］

（五）按语

（1）刺血治疗产后缺乳，疗效明显。

（2）产妇应加强营养，适度休息，调摄精神，纠正不正确哺乳方法。

（3）对因乳汁排出不畅而有乳房胀满者应促其挤压排乳，以免罹患乳腺炎。

第五章　>>>
儿科疾病

第一节　小儿惊厥

小儿惊厥，相当于中医学的急惊风，俗称"抽风"，是以四肢抽搐伴神昏为主要特征的儿科常见危急病证。本病可见于多种疾病，如高热、乙型脑炎、流行性脑膜炎（或脑炎、脑膜炎的后遗症）、原发性癫痫等。以1~5岁的小儿最为多见，年龄越小，发病率越高。

（一）病因病机

病因：感受时邪；暴受惊恐；饮食不节等。

病机：时邪化火动风，或暴受惊恐、气机逆乱，或食滞痰热、痰盛发惊而致。

病位：脑，与肝、心有关。

病性：实证为主。

（二）辨证和诊断

1. 辨证

		外感时邪	痰热内蕴	暴受惊恐
症状	主症	以四肢抽搐、颈项强直、两目上视、牙关紧闭、神志昏迷等为主症		
	兼症	发病急骤，高热头痛，咳嗽咽红，面红唇赤，气促鼻煽，烦躁不安；继而神志昏迷，脊背强直，四肢抽搐或颤动，两目上视，牙关紧闭	发热，痰多色黄，咳吐不利，呼吸急促，纳呆呕吐，腹胀腹痛，便秘，目瞪发呆，或神昏痉厥	夜寐不安，躁动抽搐或昏睡不醒，频频惊叫，醒后啼哭，惊惕频作，面色乍青乍赤
	舌脉	舌红苔薄黄，脉浮数	舌苔黄厚腻，脉滑数	舌淡，苔薄，脉细数

		外感时邪	痰热内蕴	暴受惊恐
治法	治则	清热熄风，豁痰开窍，镇惊宁神		
	取经	督脉、足厥阴经、足太阳经穴为主		

2. 诊断要点

（1）常在高热初起时出现，惊厥后神志清楚，面色和精神状态如常。多有发热惊厥史，热退则惊止。

（2）突然肌肉痉挛，手足抽动，两眼上翻或斜视，口角牵动，牙关紧闭，呼吸浅促而不规则，面部及口唇发绀或伴意识丧失，大小便失禁。

（3）注意中毒性脑病、化脓性脑膜炎、流行性脑膜炎、乙型脑炎、结核性脑膜炎等的鉴别。

（4）脑脊液检查可帮助确诊。

（三）治疗

1. 体穴治疗

【取穴】

主穴	配穴	
	分型	取穴
水沟、中冲、合谷、太冲	外感时邪	大椎、风池
	痰热内蕴	丰隆、中脘
	暴受惊恐	印堂、太阳

【方法】

用点刺法。患者取适当体位，常规消毒穴位及其周围的皮肤，用细三棱针在所选穴位上做快速直刺，最好能刺在皮下浅静脉上，进针深度0.1cm左右，用手挤出少许血液，擦净即可。每日1次。

2. 耳穴治疗

【取穴】

主穴	配穴
心、肝、神门、交感、皮质下	脾、胃、内分泌

【方法】

每次选取一侧耳穴常规消毒后，用粗毫针点刺耳部主穴出血；其他穴位均用毫针中强度刺激，留针 15～30 分钟，或用王不留行籽贴压。

（四）验案示例

李某，男，11 个月。1999 年 3 月 6 日急诊。昨日随母外出，途中受寒，1 天来高热不退，气急烦躁不安。今午后突然四肢抽搐、牙关紧闭、双目上视，其母急抱我科求治。诊见患儿指纹紫红色暗，已透气关。诊断：小儿急惊风。取双侧四缝穴，小号三棱针点刺，挤出紫红色血液。1 分钟抽止，渐渐转安，症状缓解，哭闹片刻，能喂水吮乳。次日询访，热退告愈。[吴有宽. 针刺四缝穴在儿科临床的应用. 江苏中医，2000，21（9）：32]

（五）按语

（1）刺血治疗本病疗效肯定，但必须查明病因，采取相应的治疗和预防措施。

（2）惊厥伴痰涎过多者，应注意保持呼吸道通畅；保持室内安静，避免惊扰患儿。

第二节 小儿哮喘

哮喘是小儿时期常见的一种以发作性的哮鸣气促，呼气延长为特征的肺部疾患。哮指声响言，喘指气息言，因哮必兼喘，故通称哮喘。本病在春、秋季的发病率较高，常反复发作，每因气候骤变而诱发，以夜间和清晨居多，病程越长，对患儿机体的影响则越大。随着小儿生长发育的渐臻完善，发作可逐步减少，以至向愈。

（一）病因病机

病因：感受风邪；过食生冷咸酸、接触异物；禀赋不足等。

病机：外因诱发，触动伏痰，痰阻气道所致。

病位：肺，与脾、肾、心有关。

病性：实证、虚证。

（二）辨证和诊断

1. 辨证

		痰热壅肺	寒饮伏肺	脾肺气虚	肺肾阴虚	心肾阳虚
症状	主症	突感胸闷，呼吸困难，喉中哮鸣，呼气延长，不得平卧，烦躁，汗出，甚则紫绀				
	兼症	喘急胸闷，喉中哮鸣，声高息涌，痰黄质稠，咯吐不爽，发热口渴，大便干结	遇寒触发，胸闷，喘促，喉中痰鸣，咯痰稀白，恶寒发热，头痛无汗，鼻流清涕	咳喘气短，动则加剧，痰液清稀，语音低微，神疲倦怠，自汗怕冷，食少便溏	短气而喘，咳嗽痰少，头晕耳鸣，腰膝酸软，潮热盗汗，形体羸弱	喘促短气，气不得续，畏寒肢冷，尿少浮肿，甚则喘急烦躁，冷汗淋漓，唇甲青紫
	舌脉	舌红，苔薄黄腻，脉滑数	舌淡，苔白滑，脉浮紧	舌淡，苔薄白，脉濡细	舌红，少苔，脉细数	舌有瘀点，苔薄，脉结代
治法	治则	清热，化痰，止喘	温肺，散寒，止哮	培土生金，益气固表	滋阴润肺，平喘降逆	补益心肾，温阳平喘
	取经	手太阴经、足太阳经穴为主				

2. 诊断要点

（1）多数患者在发作前会出现鼻咽发痒、咳嗽、喷嚏、胸闷等先兆症状。

（2）典型发作时突感胸闷，呼吸困难，喉中哮鸣，呼气延长，不得平卧，烦躁，汗出，甚则紫绀。发作可持续数分钟、数小时或更长时间。发作将停时，常咯出较多稀薄痰液，随之气促减轻，哮喘缓解。

（3）发作时胸部多较饱满，听诊两肺布满哮鸣音。

（三）治疗

1. 体穴治疗

【取穴】

主穴	配穴	
	分型	取穴
肺俞、天突、膻中、定喘	痰热壅肺	丰隆、曲泽
	寒饮伏肺	风门、孔最

续表

主穴	配穴	
	分型	取穴
肺俞、天突、膻中、定喘	脾肺气虚	脾俞、足三里
	肺肾阴虚	关元、肾俞
	心肾阳虚	心俞、太溪

【方法】

用针罐法。先用手在所选取穴位上揉按至充血，常规消毒后，再用三棱针在上述部位快速点刺，每穴放血 1～2ml，或用梅花针在所选穴位散打至微出血，然后用闪火法拔罐 5 分钟。急性期可每天 1 次，慢性期可间隔 5～7 天 1 次，刺血治疗的次数，根据病情恢复状况而定。

2. 耳穴治疗

【取穴】

主穴	配穴	
	分型	取穴
对屏尖、肾上腺、气管、肺、交感	急性期	耳尖、皮质下
	慢性期	脾、肾

【方法】

每次选取一侧耳穴常规消毒后，用粗毫针点刺耳部主穴出血，其他穴位均用毫针刺法。发作期用强刺激，每日治疗 1～2 次；缓解期用弱刺激，每周治疗 2 次。

（四）验案示例

王某，男，3 岁。1 年来时有咳喘、憋甚，有时发热 39℃ 左右，口唇发青，喉间有哮鸣音，经西医抗生素对症治疗后热退，但喘憋仍持续时间长，诊断：小儿哮喘。用针刺放血疗法治疗。取穴：大椎、定喘、肺俞、肩井、天突。两侧锁骨下由内向外，每隔二寸挑刺一针，至肩尖部。治疗后，喘咳渐止。两个月后其喘又发作，较前几次症状为轻，以前法施治 1 次，患儿哮喘至今不再反复发作。[张洁. 新针刺放血疗法临床验案。中医外治杂志，2003，12（5）：46]

（五）按语

（1）本法治疗哮喘有较好的效果，在急性发作期以控制症状为主，在缓解期以扶助正气、提高抗病能力、控制或延缓急性发作为主。

（2）哮喘发作持续24小时以上，或经治疗12小时以上仍未能控制者，易导致严重缺氧、酸碱平衡破坏及电解质紊乱，出现呼吸、循环衰竭，宜采取综合治疗措施。

（3）进行适当的体育锻炼和户外活动，多接触新鲜空气和阳光，以加强体质，减少发作。在气候转冷之时，注意冷暖，及时增减衣服，尤需注意颈项部的保暖。

（4）饮食起居要有节制，不宜过饱，勿食过甜、过咸及生冷之品。

第三节　小儿泄泻

泄泻是以大便次数增多，便下稀薄或水样为特征的一种病证，是小儿最常见的疾病之一，尤以2岁以下的婴幼儿更为多见，年龄愈小，发病率愈高。本病虽四时均可发生，但以夏秋季节较多，容易引起流行。

（一）病因病机

病因：饮食不节；感受外邪；禀赋不足；久病体虚等。

病机：脾胃受损，运化功能失调而成。

病位：肠道，与脾、胃、肾、肝关系密切。

病性：虚证、实证。

（二）辨证和诊断

1. 辨证

		食滞肠胃	肠腑湿热	脾胃虚弱	脾肾阳虚
症状	主症	大便次数增多，便下稀薄或水样，多伴有腹痛、肠鸣等			

续表

		食滞肠胃	肠腑湿热	脾胃虚弱	脾肾阳虚
症状	兼症	脘腹胀痛，泻前哭闹不安，泻后稍安静，粪便酸臭或如败卵，嗳气酸馊或恶心欲吐，纳呆，夜卧不安	泻下稀薄或如水注，色深黄而秽臭或见少许黏液，腹部疼痛，伴身热口渴，食欲不振，肢体倦怠，小便短黄	大便稀溏，多食后作泻，带有不消化食物，时泻时止，反复发作，伴食欲不振，精神疲困，面色萎黄，消瘦	久泻不止，食入即泻，完谷不化，伴面色苍白，精神萎靡，形寒肢冷，睡时露睛
	舌脉	舌苔厚腻或微黄，脉滑	舌苔黄腻，脉滑数	舌淡，苔白，脉细	舌淡，苔薄白，脉细弱
治法	治则	消食化积，理气止泻	清热利湿，通腑止泻	健脾益气，和胃止泻	健脾益肾，化湿止泻
	取经	任脉、足阳明经穴为主			

2. 诊断要点

（1）轻型：每天腹泻在 3 次以上，10 次以下，大便色黄或带绿色，水分不多，偶有呕吐。患儿精神较好，中毒症状不明显，中等度以下脱水。

（2）重型：腹泻、呕吐较严重，每天腹泻在 10 次以上，呈水样或蛋花汤状，中毒症状明显，中等度以上脱水，伴酸中毒，低血钾症。

（3）大便常规、大便细菌培养可见脓细胞、致病菌等。纤维结肠镜及钡剂灌肠可见结肠充血、水肿、糜烂、溃疡、癌变、息肉等病变。

（三）治疗

1. 体穴治疗

【取穴】

主穴	配穴	
	分型	取穴
天枢、大肠俞、上巨虚、三阴交	食滞肠胃	中脘、建里
	肠腑湿热	合谷、下巨虚

主穴	配穴	
	分型	取穴
天枢、大肠俞、上巨虚、三阴交	脾胃虚弱	脾俞、足三里
	脾肾阳虚	肾俞、命门

【方法】

用针罐法。先用手在所选取穴位上揉按至充血，常规消毒后，再用三棱针在上述部位快速点刺，每穴放血 1～2ml，或用梅花针在所选穴位散打至微出血，然后用闪火法拔罐 5 分钟。急性期可每天 1 次，慢性期可间隔 5～7 天 1 次，刺血治疗的次数，根据病情恢复状况而定。

2. 耳穴治疗

【取穴】

主穴	配穴	
	分型	取穴
对屏尖、肾上腺、气管、肺、交感	急性期	耳尖、皮质下
	慢性期	脾、肾

【方法】

每次选取一侧耳穴常规消毒后，用粗毫针点刺耳部主穴出血，其他穴位均用毫针刺法。急性期用强刺激，每日治疗 1～2 次；慢性期用弱刺激，每周治疗 2 次。

（四）验案示例

石某，女，8 个月。1997 年 7 月 24 日初诊。患儿因母乳不足，以喂养为主。近 10 日来，腹泻每日数次至 10 余次不等，粪便稀薄，带黄绿色，混有少量黏液的白色小块，时伴作恶呕吐，食欲减退。曾用中西药治疗（用药不详）无效而来本科求治。诊断：小儿腹泻。取四缝穴，以小号三棱针点刺出血，并挤出少量渗出液。每日施术 1 次，双手交替取穴。1 次后，腹泻次数减少；3 次后，大便基本成形，仍日便 2 次；5 次后痊愈。随访 3 月，未见复发。[吴有宽. 针刺四缝穴在儿科临床的应用. 江苏中医，2000，21（9）：32]

（五）按语

（1）注意饮食卫生，食品应新鲜、清洁，凡变质的食物，均不可喂养小儿，亦不宜过食肥厚、黏腻之品。饮食宜定时定量，不要暴饮暴食。

（2）合理喂养，提倡母乳喂养，避免在夏季及小儿有病时断奶。添加辅助食品时，品种不宜过多，变换不宜过频，要使婴儿逐渐适应于新的食品后，才渐次增加其他食品。食欲不振时，不宜强制进食。

（3）加强户外活动，注意气候变化，及时增减衣服，尤应避免腹部受凉。

第四节　小儿营养不良

小儿营养不良多见于 3 岁内婴幼儿，主要是由于患儿摄入的食物中蛋白质和热量不足，或者体内的消化、吸收障碍所引起，目前所见多为食物选择不当或继发于其他疾病之后者。临床所见，以患儿渐进性消瘦，且常伴有各系统不同程度的功能紊乱为主。本病属于中医学"疳积"的范畴。

（一）病因病机

病因：喂养不当；饮食不节；久病不愈等。

病机：脾胃受损，气血生化乏源，不能濡养脏腑、筋肉而成。

病位：脾胃。

病性：虚实夹杂。

（二）辨证和诊断

1. 辨证

		初期（疳气）	中期（疳积）	后期（干疳）
症状	主症	面黄肌瘦，头大颈细，头发稀疏，精神不振，饮食异常，腹胀如鼓或腹凹如舟，青筋暴露等为主		
	兼症	食欲不振或食多便多，大便干稀不调，形体略见消瘦，面色稍显萎黄，精神不振，好发脾气	食欲减退或善食易饥，或嗜食异物，青筋暴露，大便下虫，消瘦发稀，面黄烦躁，脘腹胀大，或喜揉眉挖鼻，吮指磨牙	精神萎靡，极度消瘦，皮肤干枯有皱纹，呈老人貌，啼哭无力、无泪，腹凹如舟，或见肢体浮肿，或有紫癜、鼻衄齿衄

		初期（疳气）	中期（疳积）	后期（干疳）
症状	舌脉	舌红，苔腻，脉细滑	舌淡苔黄腻，脉濡细	舌少津，少苔，脉弱
治法	治则	消积导滞，健脾和胃	温中健脾，益气养血	补益脾肾，调养气血
	取经	任脉、足阳明、足太阳经穴为主		

2. 诊断要点

（1）常有长期喂养不当及慢性病史。

（2）患儿表现有苍白、乏力、厌食及消瘦，皮下脂肪减少，肌肉松弛，头发干枯，体重减轻或不增。甚者身体生长及智能发展迟缓，可伴凹陷性水肿。

（3）按临床表现程度不同，本证可分为三度，其中第二、三度较少见。第三度者往往见于慢性消耗性疾病的后期。

①Ⅰ度（轻度）：低于正常体重15%～25%，腹部、躯干、大腿内侧脂肪变薄，肌肉不结实，面色苍白，精神正常或略差。

②Ⅱ度（中度）：低于正常体重25%～40%，腹部、躯干、四肢无脂肪，面颊部脂肪轻度消失，肌肉松弛，皮肤苍白干燥，患儿不活泼。

③Ⅲ度（重度）：低于正常体重40%以上，面颊部肌肉消失，肌肉显著消瘦，皮肤干燥无光泽，有时浮肿发亮，神情不安，好哭，反应性低下。

（4）血清总蛋白降低，血红蛋白及红细胞计数低，部分可见低血糖。

（三）治疗

体穴治疗

【取穴】

主穴	配穴	
	分型	取穴
四缝、中脘、足三里、脾俞	初期	章门、胃俞
	中期	天枢、三阴交
	后期	肝俞、膈俞

【方法】

用点刺法、割治法、叩刺法。

方法一　先严格消毒四缝穴，用三棱针快速点刺数次，挤出少量黄水或乳白色黏液；然后常规消毒其他穴位皮肤，用细三棱针在所选穴位上做快速直刺，最好能刺在皮下浅静脉上，进针深度0.1cm左右，用手挤出少许血液，擦净即可。隔日1次。

方法二　在严格消毒后，用手术刀割开患儿手掌大鱼际处皮肤，创口长约0.5cm，挤出少许黄白色米脂状物并剪去，待切口渗出少量血液为度，用绷带包扎数日。

方法三　患儿俯卧位，医者用梅花针轻微叩刺，先脊柱正中督脉及其两旁的华佗夹脊，然后足太阳经穴，以皮肤微红及点滴出血为度。隔日1次。

（四）验案示例

何某，男，4岁，1995年11月8日初诊。患儿半年前高热惊风治愈后，一直胃口不佳，日渐消瘦，经中药治疗后好转，但仍未达正常，故来我处。观患儿形体干瘦，面色偏黄，精神差，家长诉其大便时干时溏，舌红少苔，脉细数。诊断：疳积。辨证为气阴耗伤，阴液不足。取穴：四缝、足三里，四缝点刺，挤出少量黄液，足三里点刺即可。3次后患儿胃口开，大便成形，日1次。6次后，面色渐红润，二目有神。又针3次，症状消失，随访半年，患儿体重增加4kg，体壮语清。[岳艳. 三棱针点刺在儿科的临床应用. 安徽中医临床杂志，2001，12（2）：157]

（五）按语

（1）刺血对疝气、疳积疗效较好，如感染虫疾还应配合药物治疗。但本病的预防与护理比治疗更为重要，可使其发病率明显降低。

（2）婴儿应尽可能以母乳喂养，不要过早断乳，要定质、定量、定时，增加辅食，要掌握先稀（菜汤、米汤）后干（奶糕、鸡蛋黄），先素（青菜泥、豆制品）后荤（鱼、肉末），先少后多的原则。不让小儿养成挑食的习惯。

（3）常带小儿进行户外活动，呼吸新鲜空气，多晒太阳，增强体质，有助于早日康复。

第五节　遗尿症

遗尿症又称"尿床"、"夜尿症"，是指3岁以上的小儿睡眠中小便自遗、醒后方知的一种病证，主要为大脑皮层、皮层下中枢功能失调而引起。3岁以下的小儿由于脑髓未充，智力未健，正常的排尿习惯尚未养成，尿床不属病态。年长小儿因贪玩少睡、过度疲劳、睡前多饮等，偶然尿床者也不作病论。

（一）病因病机

病因：禀赋不足；久病体虚；饮食不节；不良习惯等。

病机：肾气不足、下元亏虚，或脾肺两虚、下焦湿热等，导致膀胱约束无权而生。

病位：膀胱，与肺、脾、肾关系密切。

病性：虚证、实证。

（二）辨证和诊断

1. 辨证

		肾阳不足	脾肺气虚	湿热下注
症状	主症	睡中尿床，数夜或每夜1次，甚至一夜数次		
	兼症	面色淡白，精神不振，反应迟钝，白天小便亦多，甚或形寒肢冷，腰腿乏力	疲劳后尿床，面色无华，神疲乏力，少气懒言，大便溏薄	尿频量少，色黄腥臭，外阴瘙痒，夜梦纷纭，急躁易怒，面赤唇红，口干
	舌脉	舌淡，脉沉细无力	舌淡，脉缓或沉细	舌红苔黄腻，脉弦数
治法	治则	温补肾阳，固涩小便	补肺健脾，益气固脱	清利湿热，调理膀胱
	取经	任脉、足太阳经穴为主		

2. 诊断要点

（1）夜间不自觉排尿，轻者数夜1次，重者一夜1~2次或更多，经年累月不愈，日间无尿失禁。

（2）女孩常表现敏感或神经紧张，日间尿频；男孩日间多嬉戏过度，睡时不易醒。

（3）应排除器质性疾病：如尿崩症、糖尿病、癫痫、尿路感染等。

（三）治疗

1. 体穴治疗

【取穴】

主穴	配穴	
	分型	取穴
中极、关元、膀胱俞、三阴交	肾阳不足	肾俞、命门（加灸）
	脾肺气虚	脾俞、肺俞
	湿热下注	大椎、阴陵泉

【方法】

用点刺法。患者取适当体位，常规消毒穴位及其周围的皮肤，用细三棱针在所选穴位上做快速直刺，最好能刺在皮下浅静脉上，进针深度0.1cm左右，用手挤出少许血液，擦净即可。每日1次。

2. 耳穴治疗

【取穴】

主穴	配穴
肾、膀胱、尿道、肝、皮质下	脾、肺、内分泌、神门

【方法】

每次选取一侧3~4个耳穴，常规消毒后，用粗毫针点刺耳部主穴出血；其他穴位均用毫针中强度刺激，留针15~30分钟，或用王不留行籽贴压。

（四）验案示例

某女，13岁，患儿10岁前，每周尿床3~4次，近3年来症状加重，每晚均发生尿床，面黄肌瘦。诊断为小儿遗尿。治疗经过：取穴腰俞，三棱针刺出血，止血拔罐。两周后复诊，再刺血腰阳关。共刺血治疗2次，随访10年一直未复发，身体健康。（王秀珍，等.刺血疗法.安徽科学技术出版社，1986：146）

（五）按语

（1）治疗期间夜间应定时叫醒患儿起床排尿1~2次，从而培养患儿按时排尿的习惯。

（2）平时勿使孩子过于疲劳，注意适当加强营养，晚上临睡前不宜过多饮水。

（3）对患儿要耐心教育，鼓励其自信心，切勿嘲笑和歧视他们，避免产生恐惧、紧张和自卑感。

第六节　智能落后

小儿智能落后是指小儿智力发育迟缓，神经、精神活动不如同龄小儿，长大时不能胜任复杂的生产劳动，或不能独立生活者，称为智能落后。属中医学"五迟"（即立迟、行迟、发迟、齿迟、语迟）范畴。

（一）病因病机

病因：禀赋不足；颅脑外伤；后天失养等。

病机：先天不足，后天失养，髓海失养不充所致。

病位：大脑，与肾、脾有关。

病性：虚证为主。

（二）辨证和诊断

1. 辨证

		先天不足	脑络损伤	气血亏虚
症状	主症	智力发育迟缓，肢体功能活动不如同龄小儿		
	兼症	颈腰软弱，四肢无力，头小或畸形，牙齿迟迟不出，头发稀疏萎黄，肢体瘫痪，智力低下，筋脉拘急，屈伸不利，急躁易怒或多动秽语	有钳产或滞产史，主要表现肢体软弱，四肢无力，行走困难，无端恐惧或妄动，行为幼稚，口开不合，舌伸外出，夜哭	四肢痿弱，手不能举，足不能立，咀嚼乏力，涎流不禁，面色萎黄，神情呆滞，反应迟钝，少气懒言，肌肉消瘦，四肢不温，纳呆
	舌脉	舌淡，苔薄，脉弦细	舌暗，苔薄，脉细涩	舌淡，脉沉细
治法	治则	健脾补肾，益气养血，通络益智，强壮筋骨		
	取经	督脉、足太阳经穴为主		

2. 诊断要点

（1）询问病史，有无脑损伤史、早产史、体重少于 1500g。母亲孕期有无接触毒物、X 线或用药史，产后是否有脑炎、脑膜炎、外伤等病史。

（2）父母亲缘关系及家族史，有无头小畸形，苯丙酮酸尿症，脑白质病等。

（3）发育史：自幼落后者为先天性；一度发育正常，以后停顿或倒退者为后天原因。

（4）症状表现为"五迟"，并有多动，多哭；或异常安静少哭。对周围人物少反应，喜摇头、磨牙，无端恐惧或妄动。重症患者可有脑性瘫痪。

（5）智能测验：以正常小儿各项发育（抬头、走、语言等）的月、年龄为标准，与患儿实际达到同样水平的月、年龄比较。若实际月、年龄比正常延迟50%者为中、重度落后，延迟40%为轻度。

（三）治疗

1. 体穴治疗

【取穴】

主穴	配穴	
	分型	取穴
百会、四神聪、大椎、水沟	先天不足	肾俞、命门
	脑络损伤	膈俞、悬钟
	气血亏虚	脾俞、足三里

【方法】

用点刺法。患者取适当体位，常规消毒穴位及其周围的皮肤，用细三棱针在所选穴位上做快速直刺，最好能刺在皮下浅静脉上，进针深度 0.1cm 左右，用手挤出少许血液，擦净即可。每日 1 次，15 次为 1 个疗程。

2. 耳穴治疗

【取穴】

主穴	配穴
心、肝、肾、交感、神门、脑干、肾上腺、皮质下	肩、肘、腕、髋、膝、踝

【方法】

每次选取一侧3~5个耳穴，常规消毒后，用粗毫针点刺耳部主穴出血；其他穴位均用毫针中刺激，留针15~30分钟，或用王不留行籽贴压。

（四）验案示例

陈某某，男，3岁半。出生时难产窒息，2岁多才可独自支撑坐稳，不会独自站立、行走，扶站时脚跟不触地，抱起时有僵直感，面容痴呆，无听觉反应，不会讲话。诊为小儿脑瘫。取四神针（百会穴前、后、左、右各1.5寸）、颞三针（耳尖直上为第1针，第1针同一水平线上前后各1寸为第2、3针）、脑三针（脑户和左、右脑空）等常规针刺，配合三阴交、涌泉、内关、劳宫穴点刺出血，同时采用维生素B_{12}、维丁胶性钙、胎盘注射液、脑活素等注射液行肢体穴位注射。每日1次。治疗2个月后可在扶持下脚掌放平站立、慢行数步，听觉已有反应；4个月后神志及运动明显好转，开始学讲话；6个月后可独自行走近10米，表情灵活，讲话增多并较前清楚。[伦新．靳三针为主治疗32例小儿脑瘫的疗效观察．江苏中医，1999，（9）：44－46]

（五）按语

（1）刺血治疗本病有一定的疗效，年龄小、病程短者效果较好，但本病属虚弱之证，病情重者多属不良。

（2）治疗期间嘱家长配合患儿，进行肢体功能锻炼、语言和智能等训练。

第六章 >>>
五官科疾病

第一节 流行性结膜炎

流行性结膜炎是一种传染性极强的病毒性结膜炎，以明显结膜充血及黏膜脓性分泌物为主要特点。往往双眼同时发病，春夏两季多见。属中医学"目赤肿痛"的范畴，又称"赤眼"、"风火眼"、"天行赤眼"，俗称"红眼病"。

（一）病因病机

病因：外感时疫；素体阳盛等。

病机：素体阳盛，脏腑积热，复感疫毒，内外合邪，循经上扰于目而发病。

病位：眼睛，与肝、胆密切相关。

病性：实证。

（二）辨证和诊断

1. 辨证

		风热外袭	热毒炽盛
症状	主症	初起眼睑红肿、结膜充血与水肿，在下穹窿和下睑结膜滤泡很多，自觉有异物感、刺痒、疼痛、流泪和畏光等	
	兼症	白睛红赤，沙涩灼热，羞明流泪，眵多清稀，头额胀痛	白睛红赤，胞睑肿胀，羞明刺痛，热泪如汤，眵多胶结。重者白睛点状或片状溢血，黑睛生星翳，心烦口渴，溲赤便结
	舌脉	舌红，苔薄白或薄黄，脉浮数	舌红，苔黄，脉数
治法	治则	祛风清热，泻火解毒	
	取经	足太阳经穴为主，配眼周穴位	

2. 诊断要点

（1）病急，两眼同时或先后患病，自觉患眼刺痒，烧灼、涩痛，怕光，流热泪。多在春、夏季发病，传染性强，流行快。

（2）检查患眼眼睑红肿，睫毛、睑缘和眦部常有分泌物附着。结膜充血肿胀，结膜囊有较多的水样或脓性分泌物。

（3）轻症者，眼睑微肿，眼结膜、穹窿部及周边球部结膜充血；重症者球结膜呈弥漫性重度充血、水肿；并有散在的小点状结膜下出血。

（三）治疗

1. 体穴治疗

【取穴】

主穴	配穴	
	分型	取穴
太阳、攒竹、瞳子髎	风热外袭	风池、曲池
	热毒炽盛	大椎、行间

【方法】

用针罐法、挑刺法。

方法一　患者仰卧位，取双侧太阳穴周围血络，若血络不明显则取太阳穴，用2%的碘酊消毒，再用75%的酒精脱碘，采用细三棱针点刺，任其流血，再用小号玻璃罐拔罐，出血量每侧约5～10ml，视患者年龄大小，体质虚实而酌定，也可视放血的颜色（血流转为淡红色为止）。然后左手捏起攒竹、瞳子髎皮肤，右手持3号三棱针，快速点刺深约1分，轻用力挤压出血1～2滴，以消毒棉球按压针孔。其他穴位常规针刺。每日1次，3次为限。

方法二　在背部第4～6胸椎左右旁开3寸范围内，寻找红色或暗褐色的，摸之碍手、略带光泽、压之不褪色的"粟米点"。右手持三棱针，用针尖先挑破"粟米点"表皮，然后用半挑半钩的手法寻找纤维状物，挑起时弹扯拉拨一下，再把它挑断。如此反复挑扯，少者十多条，多者几十条不等，一般不出血或稍出血，用酒精棉球覆盖伤口，胶布固定。单眼挑对侧，双眼同时挑明显阳性点，3天挑治1次，3次为1个疗程。

2. 耳穴治疗

【取穴】

主穴	配穴
耳背小静脉、目₁、目₂、眼	耳尖、肝、肾上腺

【方法】

　　患者取坐位或侧卧位，术者将患侧耳廓向面部褶倒，选患者两侧耳背近耳轮处的明显血管一支，揉搓 1~2 分钟使其充血，常规消毒后，用左手拇、示指将耳背拉平，中指顶于所取血管对侧，右手持高压消毒后的三棱针，用针尖挑破血管，轻轻挤压针孔，流出 2~3 滴血液，拭去血迹即可。其他穴位均用毫针中强度刺激，留针15~30 分钟。此法每日施行 1 次。

（四）**验案示例**

　　李某，男，33 岁，军人。左眼疼痛怕光眼红 3 天，右眼痒胀痛 1 天，滴自购眼药水无效，转求针灸治疗。刻诊见左眼充满脓性分泌物，睁眼困难，视物模糊，球结膜重度充血；右眼睁眼有困难，视物尚可，球结膜重度充血，有脓性分泌物。诊断为急性结膜炎（双）。即针刺左侧耳尖，放血 10 滴，自感症状减轻，因故隔 1 天后来诊，双眼较前好转，继续治疗 2 次后诸症全消退告愈。［谢松林．耳尖放血在临床中的应用．针灸临床杂志，1999，15（9）：25］

（五）**按语**

　　（1）点刺治疗结膜炎有显著疗效，缓解病情快，明显缩短病程。

　　（2）本病为眼科常见的急性传染病，发病期间尽量不要去公共场所，防止传染，引起流行。同时，应注意眼的卫生。

　　（3）患病期间应注意休息，睡眠要充足，减少眼球活动；忌发怒；戒房劳；不吃辛辣食物。

第二节　睑腺炎

　　睑腺炎又称为麦粒肿，俗称"针眼"。本病分为外睑腺炎和睑板腺炎两类，前者因睫毛毛囊周围的皮脂腺受葡萄球菌急性感染所致，又称外麦粒肿；后者为睑板腺受葡萄球菌感染所致，又称内麦粒肿。

本病多发于一只眼睛，且有惯发性，以青少年为多发人群。

（一）病因病机

病因：外感热邪；过食辛辣炙烤之物；七情所伤等。

病机：热毒结聚于胞睑，火烁津液，变生疖肿而发肿痛。

病位：眼睑，与肾、脾有关。

病性：实证。

（二）辨证和诊断

1. 辨证

		风热外袭	热毒炽盛	脾虚湿热
症状	主症	胞睑边缘生小硬结，红肿疼痛，形似麦粒		
	兼症	针眼初起，痒痛微作，局部硬结微红肿，触痛明显，伴有头痛发热、全身不适	胞睑红肿，硬结较大，灼热疼痛，有脓点，白睛壅肿，伴口渴喜饮，便秘溲赤	针眼反复发作，但症状不重，伴面色少华，好偏食，腹胀便结，多见于儿童
	舌脉	舌淡红，苔薄黄，脉浮数	舌红，苔黄腻，脉数	舌红，苔薄黄，脉细数
治法	治则	祛风清热，解毒散结		
	取经	足太阳经、足阳明经穴为主，配眼区局部穴位		

2. 诊断要点

一侧眼睛的胞睑边缘生小硬结，红肿疼痛，形似麦粒。

（三）治疗

1. 体穴治疗

【取穴】

主穴	配穴	
	分型	取穴
太阳、攒竹、瞳子髎、内庭	风热外袭	风池、合谷
	热毒炽盛	大椎、曲池
	脾虚湿热	脾俞、阴陵泉

【方法】

用点刺法。患者取适当体位，常规消毒穴位及其周围的皮肤，用细三棱针在所选穴位上做快速直刺，最好能刺在皮下浅静脉上，进针深度 0.1cm 左右，用手挤出少许血液，擦净即可。每日 1 次，10 次为 1 个疗程。

2. 耳穴治疗

【取穴】

主穴	配穴
眼、耳尖	肝、脾、神门

【方法】

以耳尖或眼与余穴各 1 个组成 1 对穴位，每天取单侧耳穴 1 对，两耳交替，行放血治疗。耳尖或眼放血 5～7 滴，余穴放血 2～3 滴，每天 1 次。也可取双耳尖放血，余穴用针刺、埋针、压丸法治疗等。一般 1～3 次治愈，平均 2 天治愈。

（四）验案示例

徐某某，女，24 岁，工人。主诉：针眼反复发作，先眼睑发痒，后见红肿，发硬胀痛，状如麦粒，发作之时口渴，胸闷，有潮热感，舌质偏红，苔薄黄，脉细数。此乃阳邪客于脾胃，上攻于面。治疗：挑治后拔火罐。患者取俯卧位或反坐靠背椅伏坐，充分暴露上背部，术者用酒精棉拭擦背上皮肤，寻找出反应点，即于患者之背部之 1～7 胸椎两侧，寻找出淡红色如粟粒状之反应点，压之不褪色。确定反应点后，按常规法消毒，以左手拇示指捏紧其点，右手持针迅速挑破皮肤，挤压出血，而后再拔火罐即可。轻者一次即愈，重者 2～3 次就可根治。（程宝书．当代针灸名家临床经验集成．军事医学科学出版社，2003：495－496）

（五）按语

（1）刺血治疗本病初期疗效肯定、显著，但成脓之后宜转眼科切开排脓。

（2）麦粒肿初起至酿脓期间可用热敷，切忌用手挤压患处，以免脓毒扩散。

（3）平时应注意眼部卫生。患病期间饮食宜清淡。

第三节　视神经萎缩

视神经萎缩是指各种原因导致的视神经纤维的广泛损害，出现萎缩变性，以视功能损害和视神经乳头苍白为主要特征。是一种严重影响视力的慢性眼底病，也是致盲率较高的一种眼病，正成为诸多内障眼病的最终结局。本病属于中医学"青盲"、"视瞻昏渺"的范畴。

视神经萎缩分为原发性和继发性两大类，如视网膜、视神经的炎症、退变、缺血、外伤、遗传等因素，眶内或颅内占位性病变的压迫，其他原因所致视乳头水肿、青光眼等，均可能引起视神经萎缩。原发性者，一般为筛板以后的视神经、视交叉等视路损害，其萎缩过程是下行的；继发性者，或原发性病变在视盘、视网膜、脉络膜，其萎缩过程是上行的。

（一）病因病机

病因：禀赋不足，目系外伤。

病机：精血虚乏，目窍萎闭，神光不得发越于外。

病位：眼睛，与肝、肾密切相关。

病性：虚证为主。

（二）辨证和诊断

1. 辨证

		肝气郁结	气血瘀滞	肝肾亏虚
症状	主症	患眼外观无异常而视力显著减退，甚至完全失明		
	兼症	情志不舒，急躁易怒，郁闷胁痛，口苦	有头或眼部外伤史，伴头痛，眩晕，健忘	伴双眼干涩，头晕耳鸣，咽干颧红，遗精腰酸
	舌脉	舌红，苔薄，脉弦	舌色暗有瘀斑，脉涩	舌红，苔薄，脉细数
治法	治则	疏肝，理气，明目	活血化瘀，通络明目	补益肝肾，养精明目
	取经	足少阳经穴为主，配眼区局部穴位		

2. 诊断要点

（1）视力显著减退，甚至完全失明。视野改变与视力减退同步发展，视野呈向心性缩小，以视野缩小最为显著。

（2）检查中心视力逐渐减退，愈到晚期，减退愈明显。周边视野向心性缩小，尤以红、绿色视野更明显；视野也可有扇形缺损。瞳孔对光反射迟钝，甚至完全消失。

（3）眼底检查：原发性者，视神经乳头颜色苍白，边缘清晰，视乳头上的筛板结构明显可见；视网膜血管一般正常，但晚期变细。继发性者，视神经乳头颜色灰白，淡黄或蜡黄色，边缘模糊，筛孔不清。视网膜动脉变细，静脉正常或稍扩张，有时乳头附近静脉旁有白鞘。

（三）治疗

1. 体穴治疗

【取穴】

主穴	配穴	
	分型	取穴
攒竹、太阳、阳白、风池	肝气郁结	太冲、光明
	气血瘀滞	膈俞、合谷
	肝肾亏虚	肾俞、肝俞

【方法】

多用针罐法。患者取适当体位，常规消毒穴位及其周围的皮肤，用细三棱针在所选穴位上做快速直刺，进针深度 0.1cm 左右，用手挤出少许血液或太阳局部拔火罐约 10 分钟，擦净血迹即可。以 5～10 天 1 次为宜，对发病急病程短的患者宜隔天或每天治疗 1 次。

2. 耳穴治疗

【取穴】

主穴	配穴
耳尖、眼、目、肾、肝、肝阳、神门	皮质下、枕、肾上腺

【方法】

急性者，取耳尖、肝阳或眼、目点刺放血 4 ~ 6 滴，隔天 1 次，10 次为 1 疗程。缓解期及慢性者，取耳尖穴放血 4 ~ 6 滴，两耳交替，每周 1 ~ 2 次，选余穴中的敏感穴 3 ~ 5 个行压丸法。也可用耳针、埋针或穴位注射维生素 B_{12}，或胎盘组织液等。

（四）验案示例

王某某，男，18 岁，工人。患青光眼多年，曾进行手术治疗，后继发视神经萎缩。现双眼视力仅有光感，呈逐渐加重，眼压增高，伴有头晕，头眼胀痛，腰酸乏力，舌淡少苔，脉细弱。治疗：取双侧太阳穴刺络出血，而后以真空抽吸罐拔罐，留罐 20 分钟。再取睛明、球后、风池、肝俞、肾俞，针刺得气后留针 20 分钟。隔日 1 次，经近 2 个月的治疗，双眼视力恢复到 0.8 和 1.0，眼压较前下降，后以中药调理以巩固疗效。[于致顺，等. 于致顺教授应用刺络拔罐法临床治验举隅. 针灸临床杂志，1996，11（2）：3]

（五）按语

（1）视神经萎缩至今尚无满意的疗法，点刺放血有一定的近期疗效，对慢性者亦可提高部分视力，并可控制病情发展，促进康复，提高视力，延缓致盲。

（2）注意生活起居，调节情志，戒恼怒，不过劳。

第四节　近　视

近视是一种屈光不正的眼病，以视近清晰，视远模糊为特征。临床上有假性近视与真性近视之分。假性近视是眼睫状肌长期痉挛、充血，晶体凸度增加而造成的一时性远视力减退；真性近视是属器质性近视。

（一）病因病机

病因：先天遗传，后天用眼不当。

病机：气血亏虚，眼络瘀阻，目失濡养。

病位：眼。与心、肝、肾、脾密切相关。

病性：虚证为主。

（二）辨证和诊断

1. 辨证

		肝肾亏虚	脾气虚弱	心阳不足
症状	主症	视近清晰，视远模糊，视物昏渺，视力减退		
	兼症	视物昏暗，眼前黑花飞舞，伴头晕耳鸣，夜寐多梦，腰膝酸软	视物易疲劳，目喜垂闭，伴食欲不振，腹胀腹泄，四肢乏力	伴神疲乏力，畏寒肢冷，心烦，失眠健忘
	舌脉	舌偏红，少苔，脉细	舌淡，苔白，脉弱	舌淡苔薄，脉弱
治法	治则	滋养肝肾，填精明目	健脾益气，补血明目	补心益气，养血明目
	取经	足阳明经、足少阳经穴为主，配眼区局部穴位		

2. 诊断要点

（1）起病缓慢，青少年发病为多，常喜眯眼视物。

（2）轻度者（3个屈光度以内），常无明显不适，仅觉远物不清，皱眉之后方可看清。

（3）中度者（3~6个屈光度），视远物不清，有时有眼胀等不适。

（4）高度者（6个屈光度以上），视远物不清外，常有眼前黑影飘动，眼胀头痛较重，尤以视物久后更甚。

（5）眼底检查：轻度者一般正常。而高度者多有玻璃体混浊，视乳头大且周边（颞侧明显）有近视弧斑，视网膜变性，甚至视网膜剥离。

（三）治疗

1. 体穴治疗

【取穴】

主穴	配穴	
	分型	取穴
攒竹、太阳、四白、风池、光明	肝肾亏虚	肾俞、肝俞
	脾气虚弱	脾俞、足三里
	心阳不足	心俞、内关

【方法】

用点刺法。患者取适当体位，常规消毒穴位及其周围的皮肤，用细三棱针在所选穴位上做快速直刺，进针深度0.1cm左右，用手挤出少许血液，或在背俞穴拔火罐约10分钟，擦净血迹即可。以10~14天1次为宜。

2. 耳穴治疗

【取穴】

主穴	配穴
眼、目、肾、肝、神门	皮质下、枕、脾、心

【方法】

耳尖放血3~5滴，双耳取穴，每周2次；余穴用压丸法、耳穴埋药法，每周2次，取双耳或两耳交替贴压。也可在眼、目、肝穴行点刺放血后在背侧贴压，以加强疗效。

（四）验案示例

许某，男，17岁。视物不清5年，经眼科检查确诊为"屈光不正"。视力检测：右眼0.2、左眼0.3。苔薄白，脉浮。采用耳穴放血法，取肝、肾、眼、目1、目2、内分泌、神门、交感。交替使用，10次为1个疗程。第2个疗程后测视力，右眼0.4、左眼0.5；第4个疗程后右眼0.7、左眼0.9；第5个疗程后双眼均1.0。后来随访，视力巩固。[张贵荣. 耳穴治疗青少年近视眼疗效观察. 针灸临床杂志，1999，15（10）：41]

（五）按语

（1）刺血对对假性近视的总有效率可达90%以上，对真性近视治疗的时间要长一些。年龄愈小治愈率愈高，一般17岁以下病程短者效果较好。

（2）多数患者一经配镜矫正，治疗效果往往不如不戴镜者为好。

（3）患者必须注重用眼卫生。在用眼时间较长后，应闭目养神或向远处眺望；并坚持做眼保健操，做经络穴位按摩等。

第五节 耳鸣、耳聋

耳鸣、耳聋都是听觉异常的症状。耳鸣是指自觉耳内鸣响，妨碍听觉的症状；耳聋是指听力减退或丧失，其轻者又称为"重听"，重者则称为"耳聋"。临床上，耳鸣、耳聋既可单独出现、先后发生，亦常同时并见。西医学的许多疾病，包括耳科疾病、脑血管疾病、高血压病、动脉硬化、贫血、红细胞增多症、糖尿病、感染性疾病、药物中毒及外伤性疾病等均可导致。

（一）病因病机

病因：风邪入侵，内伤情志，饮食失调，久病体虚，劳倦纵欲。

病机：实证为经脉闭塞，蒙蔽清窍所致；虚证为精血不能上承，耳窍失养所致。

病位：耳，与肝、肾密切相关。

病性：实证、虚证均见。

（二）辨证和诊断

1. 辨证

		风邪外袭	肝胆火盛	痰火郁结	肾精亏损	脾胃虚弱
症状	主症	自觉耳内鸣响，妨碍听觉，严重者听力减退或听觉丧失				
	兼症	开始多有感冒症状，继之卒然耳鸣，耳聋，耳闷胀。伴头痛、恶风、发热、口干	耳鸣、耳聋每于郁怒之后突发或加重，伴头痛、面赤、口苦咽干、心烦易怒、大便秘结	耳鸣如蝉，闭塞如聋，伴头晕目眩、胸闷痰多	耳聋渐至，耳鸣夜间尤甚。兼失眠、头晕、腰膝酸软	耳鸣、耳聋时轻时重，遇劳加重，休息则减。伴神疲乏力、食少腹胀、便溏
	舌脉	舌红，苔薄白或薄黄，脉浮数	舌红，苔黄，脉弦数	舌红，苔黄腻，脉弦滑	舌红，苔少或无，脉细弦或细弱	舌淡、苔薄白或微腻，脉细弱
治法	治则	疏散风热宣通耳窍	清肝泻火，凉血开窍	清热泻火，豁痰开窍	补肾填精，聪耳启闭	补益脾胃，濡养耳窍
	取经	手、足少阳经腧穴为主，配耳区局部穴位				

2. 诊断要点

（1）耳鸣表现为自觉耳内鸣响，声调多种，或如蝉鸣，如风声，如雷鸣，如潮声，如汽笛声，如哨音等。约有 80% 左右的耳鸣患者伴有耳聋。

（2）耳聋表现为听力不同程度减退或完全丧失，部分患者伴有耳鸣、耳道阻塞感。根据病变性质可分为器质性和功能性两类。

（3）对患者进行详细的病史了解及听觉检查，各种听力检查有助于分类诊断，必要时进行详细的耳鼻咽喉检查，以鉴别出是先天性耳聋或后天性耳聋。

（三）治疗

1. 体穴治疗

【取穴】

主穴	配穴	
	分型	取穴
听宫、耳门、太阳、翳风、中渚、阳陵泉	风邪外袭	风池、尺泽
	肝胆火盛	胆俞、行间
	痰火郁结	丰隆、内庭
	肾精亏损	肾俞、太溪
	脾胃虚弱	脾俞、足三里

【方法】

多用点刺法、针罐法。常规消毒局部皮肤，先刺患侧阳陵泉穴处的浅静脉血管，血止后用闪火法拔罐。再刺双侧翳风穴处的静脉血管，等血止后用小口玻璃瓶拔罐 10～15 分钟。然后再刺患侧太阳、听宫、耳门穴，尽量取穴位周围的血管刺出血，并用拔罐法以增加放血量；再点刺其他穴位。第一次治疗有效后，间隔 3～5 天进行第二次治疗，中间最好配以毫针针刺治疗。

2. 耳穴治疗

【取穴】

主穴	配穴	
	分型	取穴
耳尖、内耳、外耳、肾、肝、神门	实证	三焦、皮质下
	虚证	颞、脾

【方法】

取耳穴点刺放血数滴，内耳亦可点刺出血背侧贴压。余穴行针刺、埋针、压丸或贴磁法等配合施治，耳针每天或隔天1次，留针1小时。放血及耳压法2~3天1次，患侧或双耳取穴，10次为1疗程，疗程间休息1周。

（四）验案示例

张某某，女，42岁。主诉：双侧突发性耳聋，伴耳鸣6天。患有慢性胃炎史2年，胃胀、嗳气，食欲不振，平时常感头晕头重，易疲倦。6天前晨起感听力丧失，耳中有"嗡嗡"声，急赴省级医院诊治，诊为突发性耳聋，予以药物治疗未见显效。现左耳尚有部分听力，右耳大声说话听不清。治疗：刺血治疗取双侧阳交穴，出血量约30ml，再刺双侧尺泽穴，出血约20ml，然后刺双侧太阳穴和听宫穴，出血约20ml。刺血拔罐治疗结束后，患者自述耳中胀闷感减轻，听力有好转。口服抗栓丸每次2粒，3次/日，复方丹参片每次2片，2次/日，维生素E每次100mg，3次/日。每日用毫针针刺治疗，取穴翳风、听会、侠溪、中渚、阳陵泉、太冲、外关、关元、足三里、中脘，每次治疗取4~5组腧穴轮换针刺拔罐。

1周后复诊，患者自觉听力明显恢复，左耳鸣消失，右耳在扭头时偶有耳鸣出现，胃胀嗳气均好转，饮食增加。又用中号三棱针取穴双侧阳陵泉穴，右侧曲池穴、双侧风池穴以及大椎穴点刺，总出血约40ml。口服补中益气丸每次3g，2次/日，维生素C每次200mg，3次/日。1周后双耳听力完全恢复，慢性胃炎症状也全部消失。（王峥，等．中国刺血疗法大全．安徽科学技术出版社，2005：251-252）

（五）按语

（1）刺血治疗耳鸣、耳聋有一定疗效，但对鼓膜损伤致听力完全丧失者疗效不佳。

（2）引起耳鸣、耳聋的原因十分复杂，在治疗中应明确诊断，配合原发病的治疗。

（3）生活规律和精神调节对耳鸣、耳聋患者的健康具有重要意义。应避免劳倦，节制房事，调适情绪，保持耳道清洁。

第六节 鼻 炎

鼻炎是指鼻腔黏膜的炎性病变，分为急性、慢性和过敏性鼻炎。急性鼻炎是鼻腔黏膜的急性感染性炎症，属于中医学的"伤风"、"感冒"范畴。慢性鼻炎包括单纯性鼻炎、肥厚性鼻炎和萎缩性鼻炎，为鼻黏膜和黏膜下的慢性炎性疾病，可由急性鼻炎日久不愈迁延而来，或由灰尘或化学物质长期刺激而致，属中医学"鼻窒"、"鼻槁"范畴。过敏性鼻炎又名"变态反应性鼻炎"，是由多种特异性致敏原引起的鼻黏膜变态反应性疾病，属中医学"鼻鼽"范畴。

（一）病因病机

病因：风邪侵袭，久病体虚。

病机：肺卫不固，肺失清肃，邪犯鼻窍，遂致鼻窍阻塞而成。

病位：鼻，与肺密切相关。

病性：实证为主。

（二）辨证和诊断

1. 辨证

		外感风寒	外感风热	气滞血瘀	气虚邪滞
症状	主症	鼻塞，流涕，喷嚏			
	兼症	鼻塞较重，喷嚏频作，涕多而稀，鼻音重浊。伴头痛身痛，无汗恶寒	鼻塞而干，时重时轻，或鼻痒气热，涕少黄稠，发热恶风，头痛咽痛，口渴喜饮	持续性鼻塞，涕多而黏，色白或黄稠，嗅觉不敏，声音不畅	鼻塞时轻时重或昼轻夜重，涕黏而稀，遇寒加重，头晕头重
	舌脉	舌淡，苔薄白，脉浮紧	舌质红、苔微黄，脉浮数	舌质红或有瘀点，脉弦细涩	舌淡，苔薄白，脉缓
治法	治则	疏风解表，宣通鼻窍		行气活血，化瘀通窍	补肺健脾，益肾祛邪
	取经	手太阴、手阳明经腧穴为主，配局部穴位			

2. 诊断要点

（1）急性鼻炎以鼻塞、流涕、喷嚏、嗅觉减退为主要症状，常感周身不适。小儿症状较重，可伴消化道症状，甚或高热、惊厥。

（2）慢性单纯性鼻炎，表现为间歇性或交替性鼻塞，昼轻夜重，多涕，常为黏液性，间或伴有少量黏脓性涕。慢性肥厚性鼻炎，鼻塞呈持续性，涕少，为黏脓性，不易排出，伴头胀痛、精神不振，可有邻近器官（中耳、鼻窦、咽、喉）受累症状，嗅觉明显减退。萎缩性鼻炎，除鼻塞外，常伴鼻咽干燥，鼻出血，嗅觉障碍，鼻臭等。

（3）过敏性鼻炎呈发作性鼻痒，流清涕，打喷嚏，可有其他变态反应性疾病病史。

（4）检查：体温正常或升高。鼻黏膜弥漫性充血、肿胀，有多量水样分泌物。5～10天后，分泌物变为黏液或粘脓性，逐渐恢复正常。鼻腔及鼻黏膜检查、鼻分泌物涂片等检查可明确分类分型诊断。

（三）治疗

1. 体穴治疗

【取穴】

主穴	配穴	
	分型	取穴
迎香、印堂、太阳、合谷	外感风寒	列缺、风池
	外感风热	大椎、曲池
	气滞血瘀	膈俞、气海
	气虚邪滞	肾俞、肺俞、脾俞

【方法】

多用针罐法。患者先取仰卧位，穴位常规消毒后，用三棱针在所选穴位和穴位附近血络点刺2～3下，使之出血5～10ml；再取俯卧位，交替点刺背部腧穴，拔罐5～10分钟。每日或隔日1次，中病即止。

2. 耳穴治疗

【取穴】

主穴	配穴	
	分期	取穴
耳尖、内鼻、外鼻、肺、大肠、肾上腺	实证	神门、风溪、额
	虚证	交感、脾、肾

【方法】

取双耳尖、肾上腺放血2~4滴，两耳交替，2~3天1次；余穴用埋针压丸法，探准敏感点，每天按压3次以上，使之产生明显的胀痛、发热感，3~5天换贴1次。也可取风溪、肾上腺、内分泌点刺放血治疗，内鼻及配穴行压丸法、埋针配合治疗，隔日1次，至病情控制。

（四）验案示例

严某，男，18岁，2001年3月28日初诊。患者从儿时就出现鼻塞、流脓涕和咳嗽，长期使用麻黄素滴鼻，时轻时重已10年，近2年来头痛、头晕明显，鼻中脓涕呈灰绿色并伴有腥臭味，嗅觉减退不能分辨气味。记忆力极差，体倦无力，已无法学习和劳动，对娱乐活动也无任何兴趣。检体：精神萎靡，面色无华，T 37.8℃，鼻翼肥大外翻，前鼻孔扁平，呼吸时鼻中有臭气排出；鼻内下鼻甲萎缩，鼻黏膜附有大量痂皮；鼻内脓涕黏稠带有血丝，前额两眉间压痛明显。舌质红，苔黄腻，脉浮数。诊断：鼻槁（萎缩性鼻炎）。

治疗：取条口、尺泽、太阳、迎香、印堂穴，条口和尺泽穴用三棱针直刺穴位附近的静脉血管，出黑紫色静脉血约40ml；太阳、迎香、印堂穴用三棱针向上斜刺，使穴位处出血。每穴均用不同型号玻璃罐，分别拔火罐5~10分钟。内服鼻炎片每次4片，3次/日；再用苍耳子、蜂巢各20g，水煎熏洗鼻腔，每天2次。4月15日二诊：头痛鼻塞明显缓解，鼻中脓涕变稀薄易排出，呼气臭气消失，食量增加，仍以第一次刺血方法治疗。5月3日三诊：已无头痛、鼻塞和腥臭脓涕，精神好转，能坚持学习和参加体育锻炼，三棱针复取足三里出血约20ml，血色已转暗红色，刺尺泽穴和太阳，刺出血后尽量都予以拔火罐15分钟。经3次刺血治疗鼻炎诸症消失，5月底因感冒，又出现轻度头痛和鼻塞，于5月28日刺血治疗后，10余年的萎缩性鼻炎痊愈。（王峥，等.中国刺血疗法大全.安徽科学技术出版社，2005：256）

（五）按语

（1）刺血治疗本病有较好的疗效，急性鼻炎一般治疗2~3次即可获显著效果，尤其对改善鼻道的通气功能较为迅速。慢性者疗程较长，慢性单纯性鼻炎的疗效比肥厚性鼻炎为好。

（2）急性期应适当休息，食易消化且富有营养之品，多饮热开水，保持大便通畅。

（3）积极治疗上呼吸道疾病，过敏性鼻炎应积极查找过敏原，避免接触。

（4）经常锻炼身体，适当户外运动，增强抵抗力。

（5）本病属慢性病，需坚持"慢病慢治"的原则，治疗时间长些。若为季节性变态反应性鼻炎，应在发病季节前治疗，可提高机体免疫力，延迟和减少发病机会。

第七节　鼻出血

鼻出血可见于许多疾病之中，一般出血量较少，且易止住；但有时因鼻腔血管破裂较大，往往突然鼻流鲜血，出血量多，一时难以止住。出血的局部原因有鼻外伤、鼻腔炎症、鼻腔肿瘤、鼻中隔偏曲、小儿鼻腔异物并发炎症等；全身原因如高血压、动脉硬化、血液病、流感、伤寒、出血热、肝硬化、尿毒症、倒经、重金属或药物中毒、维生素缺乏及营养不良等。中医学称鼻腔少量出血为"鼻衄"，大量出血为"鼻红"、"鼻洪"。

（一）病因病机

病因：外感热邪，饮食不节，情志失调，久病体虚。

病机：鼻部络脉损伤，迫血妄行；或气虚不能摄血、阴虚火旺伤及鼻中血络而致。

病位：鼻，与肺、胃、肝密切相关。

病性：实证为主。

（二）辨证和诊断

1. 辨证

		肺经郁热	胃热炽盛	肝火上炎	阴虚火旺	脾虚气弱
症状	主症	鼻少量出血时仅鼻涕中带血，大量出血时可由两侧鼻孔同时涌出				
	兼症	突然发作，鼻血点滴而出，量多、色红，鼻咽干燥。可伴有咳嗽、痰黄、口干身热	鼻血量多、色深红，伴见烦渴引饮，齿龈红肿甚至出血，大便秘结，小便短赤	来势急骤，出血较多，色深红。伴有烦躁、头痛、眩晕、耳鸣、口苦咽干、胸胁胀满、面红	鼻出血时作时止，血色红，量不多，伴口干不欲饮，耳鸣目眩，五心烦热	鼻血渗渗而出，淋漓难止，色淡红，面色无华，神倦懒言，头昏眼花，食少便溏
	舌脉	舌红、苔薄白而干，脉数	舌红，苔黄，脉数	舌红，苔黄腻，脉弦数	舌红绛，苔少，脉细数	舌淡、苔薄白，脉缓弱

续表

		肺经郁热	胃热炽盛	肝火上炎	阴虚火旺	脾虚气弱
治法	治则	清热泻火,凉血止血			滋阴降火	健脾益气
	取经	手阳明经腧穴为主,配鼻腔局部穴位				

2. 诊断要点

在止血的同时,迅速询问病史,初步了解出血原因及出血量,并进行局部及全身检查。

(1)鼻出血多为单侧,亦可从一侧鼻腔经鼻咽流向对侧。少量出血时仅鼻涕中带血,大量出血时可由两侧鼻孔同时涌出。

(2)病史

①有全身其他部位易出血病史的,应疑为血液病。

②老年人出现反复不易停止的出血,应疑为高血压、动脉硬化、心血管疾患或肿瘤。

③伴有发热的,除上呼吸道感染外,应注意传染病。在儿童中,风湿热较多见。

④妇女患者应询问出血与月经期的关系。

⑤反复少量出血,伴有头痛、鼻塞,应怀疑为鼻腔、鼻窦或鼻咽部肿瘤。

⑥最近有无外伤、手术或接触高温、化学药物的历史。

⑦无局部及全身病因的鼻中隔前下区出血,多可见这一区的血管扩张,称为"特发性出血"。

⑧萎缩性鼻炎,当痂块脱落时,或擤鼻、挖鼻时,有时可见痂块带血或出血。

(3)体格检查

①注意观察神志、体温、血压、紫斑及心肺功能等。如有烦躁不安、血压下降、四肢冷、出汗、口渴者,应注意休克。

②全身一般情况好,应先查局部。清除鼻腔血块,以1%麻黄素、地卡因棉花收敛并麻醉鼻腔黏膜后,仔细观察鼻腔情况,如出血部位有否肿块、异物、炎症、溃疡、畸形和外伤等。常规检查有血常规、出凝血时间及血小板计数,有助于鉴别诊断。

（三）治疗

1. 体穴治疗

【取穴】

主穴	配穴	
	分型	取穴
印堂、迎香、上星、太阳	肺经郁热	少商、尺泽
	胃热炽盛	胃俞、内庭
	肝火上炎	肝俞、行间
	阴虚火旺	太冲、太溪
	脾虚气弱	脾俞、足三里

【方法】

多用针罐法。常规消毒局部皮肤，先在尺泽、太阳以及印堂穴上以三棱针刺血，尽量刺穴位附近的静脉出血，印堂穴有时能见一条竖直的静脉显现（如查看不到血管，在双眉间向上斜刺），使局部出血再拔罐，然后再点刺其他穴位。

2. 耳穴治疗

【取穴】

主穴	配穴	
	分型	取穴
耳尖、内鼻、外鼻、肺	实证	神门、肾上腺
	虚证	颞、脾

【方法】

取耳穴点刺放血数滴，内鼻、外鼻亦可点刺出血背侧贴压。余穴行针刺、埋针、压丸或贴磁法等配合施治，放血及耳针每天 1 次，耳压法 3~5 天 1 次，患侧或双耳取穴。

（四）验案示例

单某某，女，21 岁。于 1982 年 7 月份在田间劳动受热引发鼻出血，当时休息一会后出血自止。自此每于活动时鼻内就易出血，少则 1~2 天出血 1 次，多则 1 天出血 7~8 次，出血量多少不等，从数滴到 10ml，用棉花填塞鼻血能止。1 年多时间里到县、市级医院多次就医，效果不显。自觉头晕，肢体乏力，经血量少色淡，患者面色萎黄，轻度贫血。鼻前庭血管充血，黏膜小面积溃疡。实验室检查出凝血时间正常。治疗经过：1983 年 8 月 12 日初诊，三棱针刺血取太阳穴附近的浅静脉，以及印堂穴处的浅静脉，总计出血约 30ml；三处穴位均用小口径玻璃瓶拔火罐 10 分钟，使局部形成瘀血紫块再去罐，擦净血迹消毒针孔。内服归脾丸每次 6 粒，3 次/日，维生素 C 每次 200mg，3 次/日。半个月后复诊，患者自述出血次数明显减少，10 余天中仅出血 5 次，头昏好转。效不更方，继以上法治疗，刺血出血量约 20ml。经两次刺血治疗，鼻出血再未发生，暑热天干活亦无妨碍，10 年后追访患者身体健康。（王峥，等. 中国刺血疗法大全. 安徽科学技术出版社，2005，253 - 254）

（五）按语

（1）刺血对单纯性鼻出血效果显著。血止后应查明病因，积极治疗原发病。

（2）出血量大时应配合局部填塞止血，以防止出血过多造成不良后果。对血液病引起的鼻出血慎用针刺，可用艾灸或药物贴敷等疗法。

（3）治疗期间忌辛辣香燥之品。

第八节 牙 痛

牙痛是口腔疾患中最常见的症状，西医学的龋齿、牙髓炎、牙周炎、牙槽或牙周脓肿、冠周炎及牙本质过敏等均可引起牙痛。每遇冷、热、酸、甜等刺激时，疼痛加剧。

（一）病因病机

病因：风热外袭，胃火炽盛。

病机：火邪循经上炎，或肾阴不足、虚火上炎所致。

病位：牙，与胃、肾密切相关。

病性：实证多见。

（二）辨证和诊断

1. 辨证

		风火牙痛	胃火炽盛	虚火牙痛
症状	主症	牙痛拒按，面肿，痛苦面容，饮食咀嚼较为艰难		
	兼症	发作急骤，牙痛剧烈，牙龈红肿，喜凉恶热。可兼有发热、口渴、腮颊肿胀	牙痛剧烈，牙龈红肿甚至出血，遇热更甚，伴口臭、尿赤、便秘	隐痛，时作时止，日久不愈，见齿龈萎缩，甚则牙根松动，伴腰膝酸软、头晕眼花
	舌脉	舌红苔薄黄，脉浮数	舌红苔黄，脉洪数	舌红嫩少苔，脉细数
治法	治则	祛风清热，消肿止痛	清胃泻火，消肿止痛	养阴清热，降火止痛
	取经	手、足阳明经腧穴为主，配面颊局部穴位		

2. 诊断要点

（1）起病较快，任何年龄均可发生。患者呈痛苦面容，口张不大，痛侧面肿，拒按，阵阵作痛，饮食咀嚼较为艰难，漱口或遇冷、热等刺激，疼痛更甚。

（2）牙痛每因冷、热、酸、甜等刺激而发作或加重，可伴有牙龈红肿、牙龈出血、龈肉萎缩、牙齿松动、咀嚼困难，或有龋齿存在。

（3）口腔检查：可见有龋齿、牙髓炎、冠周炎等疾病。

（三）治疗

1. 体穴治疗

【取穴】

主穴	配穴	
	分型	取穴
合谷、下关、颊车、内庭	风火牙痛	风池、二间
	胃火炽盛	厉兑、曲池
	虚火牙痛	太溪、照海
	上牙痛	太阳、颧髎
	下牙痛	大迎、承浆

【方法】

用点刺法。患者取适当体位，常规消毒穴位及其周围的皮肤，用细三棱针在所选穴位上做快速直刺，进针深度 0.1cm 左右，用手挤出数滴血液，擦净后复以酒精消毒即可。一般治疗 1 日 1 次即可，重者若 1 日 2 次效果更好。

2. 耳穴治疗

【取穴】

主穴	配穴
耳尖、口、牙、神门、对屏尖、上颌或下颌	胃、三焦、大肠、肾

【方法】

患者端坐，取患者患侧耳尖和牙穴，常规消毒后，医者左手捏住耳穴，右手用三棱针快速刺入 1 分深，随之挤出血液 3~5 滴，消毒干棉球按压针孔片刻。未愈者次日再治疗 1 次，症状特别严重者可同时两侧耳穴放血。再选取 4~5 耳穴行贴压法。

（四）验案示例

李某某，男，60 岁。牙痛数日，咀嚼困难，上下牙不能咬合。牙龈红肿，口气臭秽，口渴欲饮冷水，小便黄赤，大便干燥且两日未行。舌红，舌苔黄厚而干，脉滑数。该患者平素嗜酒，每日必饮。此仍胃火炽盛，循经上蒸齿龈所致，证属胃火牙痛。治疗时，先在患者手掌部以及前臂向指尖方向推按数次，使血液聚集在指端，术者用手指捏紧被刺的患者手指，局部消毒后，用三棱针在患者十指指尖各点刺出血。出血量一般在 3~5 滴，如果血色暗红，术者可推按患者手指，增加出血量，以血液颜色正常为度。术后患者立即感觉牙痛明显减轻，上下牙能咬合。[苏文. 十宣穴针刺出血临床应用. 针灸临床杂志，2003，19（5）：36]

（五）按语

（1）刺血对牙痛有显著的治疗效果，一般 1 次即可止痛或痊愈，但对龋齿只能暂时止痛。

（2）牙痛的发生原因很多，应针对不同的原发病进行治疗，注意与三叉神经痛相鉴别。

（3）注意口腔卫生，避免过度的硬物咀嚼和冷、热、酸、甜等刺激。

第九节　复发性口腔溃疡

复发性口腔溃疡，是发生于口腔内任何部位的口腔黏膜疾病，又称阿弗他口炎，主要表现是口腔黏膜反复出现圆形或椭圆形小溃疡，有明显的自发性烧灼样疼痛，易反复发作。其病因比较复杂，可能与病毒感染或过敏性反应、内分泌紊乱等有关。属中医学"口疮"范畴。

（一）病因病机

病因：外感风邪，饮食不节。

病机：脏腑热盛，热乘心脾，气上冲于口与舌而致。

病位：口腔，与心、脾、肾密切相关。

病性：实证多见。

（二）辨证和诊断

1. 辨证

		阴虚火旺	脾虚湿困	脾胃伏火	心火上炎
症状	主症	口腔疼痛，多在口、舌及上腭或下腭有单个或多个浅溃疡			
	兼症	伴低热颧红，手足心热，骨蒸潮热，心烦盗汗，咽干口渴	伴面色萎黄，头重纳少脘闷，身疲乏力，口淡乏味，大便溏稀	口热口臭，烦渴多饮，喜冷饮，多食善饥，胃脘灼痛，便干尿赤	伴心烦，口渴，口热口干，小便黄短或尿痛
	舌脉	舌淡红苔微黄，脉细数	舌淡，苔白腻，脉濡缓或滑	舌红绛苔黄厚，脉洪实有力	舌红，苔黄，脉数
治法	治则	滋阴清热	健脾祛湿	清胃泻火	清心泻火
	取经	手阳明、足少阴经穴为主	足太阴、足阳明经穴为主	手足阳明经穴为主	手足少阴经穴为主

2. 诊断要点

（1）起病较快，主要症状为疼痛，进食时尤为明显。溃疡可望在 10 天左右自行愈合，但常复发。

（2）溃疡可发生于口腔任何部位，特别是唇、颊黏膜，其次是舌边缘及舌尖，呈圆形或椭圆形，直径约 1～3mm，数目单个到多个，形状大小不等。

（3）溃疡周围有明显的充血区，形状如红环，表面平坦。有明显的自发性烧灼样疼痛，遇厚味刺激则更痛。

（4）每次病程约 7～10 天左右可以自愈，愈合后黏膜不遗留任何瘢痕。

（三）治疗

1. 体穴治疗

【取穴】

主穴	配穴	
	分型	取穴
颊车、地仓、合谷、阿是穴	阴虚火旺	太溪、二间
	脾虚湿困	脾俞、足三里
	脾胃伏火	内庭、中脘
	心火上炎	心俞、中冲

【方法】

用点刺法。患者取适当体位，常规消毒穴位及其周围的皮肤，先嘱患者漱口，用米他酚或红汞做局部溃疡面消毒后再行针刺，针刺入溃疡面出血即可。一般小溃疡面刺一下，对直径大于 0.3cm 者可刺 2～4 下。用细三棱针在所选穴位上做快速直刺，进针深度 0.1cm 左右，用手挤出数滴血液即可。每 1 日 1 次。

2. 耳穴治疗

【取穴】

主穴	配穴
相应部位、耳尖、口、心、脾、神门	内分泌、肾上腺、风溪

【方法】

患者端坐，取患者患侧耳尖、口穴，常规消毒后，医者左手捏住耳穴，右手用三棱针快速刺入相应部位及耳尖穴 1 分深，随之挤出血液 3～5 滴，消毒干棉球按压针孔片刻。取单侧耳穴，两耳交替，隔天1次。余穴用王不留行贴压，两耳交替3～5天换贴。

（四）验案示例

祝某，女，42岁，干部。患口疮10余年，每次月经前加重，曾用中西药治疗，时轻时重，反复发作，效果不明显。于2002年9月4日来诊。检查下唇内有两处约0.4mm×0.4mm溃疡，溃疡周围充血，自觉热痛。诊断为复发性口腔溃疡。遂给予局部点刺放血治疗，用32号1.5寸毫针，以溃疡中心为针刺点，快速点刺以局部出血为度，让血自然流出。治疗1次后，唇内溃疡面愈合2/3，热痛感消失。隔日再次给予上法治疗，9月11日复诊时溃疡全部消失。后有复发，仍照原法治疗而愈。［王丽波．刺血疗法治疗复发性口腔溃疡64例．湖南中医杂志，2005，21（3）：96］

（五）按语

（1）刺血止痛有显著的治疗效果，但本病的发生原因很多，应针对不同的原发病进行治疗。

（2）注意口腔卫生，避免过度的硬物咀嚼和冷、热、酸、甜等刺激。

第十节 咽喉肿痛

咽喉肿痛以咽喉红肿疼痛、吞咽不适为特征，属于中医学喉痹、急喉风、慢喉风、乳蛾、喉蛾的范畴。常见于西医学的急性咽炎、扁桃体炎、扁桃体周围脓肿、咽后脓肿、咽旁脓肿、急性喉炎等病。

（一）病因病机

病因：外感风热；过食辛辣香燥；久病体虚。

病机：风火热毒蕴结于咽喉，或虚火上炎，灼于喉部而致。

病位：咽喉，与肺、胃、肾、肝密切相关。

病性：实证，虚证。

（二）辨证和诊断

1. 辨证

		风热壅肺	胃火痰盛	阴虚火旺
主症		咽喉红肿疼痛、吞咽不适		

续表

		风热壅肺	胃火痰盛	阴虚火旺
症状	兼症	咽部红肿疼痛、干燥灼热。伴有发热、汗出、头痛、咳嗽有痰、尿黄	咽部红肿、灼热疼痛，咽喉有堵塞感，伴高热、口渴喜饮、头痛，痰黄黏稠、便秘、尿赤	咽部微肿、疼痛，喉间有异物感，咽干喉燥，伴声音嘶哑，不欲饮水，手足心热
	舌脉	舌红苔薄微黄，脉浮数	舌红，苔黄，脉数有力	舌红，少苔，脉细数
治法	治则	疏风除热，清肺消肿	清热泻火，消肿止痛	滋阴降火，消肿止痛
	取经	手太阴经、手阳明经穴为主		

2. 诊断要点

（1）发病较急，以咽喉红肿疼痛、吞咽不适为主症，严重者声音嘶哑甚至失音，多伴有发热、咳嗽等上呼吸道感染症状，及食欲不振等全身症状。

（2）急性扁桃体炎见咽部充血，扁桃体红肿，重者表面覆有黄白色点状渗出物，有时融合呈片状如"假膜"，易擦去而不出血。

（3）急性咽炎见咽部黏膜弥漫性充血、肿胀，以咽峡部较为明显，悬雍垂亦可水肿，咽后壁及扁桃体表面有分泌物覆盖。

（4）急性喉炎见喉内干燥不适，甚至有异物感，疼痛。检查时可见整个喉黏膜、会厌杓区及其间皱襞、喉室带充血、肿胀、关闭不全。

（5）颈部淋巴结肿大、压痛。

（三）治疗

1. 体穴治疗

【取穴】

主穴	配穴	
	分型	取穴
少商、商阳、列缺、合谷	风热壅肺	尺泽、大椎
	胃火痰盛	曲池、内庭
	阴虚火旺	太溪、三阴交

【方法】

用点刺法。患者取适当体位，常规消毒穴位及其周围的皮肤，用细三棱针在所选穴位上做快速直刺，进针深度 0.1cm 左右，用手挤出少许血液，擦净即可。每日或隔天 1 次为宜。

2. 耳穴治疗

【取穴】

主穴	配穴
扁桃体区、咽喉、气管、耳背静脉、耳尖	肺、肾、神门、大肠、颈

【方法】

耳背静脉、耳尖放血 3~5 滴，双耳取穴，每周 2 次；余穴用压丸法、耳穴埋药法，每周 2 次，取双耳或两耳交替贴压。也可在扁桃体区、咽喉、气管穴行点刺放血后背侧贴压，以加强疗效。

（四）验案示例

吴某某，男，22 岁。自诉咽喉疼痛、吞咽困难 3 天，伴发热 2 天，经我院西医常规治疗后症状不缓解，要求针灸治疗。查体：体温 39.4℃；双侧扁桃体Ⅲ度肿大，表面有白色脓性分泌物附着，易拭去，创面不见血；咽后壁充血，可见淋巴滤泡增生，诊断为急性扁桃体炎。先针刺左侧耳尖挤出血 10 滴，即感疼痛减轻；再在右侧耳背找一明显的静脉，点刺挤出血 10 余滴后用消毒棉球按压片刻。翌日复诊体温 37.3℃，吞咽较通畅，两耳交替继续治疗 2 次后，体温正常，咽痛消除，扁桃体Ⅰ度肿大，脓性分泌物消退告愈。[谢松林．耳尖放血在临床中的应用．针灸临床杂志，1999，15（9）：25]

（五）按语

（1）刺血对咽喉肿痛有较好的疗效，但应注意对原发病的配合治疗。

（2）避免有害气体的不良刺激，忌食辛辣刺激性食物，力戒烟酒。要注意休息，减少或避免过度讲话，合理发音。

（3）积极锻炼身体，增强体质，提高机体抵抗力。

第十一节 慢性咽喉炎

慢性咽喉炎包括慢性咽炎和慢性喉炎，根据病变程度不同可分为单纯性、肥厚性、萎缩性咽炎和喉炎。多因急性咽炎或急性喉炎治疗不当、反复发作或邻近组织的慢性炎症所致；此外，过多吸烟、饮酒，粉尘、烟雾及有害气体等的刺激，教员、演员长期用声过度也是常见的致病因素。

慢性咽炎隶属于中医学"慢喉痹"范畴，是咽部黏膜及黏膜下组织、淋巴组织的弥漫性慢性炎症，以咽中不适为主症。慢性喉炎隶属于中医学"慢喉喑"范畴，是指喉部黏膜的一般性病菌引起的慢性炎症，以声音嘶哑为主症。

（一）病因病机

病因：屡受风热，久病劳损，用声不当等。

病机：素体阴虚，虚火上炎，或风热喉痹反复发作，余邪留滞，伤津耗液，使咽喉失于濡养；或大声呼号，用嗓不当，耗气伤阴，损及咽喉脉络所致。

病位：咽喉，与肺、肾密切相关。

病性：虚证为主。

（二）辨证和诊断

1. 辨证

		肺阴不足	肾阴亏虚	痰瘀互结
症状	主症	吞咽不适，或声音嘶哑		
	兼症	咽中不适，干燥微痛，干咳无痰或痰少而黏，午后颧红，精神疲乏，手足心热，气短乏力	咽中不适，干燥微痛，不喜多饮，伴腰膝酸软，虚烦失眠，头晕眼花	咽中不适，有痰黏附、色黄难咯，恶心欲呕，咽痛如梗
	舌脉	舌红干少苔，脉细数	舌红嫩，少苔，脉细数	舌有瘀斑瘀点，苔黄厚腻，脉细滑数或涩
治法	治则	滋阴降火，清利咽喉		
	取经	手太阴经、足少阴经穴为主		

2. 诊断要点

（1）慢性咽炎以咽中不适为主症，咽部常有异物感或干燥灼热感，咽痒欲咳，痰涎黏稠不易咳出，易引起恶心、干呕，偶有轻微咽痛，一般晨轻夜重。

（2）慢性喉炎以声音嘶哑为主症，初为间歇性，后演变为持续性，讲话多则加剧，喉部伴有不适感并有少许黏性分泌物附着。

（3）检查：慢性单纯型见咽黏膜慢性充血，悬雍垂轻度水肿，咽后壁淋巴滤泡增生。慢性肥厚型见咽腭弓充血，肥厚，表面血管舒张，悬雍垂增大肥厚，咽后壁淋巴滤泡增生红肿，咽侧索淋巴组织增厚。慢性萎缩型见咽腭呈灰白色纤维状，干燥而有光泽，若黏膜萎缩，则咽壁可有脓痂附着，不易咳出。

（4）咽喉部有关检查，可明确诊断和分类。

（三）治疗

1. 体穴治疗

【取穴】

主穴	配穴	
	分型	取穴
天突、尺泽、列缺、鱼际、太溪	肺阴不足	肺俞、合谷
	肾阴亏虚	肾俞、太溪
	痰瘀互结	膈俞、丰隆

【方法】

用点刺法。患者取适当体位，常规消毒穴位及其周围的皮肤，用细三棱针在所选穴位上做快速直刺，进针深度0.1cm左右，用手挤出少许血液，擦净即可。宜在背俞穴上用拔罐法以增加放血量，或拔罐使再出血。隔3~5天1次为宜。

2. 耳穴治疗

【取穴】

主穴	配穴
咽喉、气管、肺、肾、颈	神门、大肠、耳轮1~6

【方法】

咽喉、气管放血3~5滴，双耳取穴，每周2次；余穴用压丸法、耳穴埋药法，每周2次，取双耳或两耳交替贴压。

（四）验案示例

黄某某，女，34岁，1989年7月15日初诊。因家事不和长期情志郁闷，渐出现咽干口苦，自觉喉中有物堵塞发闷，咽部如烟熏样疼痛不爽，咳痰不出，心情烦躁，精神疲乏已2年余。舌质暗红，苔薄白，脉沉弦。患者咽壁黏膜慢性充血、色暗红，咽后壁可见增生性淋巴滤泡粒状分布，咽侧索充血增厚，左侧扁桃体Ⅰ度肿大。诊断为慢喉痹（慢性咽炎）。治疗：三棱针取双侧照海、尺泽穴、太阳穴和天突穴点刺，总出血量约80ml，内服逍遥丸。8月2日复诊，自觉咽部疼痛消退，仍有咽中堵塞感，时有干咳，刺血后精神明显好转，再给予刺血，取穴双侧条口、尺泽、太阳穴，出血量60ml。患者经2次刺血治疗后，咽中不适感均消除，3年后追访咽部检查一切正常。（王峥，等．中国刺血疗法大全．安徽科学技术出版社，2005：259）

（五）按语

（1）针灸对本病有一定疗效，但较难治愈，需坚持治疗。并注意治疗咽喉部及邻近组织的慢性疾病。

（2）治疗期间忌食辛辣香燥刺激之品，力戒烟酒。